中国人体捐献器官
获取管理与质量控制

主　　审　黄洁夫　郭燕红

主　　编　叶啟发

副 主 编　高新强　马旭东　杜　冰　薛武军　范晓礼

组织编写　国家人体捐献器官获取质量控制中心

　　　　　中国医院协会器官获取与分配工作委员会

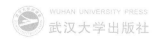
WUHAN UNIVERSITY PRESS
武汉大学出版社

图书在版编目(CIP)数据

中国人体捐献器官获取管理与质量控制/叶啟发主编 . —武汉:武汉大学出版社,2023.9
ISBN 978-7-307-23592-2

Ⅰ.中… Ⅱ.叶… Ⅲ.①人体器官—器官捐献—管理—研究—中国 ②人体器官—器官捐献—质量控制—研究—中国 Ⅳ.R193.3

中国国家版本馆 CIP 数据核字(2023)第 026743 号

责任编辑:胡 艳 责任校对:李孟潇 版式设计:马 佳

出版发行:**武汉大学出版社** (430072 武昌 珞珈山)
(电子邮箱:cbs22@whu.edu.cn 网址:www.wdp.com.cn)
印刷:武汉市金港彩印有限公司
开本:787×1092 1/16 印张:15.5 字数:358 千字 插页:2
版次:2023 年 9 月第 1 版 2023 年 9 月第 1 次印刷
ISBN 978-7-307-23592-2 定价:120.00 元

编委会

主　审　黄洁夫　郭燕红

主　编　叶啟发

副主编　高新强　马旭东　杜　冰　薛武军　范晓礼

编　委（以姓氏汉语拼音为序）

蔡金贞　陈静瑜　陈　正　陈知水　陈忠华　程　颖
代永安　董家鸿　董念国　窦科峰　杜　冰　樊　嘉
范晓礼　范　林　高新强　宫念樵　顾　民　郭　晖
郭文治　郭燕红　何晓顺　胡晓燕　黄　伟　霍　枫
蒋文涛　蒋继贫　兰佳男　李建国　李新长　梁廷波
刘金平　吕传柱　马旭东　明英姿　齐海智　施辉波
孙煦勇　王海波　王海峰　王　伟　王伟林　王炜煜
王行环　王学浩　王彦峰　王志梁　吴国生　武小桐
夏浩洋　夏　剑　夏　强　夏志平　熊　艳　徐　骁
徐智高　薛承彪　薛武军　杨　岚　杨家印　杨　扬
叶啟发　叶少军　岳朋朋　曾宪鹏　张　波　张海明
张　磊　张　武　张行健　张　毅　赵洪涛　赵金平
赵　剡　郑树森　钟自彪　周大为　周　威　朱有华
朱志军　朱建军　朱少平

审　校　王彦峰　彭贵主　叶少军　王志梁　王炜煜

秘书处　仲福顺　兰佳男　金　律　刘麟炯　艾紫叶
　　　　莫小圆　那淑芳

序 一

器官移植是 20 世纪医学与生命科学的一项重大进展，是目前拯救终末期器官衰竭患者的有效手段。自 2015 年 1 月 1 日起，公民自愿器官捐献成为我国器官移植唯一合法来源，我国器官捐献与移植事业取得重大进步，目前器官捐献数量居亚洲第一、世界第二位。

人体器官获取组织（OPO）是器官捐献与器官移植的基石和桥梁，是公民器官捐献时代的新生机构。在党中央、国务院坚强支持下，在国家卫生健康委员会的直接领导下，在中国人体器官捐献与移植委员会的推动下，中国器官捐献与移植改革事业蓬勃发展，历经十余年探索，中国 OPO 建设已逐现成效。其中，31 个省（自治区、直辖市，不含香港特别行政区、澳门特别行政区和台湾省）在各级卫生健康行政部门规划下已实现 OPO 全覆盖，结合各地区医疗发展状况，形成了各具特色的 OPO 建设形式及服务模式。

为推进 OPO 规范化管理，中国医院协会器官获取与分配工作委员会、中国医师协会器官移植医师分会移植器官质量控制专业委员会组织起草并协助推动出台《人体捐献器官获取与分配管理规定》（国卫医发〔2019〕2 号）、《人体器官获取组织基本要求和质量控制指标》（国卫办医函〔2019〕197 号）；组织 30 余期器官获取成本核算和经费管理研讨会，制定《人体器官获取与移植成本核算和经费管理试行办法（草案）》，协助推动国家卫生健康委员会等七部委发布《人体捐献器官获取收费和财务管理办法（试行）》（国卫医发〔2021〕18 号）。

为进一步促进人体器官捐献与移植工作高质量发展，2021 年 3 月，国家卫生健康委员会医政医管局委托武汉大学中南医院建设国家人体捐献器官获取质量控制中心（OPQC），OPO 质控建设迈向新的台阶。在国家卫生健康委员会的指导下，OPQC 承担中国人体捐献器官获取质量管理与控制工作，以完善组织架构建设为基础，以建立 OPO 质量控制体系为目标，以建立科学规范的捐献者和捐献器官质量控制指标为职责，以建设 OPQC 科学信息系统为关键环节，全面加强捐献器官获取质量控制。

本专著梳理了中国 OPO 发展历程，收录了人体捐献器官获取技术规范、质量控制标准与相关政策规范，旨在为 OPO 医疗机构提供重要参考，为捐献器官分配搭建互信桥梁，增进 OPO 与移植医疗机构间的互信，进一步优化捐献供体与器官质量，为提高移植服务质量提供保障，推动我国器官捐献与移植事业高质量发展。

主审 黄洁夫

序　二

　　器官捐献移植事业关系患者的健康和生命挽救，更关系生命的价值与尊严，关系社会公平正义，体现人性光辉，是一个国家医学进步和社会文明的标志。为建立公平、公正、阳光、透明的公民器官捐献移植体系，推动中国公民逝世后器官捐献移植事业健康发展，为人民群众提供高质量的器官移植医疗服务，我国移植领域进行了十余年的改革与探索，成功创立了器官捐献与移植的"中国模式"。党中央、国务院高度重视器官捐献与移植事业发展，在国家卫生健康委员会和中国红十字总会的直接领导下，我国的器官捐献与移植工作已经构建了政府主导、部门协作、行业推动和社会参与的大格局。

　　目前，我国器官捐献与移植的发展呈现出量质双升的局面，这说明器官捐献和移植的发展能够更好地服务于人民健康。与此同时，随着目前医保扩面、提标，人民群众生活水平和经济水平不断提升，对移植服务也有了更高的需求。但目前，器官捐献与移植事业的发展与人民群众健康服务需求之间不平衡、不充分的矛盾依然存在。

　　"十四五"时期是我国全面建成小康社会、实现第一个百年奋斗目标之后，乘势而上开启全面建设社会主义现代化国家新征程、向第二个百年目标进军的第一个五年。在这个历史发展节点，人体器官捐献与移植事业要顺应新形势新要求，直面新考验新挑战。下一步，我们将围绕人民群众对移植服务的需求与移植事业发展不平衡不充分这个主要矛盾，推动器官捐献与移植事业由高速度增长向高质量发展转变。同时，进一步加大器官捐献推动力度，扩大器官移植优质医疗资源供给，促进器官移植医疗资源的区域合理布局，进一步提高器官移植技术同质化水平，推动器官移植事业高水平均衡发展。

　　本专著梳理了中国人体器官获取组织（OPO）发展历程，收录了人体捐献器官获取技术规范、质量控制标准及相关政策规范，旨在为推进捐献器官公开、公正、透明分配提供质量控制标准，推动我国器官捐献与移植事业高质量发展，持续推进健康中国建设。

主审　郭燕红

序 三

终末期器官功能衰竭是威胁人类健康的重大疾病，是推进"健康中国"建设需要解决的重大问题。人体器官移植已成为治疗各类器官功能衰竭的重要手段，而没有人体捐献器官获取就没有器官移植。高质量的人体器官捐献和获取是保障器官移植成功的先决条件，严格施行医疗规范管理和质量控制，是实现人体器官捐献与移植同质化发展，不断提升专业技术能力和水平，实现量、质同步提升的基石。

本书在国家卫生健康委员会、中国人体器官捐献与移植委员会的指导和支持下，由国家人体捐献器官获取质量控制中心秉承"科学、规范、公正、高效"的宗旨组织编写，全书分为五章共三十五节。内容结合我国器官捐献与移植相关法律法规和政策规范，在回顾总结中国人体器官获取组织（OPO）发展历程的基础上，围绕 OPO、捐献者、捐献器官三大主体，从技术流程、质量控制等方面分别归纳凝练，旨在提升 OPO 管理和技术能力，规范 OPO 执业行为和学科化建设，保障医疗质量安全，从而提高移植受者生存质量，让捐献者珍贵的生命礼物能福泽更多的终末期器官功能衰竭患者。

本书编写团队来自国家人体捐献器官获取质量控制中心专家委员会、中国医院协会器官获取与分配工作委员会、中国医师协会器官移植医师分会移植器官质量控制专业委员会等业内相关领域专家、学者和一线工作人员、管理人员，他们贡献了深厚的专业知识和丰富的实践经验，在此一并对所有成员的辛勤付出致以崇高敬意和诚挚感谢。

我国已成功实现了器官来源由司法途径至公民逝世后自愿器官捐献的变革，为期两年的人体器官捐献与移植专项治理已经结束，但存在的弊端与诟病仍需自律与治理，我们正赴革故鼎新、推陈出新的初级阶段。期望本书的出版，能为人体捐献器官获取相关领域的医务工作者、技术人员、协调员及管理人员等诸多同行提供有益的借鉴和参考。由于我国 OPO 尚处于逐步建设和完善的发展阶段，相关技术流程和操作规范、质量控制标准等有待持续优化，书中尚有疏漏与不足之处，恳请广大同行和读者不吝指正。本书将博采众谏，在不断修订和完善过程中提高再版水准，与全国同道同德一心，为推动中国器官捐献与移植事业高质量、可持续发展作出积极贡献。

主编

目　　录

第一章　中国器官获取组织发展历程

器官移植技术被誉为 20 世纪人类医学史上最伟大的医学成果之一，作为外科领域的尖端技术，为人类的健康做出了巨大的贡献。中国器官移植技术始于 20 世纪 70 年代，随着移植技术的成熟和普及，我国器官移植总量于近年跃居全球第 2 位。

自 21 世纪推行公民逝世后自愿器官捐献重大改革以来，在党中央、国务院坚强支持下，在国家卫生健康委和中国红十字总会的直接领导下，由中国人体器官捐献与移植委员会领衔，全国器官捐献与移植领域专家和医务工作者共同奋斗，发动全社会广泛参与和支持，我国已建立起公民器官捐献和移植的五大科学工作体系：人体器官捐献体系、人体器官获取与分配体系、人体器官移植临床服务体系、人体器官移植术后登记体系、人体器官移植监管体系。遵循公平、公正、阳光、透明的原则，逐步完善并探索出符合中国国情的器官捐献与移植的"中国模式"，以满足终末期器官功能衰竭患者对高水平、高质量器官移植服务的需求。

人体器官获取组织（organ procurement organization，OPO）是器官捐献和器官移植的基石和桥梁，是衔接器官捐献与移植的关键环节。与发达国家相比，我国 OPO 建设尚处于逐步完善阶段，OPO 学科建设、技术能力水平不均衡、不充分，制度化和规范化管理有待进一步提升。为促进我国 OPO 标准化、规范化和制度化建设，下面以我国 OPO 发展与建设历程为主线，概括介绍我国 OPO 的历史和现状，旨在为我国器官移植事业的健康可持续发展提供参考。

第一节　OPO 的定义、类型与分布

一、OPO 定义

OPO 是公民器官捐献时代的派生机构，是围绕人体捐献器官获取与分配管理诸多重要环节与流程开展管理与工作的专业队伍；是在国家卫生健康委的统一领导与监管下，由省级卫生健康行政部门批准备案并划定服务区域，依托符合条件的医疗机构，从事公民逝世后人体器官捐献与获取工作的医学专门组织或机构，由外科、神经内外科医师、重症医学科医师、急诊科医师、护理人员及人体器官捐献协调员、相关专业管理人员等组成。其主要职责包括：器官捐献宣教，捐献者信息采集和上报，潜在捐献者识别、评估、维护、转运，器官捐献协调和见证，器官获取、修复、维护、保存、分配、运输，以及捐献完成后的善后、缅怀等。

按照《国家卫生健康委关于印发人体捐献器官获取与分配管理规定的通知》（国卫医发〔2019〕2号）要求，OPO应当独立于人体器官移植科室之外，组建具备专门技术能力要求的人体捐献器官获取团队，制定潜在捐献者识别与筛选医学标准，建立标准的人体捐献器官获取技术规范，配备专业人员和设备。医疗机构成立OPO，应当符合省级卫生健康行政部门规划，并符合OPO基本条件和管理要求。国家卫生健康委负责全国人体捐献器官获取与分配的监督管理工作，县级以上卫生健康行政部门负责辖区内人体捐献器官获取与分配的监督管理工作，依托医疗机构负责OPO日常管理并保障其规范运行。

二、OPO类型与分布

截至2022年12月，我国共有110家OPO。31个省（自治区、直辖市）在各级卫生健康行政部门规划下实现OPO全覆盖，结合各地区医疗发展状况，形成了各具特色的OPO建设形式及服务模式。

OPO主要分为四种类型：医疗机构OPO，联合OPO，全省统一OPO，具备独立法人资格的全省统一OPO。可归纳为三个层次：院级OPO，省内联合OPO，全省统一OPO。

我国现有全省统一OPO（独立法人）1个，全省统一OPO（挂靠医疗机构）6个，联合OPO共23个，医疗机构OPO共80个。全省统一OPO管理的省（自治区、直辖市）有山西、吉林、天津、海南、浙江、江苏、云南；实行联合OPO管理的省（自治区、直辖市）有广东、北京、湖南、上海、河北、福建、辽宁、黑龙江、山东。

根据国家卫生健康委《人体捐献器官获取与分配管理规定》要求，省级卫生健康行政部门应当根据OPO设置规划，在满足需要的前提下减少OPO设置数量，逐渐成立全省统一的OPO；应当及时公布辖区内OPO名单及其相应的服务范围。

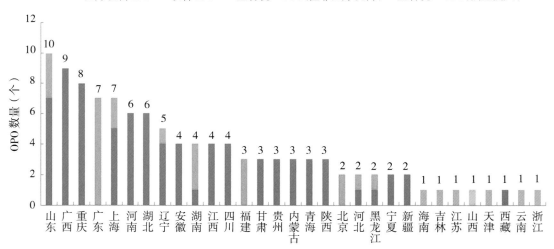

截至2022年12月全国各省（自治区、直辖市）OPO分布情况
（数据来自国家人体捐献器官获取质量控制中心2022年统计）

第二节　OPO 的组织架构体系与相关学科设置

一、中国人体器官获取与分配体系

中国人体器官获取与分配体系由国家卫生健康委主导，属于中国人体器官捐献与移植五大工作体系中的第二顺位，由中国医院协会器官获取与分配工作委员会、中国人体器官分配与共享计算机系统（COTRS）、各级 OPO 机构组成。

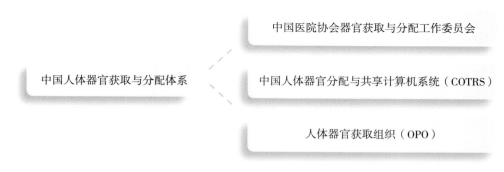

中国人体器官获取与分配体系

二、医疗机构 OPO 架构体系与相关学科建设

我国自 2013 年建立 OPO 以来，多数人体器官捐献与移植医疗机构已逐步完善了 OPO 相关组织架构建设。

OPO 涵盖了器官捐献管理与协调的诸多部门，如医疗机构的人体器官捐献管理委员会，如该医疗机构同时具备器官移植资质，一般均设置人体器官捐献与移植管理委员会（由院领导与相关行政部门管理人员，以及从事捐献、移植工作的专家组成），负责医疗机构的人体器官捐献与移植管理、统筹协调工作，并建立相应管理制度；人体器官捐献与移植管理委员会下设人体器官捐献与移植管理办公室，一般设在医务处，配备专职干事，负责院内人体器官捐献与移植相关科室的具体协调工作；依据国家卫生健康委的人体器官捐献与移植管理要求，OPO 必须独立于移植科室之外，因此，OPO 作为一个独立的学科，符合国际伦理原则，其主要职责是负责潜在捐献者的发现和甄别、器官捐献者的抢救、器官功能维护、器官质量评估、器官获取业务工作，目前该学科的建设正在逐步完善中。

除人体器官捐献管理部门与器官捐献学科（科室）外，OPO 依托的医疗机构还包括人体器官捐献伦理委员会、人体器官捐献死亡判定工作队伍、人体器官捐献协调员队伍，在省级卫生健康行政部门划定的服务区域，围绕器官捐献宣传动员、人员和技术培训、信息登记上报、善后处理、缅怀纪念、财务管理等开展工作。

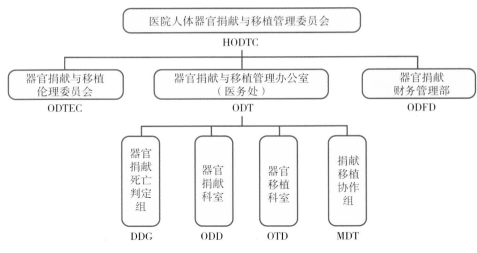

多学科协作的 OPO 架构体系

（资料来源：国家人体捐献器官获取质量控制中心）

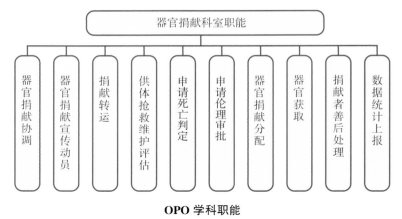

OPO 学科职能

（资料来源：国家人体捐献器官获取质量控制中心）

第三节 国际器官获取组织发展简介

一、国际捐献器官获取伦理标准

国际器官移植学会于 2008 年在土耳其发布《伊斯坦布尔宣言》，针对器官移植旅游，器官捐献与商业行为等议题做出澄清与界定。在这个宣言通过之后，世界上有超过 100 个国家强化了他们对于器官捐献的国内法律，反对商业化器官移植与器官移植旅游。世界卫生组织在 2009 年第六十二届世界卫生大会上通过了《人体细胞、组织和器官移植指导原则》，是目前各国遵循的共同伦理原则。指导原则指出，获取细胞、组织和器官用于移植，需要获得两种方式的同意，一是已得到符合法律规定的同意意见，二是没有证据证明死者生前反对捐献器官获取，即知情同意和推定同意两种方式。指导原则同时明确了活体器官捐献获取的条件、器官获取成本补偿原则等。全球各国按照世界卫生组织的指导原则，根据各自的国情，制定了各自国家的捐献器官获取相关法律和管理文件。

二、各国捐献器官获取发展

美国于 1986 年就已经成立了 OPO 组织，全美现有 58 个 OPO，其中 8 家依托于医院，50 家独立运行。美国的 OPO 均隶属于器官资源共享网络，代表政府管理器官捐献事务，分布在各州的 OPO 已经形成了一个网络体系，与各大医院建立了紧密协作关系，全面负责各自指定服务区域内器官捐献的宣传动员、捐献协调、器官获取、器官分配、捐献者家属服务等工作。

西班牙是目前世界上器官捐献率最高的国家，其采用的是将 OPO 设立在医院内部，形成医院内部移植科室和 OPO 共存的新型运行方式。在开展器官捐献工作时，由移植获取管理小组积极在重症监护病区、急诊科、神经内外科病房追踪病情，发现潜在器官捐献者，提高捐献数量。而移植获取管理小组则不参与器官获取，其职责是完成与医院和家属的对接，协调各小组有序完成工作。

2010 年，英国卫生管理系统委托英国卫生服务血液和移植部建立国家器官获取系统（National Organ Retrieval Service，NORS）。英国目前全国有 8 个腹部器官获取组织、5 个心胸器官获取组织及 1 个多器官获取组织。该系统提供每天 24 小时不间断器官获取服务，成为英国器官捐献和移植体系中重要的组成部分。英国卫生管理部门以满足器官获取需求为基础，依靠卫生经济学分析及严格的质量控制反馈，建立了整个国家层面的器官获取系统。

法国较早便建立了器官捐献和移植体系。自 2004 年由法国生物医学研究院开始组建，形成法国统一的公平、公开、公正的组织器官捐献和移植机构，该机构为法国人体器官捐献与移植工作体系的最高管理部门，主要负责规划、协调、监督、指导及分配人体捐献器官。

第四节　中国 OPO 建设背景

一、启动器官移植事业改革

中国在器官移植技术领域已达到世界先进水平，但有关器官捐献法律法规的制定起步较晚，这在一定程度上限制了我国器官移植医学的发展。2009 年以前，我国几乎所有移植器官均来源于司法途径。由于此类器官来源不符合世界卫生组织（WHO）以及全球移植领域共同遵守的伦理准则，导致国际器官移植界针对中国的"三不"政策长期存在，器官移植临床成果得不到承认，国际权威杂志不发表中国器官移植的临床文章，不准许中国移植领域专家加入世界移植组织。

面对这样的困境，我国从 2005 年起开始了器官移植事业的改革。2005 年 11 月 7 日，时任中国卫生部副部长黄洁夫在菲律宾马尼拉召开的西太平洋地区世界卫生组织移植高层会议上，代表官方公开表明了中国器官移植改革的决心。2006 年，原卫生部组建了人体器官移植技术临床应用委员会（OTC），出台了中国第一部卫生健康行政部门对器官移植行业的管理规范——《人体器官移植技术临床应用管理暂行规定》，并于同年相继印发了肝脏、肾脏、心脏、肺脏移植技术管理规范。2006 年 11 月 14 日，原卫生部和 OTC 在全国人体器官移植临床应用和管理高峰会上形成了"广州宣言"，将器官移植规范和改革的目标与方向确立为：建立国家监管法律框架，严格把关医疗技术准入，禁止人体器官非法交易行为，杜绝器官贩卖、旅游移植现象，建立自给自足的国家器官捐献和移植体系。

2007 年，国务院颁布了《人体器官移植条例》（以下简称《条例》），从国家层面建立起我国的器官移植的法律体系和框架，推进了器官移植的法制化建设。《条例》规定由原卫生部负责全国人体器官移植的监督和管理工作，各级红十字会依法参与人体器官捐献的宣传等工作；明确了器官捐献的原则、公民捐献器官的权利与条件等。《条例》规定，公民生前表示不同意捐献其人体器官的，任何组织或者个人不得捐献、摘取该公民的人体器官；公民生前未表示不同意捐献其人体器官的，该公民死亡后，其配偶、成年子女、父母可以以书面形式共同表示同意捐献该公民人体器官的意愿。这标志着我国器官移植走上了法制化建设道路，并使我国器官移植界在国际社会的负面形象逐步得到扭转。

二、启动人体器官捐献试点工作

2009 年 8 月 25 日，中国红十字会总会、原卫生部联合召开"全国人体器官捐献工作会议"，宣布将建立人体器官捐献体系，并于 2010 年 3 月 2 日联合印发了《人体器官捐献试点方工作案》，成立了中国人体器官捐献工作委员会和中国人体器官捐献办公室，率先在 11 个省、市（天津、辽宁、上海、江苏、浙江、福建、江西、山东、湖北、广东、湖南）启动全国人体器官捐献试点工作。于 2011 年 12 月 23 日成立了中国人体器官捐献专家委员会，制定了《中国心脏死亡器官捐献分类标准》，自 2011 年 5 月至 2012 年 5 月，将器官捐献试点工作推向全国。

2012 年 7 月 6 日，国务院批准中国红十字会总会设立"中国人体器官捐献管理中心"，主要负责参与人体器官捐献的宣传动员、报名登记、捐献见证、公平分配、救助激励、缅怀纪念及信息平台建设等相关工作。国家卫生健康委和中国红十字会总会两部门联合相继出台 30 多个器官捐献相关的配套政策文件，构建相关法律框架和管理规范，促进我国人体器官捐献与移植工作健康发展。2012—2013 年，原卫生部副部长、卫生部人体器官移植技术临床应用委员会（OTC）主任委员、中国人体器官捐献工作委员会主任委员黄洁夫教授先后在 *Lancet* 及 *Transplantation* 撰文发布中国人体器官捐献与移植的基本决策，向全世界彰显我国开展公民逝世后器官捐献改革的决心。

2013 年 12 月，中共中央、国务院印发了《关于党员干部带头推动殡葬改革的意见》，鼓励党员和干部在逝世后捐献器官和遗体，给全国的器官捐献工作起到了很好的示范和带头作用。

第五节　中国 OPO 建设历程

一、顶层设计：出台政策规范，建立工作体系，指导 OPO 建设和发展

2010 年 3 月 2 日，中国红十字会总会和原卫生部联合印发了《人体器官捐献试点工作方案》(红总字〔2010〕13 号)，决定共同开展人体器官捐献试点工作，要求各地红十字会就组织机构、队伍建立、人员培训、经费筹集、新闻宣传、救助机制和激励机制等制定实施细则。

2010 年 12 月 27 日，原卫生部下发《中国人体器官分配与共享基本原则和肝脏与肾脏移植核心政策》(卫医管发〔2010〕113 号)，开发了中国人体器官分配与共享计算机系统(China Organ Transplant Response System，COTRS)，按照移植医院、省(直辖市、自治区)、全国三个级别逐级进行器官的分配与共享，逐步完善我国人体器官分配与共享工作，实现器官分配公平、公正、公开和可溯源。

2011 年 2 月 8 日，原卫生部 OTC 第八次会议在北京召开。会议确定了《中国心脏死亡器官捐献分类标准》、脑死亡判定培训工作、人体器官捐献和救助原则，形成了《人体器官移植条例(修订稿)》，成立了中国人体器官捐献筹备专家组，成立了中国 OPO(由 163 家具有人体器官移植资质的医院组成)。

2013 年 8 月 13 日，原国家卫生计生委出台《人体捐献器官获取与分配管理规定(试行)》(国卫医发〔2013〕11 号)，形成了中国器官捐献的部门管理规定(以下简称《规定》)。《规定》要求在使用公民逝世后自愿器官捐献这一符合医学伦理学来源器官的基础上，建立完善的 OPO 和人体器官捐献专业协调员队伍，明确划分 OPO 服务范围，并通过 COTRS 实现公平、透明、可溯源的器官获取与分配。该《规定》为 OPO 建设奠定了理论基础和组织保障，OPO 在这一时期正式进入中国器官捐献与移植的历史舞台。

2013 年 9 月 3 日，原国家卫生计生委下发了《关于加强人体捐献器官获取与分配管理工作的通知》(国卫医发〔2013〕16 号)，赋予省级卫生健康行政部门规划辖区内 OPO 建设和管理的责权，对各地 OPO 服务区域的划分、建立、变更提供了指导意见；要求各级卫生健康行政部门落实监管责任，加强规范管理；要求严格开展死亡判定，加强和规范人体器官获取管理和分配工作，对人体器官捐献专业协调员进行培训考核，与当地物价部门沟通确定人体器官获取与分配相关收费标准等，同时制定了《人体捐献器官获取与分配流程》。

2014 年 3 月 1 日，在国务院领导关心支持下，为协调原国家卫生计生委与中国红十字会总会两部门的合作，将 OTC 与中国人体器官捐献工作委员会(CODC)合并，成立了中国人体器官捐献与移植委员会，黄洁夫教授担任主任委员。该委员会由原国家卫生计生委主导，在两部门党组领导下，负责对全国器官捐献和移植管理工作进行顶层设计，并制定相关政策与具体措施，推进移植改革进一步深入。对人体器官捐献体系、人体器官获取和分配体系、人体器官移植临床服务体系、人体器官移植术后登记体系、人体器官移植监管体系这五个工作体系进行统筹指导。

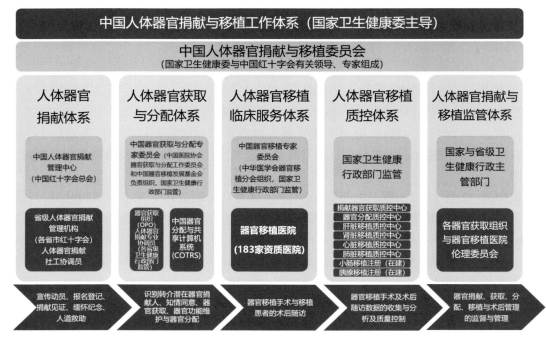

中国人体器官捐献与移植工作体系

（资料来源：国家卫生健康委）

二、机构层面：成立行业组织，承接政府职能，促进行业规范和自律

2014 年 3 月 20 日，中国医院协会人体器官获取组织联盟（中国医院协会 OPO 联盟，COPO）宣告成立，标志着我国器官获取组织有了行业管理机构，为统一管理和行业自律奠定了基础。2014 年 11 月 20 日，在中国人体器官捐献与移植委员会主任黄洁夫教授的倡导下，原国家卫生计生委、中国红十字会总会联合举行了第一届筹备委员会，叶啟发教授受委托组织会议，报告了《中国医院协会人体器官获取组织联盟章程（草案）》并提交讨论，会议对 COPO 框架达成了初步共识。2014 年 12 月 3 日，中国 OPO 联盟第二次筹备会在昆明召开，中国人体器官捐献与移植委员会主任黄洁夫教授主持会议，叶啟发教授受委托对 COPO 章程及 COPO 全国划区进行了解读，会议通过了 COPO 章程及组织架构。黄洁夫主任宣布 2015 年 1 月 1 日开始停止使用司法途径供体，标志着中国器官移植事业进入历史发展新阶段。

2016 年 10 月 16 日，在中国人体器官捐献与移植委员会主任黄洁夫教授的倡导下，中国医院协会在原 OPO 联盟的基础上，重组成立中国医院协会器官获取与分配工作委员会（以下简称工作委员会），标志着我国 OPO 建设迈入了新的征程。工作委员会第一届全体委员会在北京召开，选举产生委员 143 名，常务委员 47 名，主任委员、副主任委员 12 名。叶啟发教授当选主任委员，中国人体器官捐献与移植工作委员会主任委员黄洁夫教授担任名誉主任委员。工作委员会在国家卫生健康委医政医管局、中国人体器官捐献与移植委员会的督导下，承接中国人体器官捐献与移植"五大工作体系"中的人体器官获取与分配体系建设和管理工作。主要职能包括：完善器官获取与分配规范和流程，为卫生健康行政部门提供参考建议；履行行业管理和监督职能，促进人体器官获取与分配监管；制定器官获取组织管理标准和准入机制，根据中国国情指导区域器官获取组织建设，培养具有中国特色的器官获取组织专业队伍；加强器官获取技术的学术研究，推动科技创新；搭建国内、国际人体器官获取与分配学术交流平台，提高我国人体器官获取与分配专业水平，提升我国人体器官移植行业的国际地位。

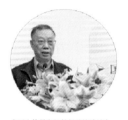 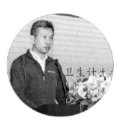 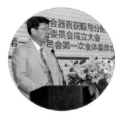 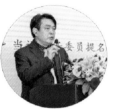

中国人体器官捐献与移植委员会 黄洁夫主任讲话　原国家卫生计生委医政医管局 段勇副巡视员讲话　中国医院协会常务副会长兼秘书长 薛晓林主持大会　中国医院协会器官获取与 分配管理工作委员会 叶启发主任委员发言

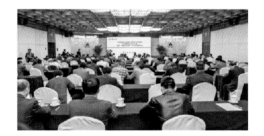 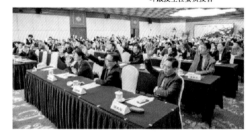

中国医院协会器官获取与分配管理工作委员会成立大会暨全体委员会议

（2016 年 10 月 16 日　北京）

2020 年 11 月 28 日，中国医院协会器官获取与分配工作委员会第二届委员会换届选举大会在武汉召开，选举产生委员共 166 名、副主任委员 14 名，黄洁夫教授任名誉主委，叶启发教授全票当选主任委员。

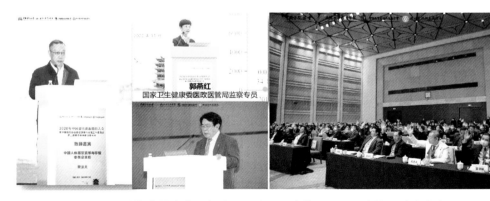

中国医院协会器官获取与分配工作委员会第二届委员会换届选举大会

（2020 年 11 月 28 日　武汉）

三、管理层面：多部门联动，完善制度建设，保障工作顺利开展

2016 年 3 月 10 日，中国人体器官捐献与移植委员会在北京举办了 2016 年第一次工作会议。会议对捐献与移植委员会的人员进行了调整，并提出了 2016 年人体器官捐献与移植的八大工作重点：深化人体器官捐献工作体系，完善人体器官获取与分配体系建设，启动《人体器官移植条例》修订工作，研究制定加强人体器官移植资质医院动态管理的原则和方案，加强人体器官移植技术监管及质量控制，加强脑死亡判定培训与质量控制，加强器官移植医师管理，建立捐献器官转运绿色通道。

2016 年 4 月 29 日，原国家卫生计生委、公安部、交通运输部、中国民用航空局、中国铁路总公司、中国红十字会总会 6 个部委联合印发了《关于建立人体捐献器官转运绿色通道的通知》（国卫医发〔2016〕18 号），建立了全国联动的人体捐献器官转运绿色通道。来自国家卫生健康委 2022 年度的数据统计显示，绿色通道实施后，全国器官共享率提高了 7.8%。

2016 年 5 月 14 日，中国人体器官捐献与移植委员会在武汉召开 2016 年第二次工作会议，研究落实 2016 年人体器官捐献与移植重点工作安排，明确 2016 年人体器官捐献与移植重点工作任务分工：明确器官捐献工作体系中的部门职责和工作流程；加强协调员队伍建设与管理工作；完善 OPO 体系构建与管理；建立统一管理的国家器官分配与移植登记数据平台，统一技术平台和安全防护机制；研究讨论《医疗机构人体器官移植资质动态管理工作方案》。

四、能力建设层面：制定技术规范，加强数据管理，建立准入和退出机制

2019 年 1 月 17 日，《国家卫生健康委关于印发人体捐献器官获取与分配管理规定的通知》（国卫医发〔2019〕2 号）在原有基础上进行了多方面的修订，规定 OPO 组织或其所在医疗机构应当按照要求建立本单位人体器官获取质量管理与控制体系，对 OPO 工作过程进行全流程质控，包括建立标准流程、制定相关技术要求、记录分析相关数据等。要求省级卫生健康行政部门对全省 OPO 工作进行年度评估，根据评估及质控结果对辖区内 OPO 服务区域进行动态调整。

2019 年 3 月 6 日，国家卫生健康委印发《人体器官捐献与移植数据管理办法》（国卫医发〔2019〕34 号），规定国家卫生健康委负责信息系统建设，省级卫生健康行政部门负责辖区内的移植数据管理；要求 OPO 在启动器官分配前报送潜在捐献者数据、捐献和获取数据，移植医院在 72 小时内报送人体器官移植临床数据和随访数据。

2019 年 5 月 23 日，《国家卫生健康委办公厅关于印发眼库管理规范等文件的通知》（国卫医发〔2019〕497 号）中指出，拟在北京、上海、浙江、安徽、山东、湖北、湖南、广东、海南、陕西等 10 个省（市）开展人体角膜获取与分配试点工作，出台了《眼库管理规范》《眼库操作技术指南》《眼库质量管理与控制指标》。

2020 年 8 月 24 日，《国家卫生健康委办公厅关于印发人体器官移植技术临床应用管理规范（2020 年版）的通知》（国卫办医函〔2020〕705 号），在《人体器官移植技术临床应用

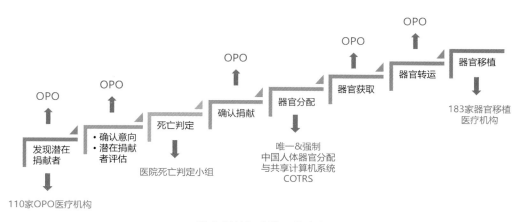

器官捐献与移植工作流程
（资料来源：国家卫生健康委）

管理暂行规定》（卫医发〔2006〕94 号）的基础上进行了修订，提出医疗机构和医务人员开展人体器官移植技术的基本要求，对医疗机构场地、设备设施、人体器官移植临床技术能力提出进行了限定，规定了人体器官移植医师、脑死亡判定人员、其他人员数量、任职资格，要求配备专门的移植数据网络直报人员，并对技术管理、培训管理提出了相应要求。

2021 年 1 月 7 日，中国红十字会总会、国家卫生健康委联合印发了《人体器官捐献登记管理办法》《人体器官捐献协调员管理办法》，制定了《人体器官捐献登记管理办法》，下发了捐献志愿登记、人体器官潜在捐献者登记、人体器官捐献亲属确认登记、获取见证登记、完成结果登记等相应登记表格，规定了人体器官捐献协调员任职条件和职责、注册和管理、保障措施、监督管理等。

截至 2022 年 12 月，全国共有 OPO 资质单位 110 家，为 183 家具备器官移植资质的医疗机构提供器官获取服务。

五、技术实施层面：建立多部规范和共识，奠定理论基础，规范操作流程

受国家卫生健康委和中国人体器官捐献与移植委员会委托，中国医院协会器官获取与分配工作委员会在前期工作基础上，组织专家制定了《人体器官获取组织建设与规范》《人体器官捐献协调员管理规范（初稿）》《人体器官捐献抢救管理规范》《人体器官获取组织（OPO）质量控制指标》《人体器官获取标准流程与技术规范》《儿童亲属器官捐献获取与移植标准流程与技术规范（草案）》《肺移植标准流程和技术规范》《人体器官捐献、获取、评估培训规范》等多部行业和技术规范。

2017 年 12 月 29 日，中华医学会器官移植分会受中国人体器官捐献和移植委员会、中国器官移植发展基金会委托，召集国内对 OPO 建设和运行具有丰富实践经验的专家和学者，对 OPO 建设的法律依据、组织架构、工作职能、人员与基础设施标准以及管理制度建设关键问题进行了深入认证，并达成《院级人体器官获取（OPO）建设指导意见的专家共识》，为进一步规范基层 OPO 的建设和管理奠定了理论基础。

六、质量提升层面：成立国家级质量控制中心，建立质控科学体系，促进行业同质化发展

2019 年 1 月 17 日，国家卫生健康委印发《人体器官获取与分配管理规定》（国卫医发〔2019〕2 号），采纳了由中国医院协会器官获取与分配工作委员会起草的《人体器官获取组织管理办法》，经全国医政行政管理部门征求意见并修订后执行。该规定提出了人体器官获取与分配管理重点内容：明确了人体器官获取组织定义和管理责任；明确了人体器官获取组织管理要求；建立了 OPO 质量控制体系；明确和细化了器官分配管理工作要求。

2019 年 2 月 26 日，国家卫生健康委印发《人体器官获取组织基本要求和质量控制指标》（国卫办医函〔2019〕197 号），采纳了由中国医院协会器官获取与分配工作委员会起草《人体器官获取组织（OPO）质量控制标准》。文件明确了人体器官获取组织所在医疗机构、人员及技术管理的基本要求，制定了人体器官获取组织的九项质量控制指标，对人体器官获取组织的规范管理发挥着重要作用。

2020 年 12 月 8 日，《国家卫生健康委医政医管局关于委托开展人体捐献器官获取质量管理与控制工作的函》（国卫医质量便函〔2020〕529 号）中指定，委托武汉大学中南医院开展全国人体捐献器官获取质量管理与控制工作，建立了国家人体捐献器官获取质量控制中心。2021—2022 年，国家人体捐献器官获取质量控制中心逐步建立起质量控制科学体系，从 OPO 机构、器官捐献者和捐献器官三个层面，面向全国开展质量控制。

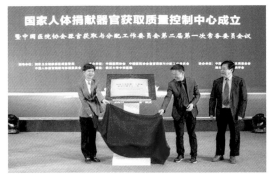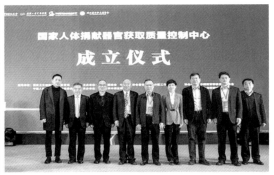

国家人体捐献器官获取质量控制中心成立仪式

2020 年 12 月 21 日，国家卫生健康委制定发布了《三级医院评审标准（2020 年版）》（国卫医发〔2020〕26 号），在其中第二部分"医疗服务能力与质量安全监测数据"第五章"重点医疗技术临床应用质量控制指标"中，将人体器官捐献、获取与移植技术纳入评审标准。

七、成本核算层面：形成价格机制，建立财务管理制度

2014 年，武汉大学中南医院受国家卫生健康委委托，启动了器官获取成本与收费管

理专项调研。2015 年 12 月 27 日，在武汉召开中国 OPO 联盟华中地区器官移植单病种核算及医院管理启动会，会议由国家人体器官捐献移植委员会、原国家卫生计生委医政医管局、中国器官移植发展基金会、中国医院协会人体器官获取组织联盟共同主办，旨在为公民逝世后捐献器官的获取、保存、运送、检验、分配及移植等相关服务收费建立一个完善、统一、合理的标准，同时规范相关操作流程，切实实现"阳光下捐献"。

受国家卫生健康委和中国人体器官捐献与移植委员会委托，中国医院协会器官获取与分配工作委员会在 2015—2017 年间共组织全国专家进行了 30 余次讨论和修订，针对人体器官捐献、维护、获取、分配和移植过程中投入的人力、物力与财力相关经费核算与管理，于 2016 年制定《人体器官获取与移植成本核算和经费管理试行办法（草案）》并上报国家卫生健康委，于 2017 年 1 月 1 日刊发执行，为全国 OPO 在建设过程中积极探索和逐步规范成本核算和经费管理提供了参考依据。

2017 年 3 月 24 日，国家卫健委医政医管局组织召开器官获取与成本支付研讨会，中国医院协会器官获取与分配工作委员会在前期工作基础上，拟定并提交了《供体获取成本核算和经费管理试行办法（草案）》，在此次会议上与相关省份及财务司共同探讨了器官获取与分配经费管理问题。

2019 年 1 月，中国人体器官捐献与移植委员会新一届委员会议提出，人体器官获取成本支付管理工作为下一步重点工作。2019 年 9 月，中国医院协会器官获取与分配工作委员会再次受国家卫生健康委医政医管局委托，制定人体器官获取成本核算及费用管理工作方案，并上报了《供体获取成本核算和经费管理试行办法（草案）》修订稿。2019 年 8—11 月，在国家卫生健康委的支持下，湖北省卫健委、医保局听取工作委员会汇报并经反复讨论，由湖北省医保局将成本核算与收费管理办法呈递国家医保局。2019 年 12 月，国家医保局在《关于人体器官移植医疗服务价格政策答复意见的函》中指出，器官获取成本费用可计入器官移植费用，进行收费。

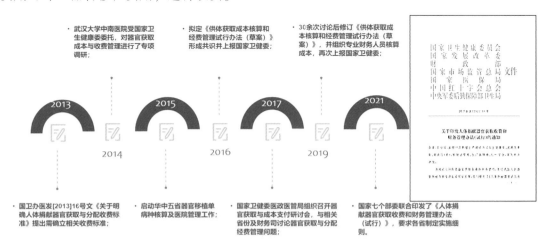

推动《人体捐献器官获取收费和财务管理办法（试行）》出台

（资料来源：中国医院协会器官获取与分配工作委员会）

2021 年 3 月 17 日，国家医保局、国家卫生健康委、国家市场监管总局《关于完善器官移植医疗服务价格政策的意见》（医保发〔2021〕17 号）提出：明确政策适用范围，完善移植器官收费方式，规范移植手术价格项目，科学确定价格水平并动态调整，切实保障患者价格权益。

2021 年 6 月 8 日，国家卫生健康委、国家发展改革委、财政部、国家市场监管总局、国家医保局、中国红十字会、中央军委后勤保障部卫生局《关于印发人体捐献器官获取收费和财务管理办法（试行）的通知》（国卫医发〔2021〕18 号）对捐献器官获取成本、获取收费、财务管理提出了明确规定，要求省级卫生健康行政部门会同财政部门出台捐献器官获取费用收支账务管理规定，建立符合捐献器官获取工作特点的财务管理制度。

第六节　中国器官捐献与移植改革成就

一、树立正面国际形象，展示中国器官捐献与移植改革成就

2015 年 8 月 19 日，世界卫生组织（WHO）器官移植项目部主任 Jose R. Nuñez、国际移植协会前任主席及伊斯坦布尔宣言监督委员会主席 Francis Delmonico、国际移植协会候任主席 Marti Manyalich 等来华访问。武汉大学中南医院作为全国唯一一家仅开展公民逝世后器官捐献移植的单位，由学科带头人叶啟发教授系统地介绍了其带领团队实施的 327 例公民捐献器官移植相关数据，并解读了由国际专家参与修改的中国 OPO 章程，受到高度肯定和赞赏。Jose R. Nuñez 教授称赞中国器官移植改革变化翻天覆地，逐步变得阳光化和透明化，而武汉大学中南医院则树立了中国器官捐献与移植工作的典范。

2015 年 10 月 17 日，在韩国首尔召开的全球器官捐献大会上，理事会全票通过欢迎中国进入国际移植大家庭，彻底结束了中国移植界长期受到排斥和孤立的历史，标志着我国器官移植事业改革得到世界卫生组织和全球移植社会的认同。2015 年是我国人体器官捐献与移植事业具有里程碑意义的一年。

2015 年 11 月，作为中国器官移植事业改革的先锋和推手，黄洁夫教授同时获得"顾氏和平奖""吴阶平医学奖"，这两个奖项分别被誉为亚洲诺贝尔和平奖、中国医学界诺贝尔奖，嘉奖黄洁夫教授在中国器官捐献与移植改革中起到的重要作用，以及引领中国人体器官捐献与移植事业走向世界所做出的突出贡献。

2016 年 5 月 15 日，中国-世界卫生组织（WHO）器官捐献与移植合作工作会议在武汉举行，中国人体器官捐献与移植委员会黄洁夫主任委员、原国家卫生计生委医政医管局郭燕红副局长与 WHO 分管器官移植技术官员 Jose R. Nvñez 先生就中国与 WHO 在人体来源的医疗产物有关领域开展合作进行了会谈，双方议定在 WHO 统一框架下，将加强在器官移植领域的合作。2016 年 5 月 14、15 日，中国-国际器官捐献移植论坛暨培训会议在武汉成功举办，来自美国、英国、德国、西班牙、澳大利亚、瑞士及日本的众多器官捐献、获取、移植界权威进行专题讲座及授课，是中国于 2015 年 10 月正式加入国际移植大家庭以来首次召开的大型国际会议。

2016 年 8 月 18—23 日，第 26 届国际器官移植大会在中国香港特别行政区召开，中国人体器官捐献与移植委员会主任委员黄洁夫教授向大会作了题为"中国器官移植的改革之路——万里长征第一步"的主旨演讲，这是中国首次走上世界器官移植的主要舞台。会上首次开设中国专场，由中国器官移植发展基金会与国际器官移植协会联合举办"中国器官移植新时代专题论坛"，国内器官移植界权威专家分别介绍了中国人体器官捐献与移植工作体系建设，肝、肾、心、肺移植开展情况，中国 OPO 体系建设现状等，向全世界展示了我国器官移植改革新进展，提升了我国器官移植的正面国际形象。WHO 和 TTS 官员等出席会议，高度评价了中国器官捐献与移植改革取得的成就。这不仅显示了国际器官移植协会对中国的重视，更显示了国际社会，尤其是世界器官移植界对中国的肯定。

2016 年 10 月 17 日，2016 中国-国际器官捐献大会暨首届国际器官捐献与移植高级研讨会议在北京人民大会堂召开。大会宣读了中央政治局委员、国务院副总理刘延东的书面致辞，表达了中国政府对器官捐献与移植工作的高度重视。WHO 总干事陈冯富珍在会上发表视频讲话，高度赞扬中国在器官捐献与移植领域的正确改革方向和迅猛进展，并指出中国的成功经验可以作为样板，供面临相似情况的其他国家学习借鉴。WHO 移植主管官员、国际移植协会前任主席等国际专家表示，中国器官捐献与移植进展有目共睹，WHO 将与中国共同合作，通过组织研讨会、工作坊，提供相应培训等形式，来推动中国器官移植的改革。

二、分享器官捐献与移植管理的"中国模式"，提出推动 WHO 人体器官组织捐献与移植特别委员会成立的"中国方案"

2017 年 2 月 7 日，在梵蒂冈教皇科学院举办的"反对器官贩卖全球峰会"上，中国人体器官捐献与移植委员会主任委员、中国器官移植发展基金会理事长黄洁夫教授向与会 60 个国家的专家学者展示了以大数据为基础的中国器官捐献与移植监管体系，分享了器官捐献与移植管理的"中国模式"，并提出由世界卫生组织牵头，成立对成员国进行器官移植监管的特别委员会的"中国方案"。这是中国首次在国际器官移植高级别会议上发出"中国声音"，并参与制定规则，表明了中国推进器官移植事业健康发展的态度。

2017 年 5 月，第 70 届世界卫生大会（WHA）上，中国代表正式提出在 WHO 成立对器官捐献移植进行监管的特别委员会，得到许多成员国积极响应和 WHO 相关部门的重视。2018 年 5 月，第 71 届 WHA 器官移植边会上，WHO 服务提供和安全司司长 Edward Kelley 在发言中感谢中国在设立 WHO 器官捐献与移植特别委员会的提议中发挥的重要作用，WHO 总干事谭德塞对中国在器官移植领域所做贡献表示感谢。

2018 年 7 月，第 27 届国际器官移植大会在西班牙召开，中国移植领域专家学者 150 余人参会。大会期间，WHO 人体器官组织捐献与移植特别委员会（WHO Task Force on Donation & Transplantation of Human Organs and Tissues）正式成立，考虑到中国对国际器官移植界的影响及贡献，新当选的主席提议中国的黄洁夫教授作为特别委员会的名誉主席，中国与美国成为在委员会中有 2 名委员的国家。

三、形成"一带一路"器官捐献与移植国际合作共识，构建人类健康共同体

2019 年 12 月，在昆明召开的第四届中国-国际器官捐献大会上，我国与世界 67 个国家共同发表《"一带一路"器官捐献与移植国际合作发展昆明共识》，携手推动器官捐献与移植合作发展，积极构建人类健康共同体。这是中国第一次参与世界器官移植改革的有关政策设计，为全球器官捐献带来积极影响。

2020 年 7 月 1 日，中国器官移植发展基金会结合我国器官捐献与改革移植现状，创立了"生命接力先锋队"，发起走进"百家医院""百家高校""百家企业""百家社会组织"联学联建主题活动，以党建引领业务发展，广泛开展器官捐献宣传。先后与 13 个省、市、自治区的 150 余家单位开展了 50 余次联学联建主题党日活动，联盟单位达 110 家，促进器官捐献志愿登记新增 60 万人次，积极营造符合中国国情的器官捐献文化氛围，促进社会精神文明建设，推进我国器官捐献与移植事业发展。

2021 年 9 月，为推进我国器官移植事业改革，在原国家卫生健康委医政医管局指导下，中国人体器官分配与共享计算机系统（COTRS）科学委员会正式成立。成员来自全国各地，涵盖卫生健康行政部门主管人员、医学伦理专家、器官移植专家、OPO 专家等，具备行业代表性，肩负参与制定、持续完善中国器官分配核心政策推进器官移植事业高质量发展的职责和责任。

第七节　中国 OPO 建设进展

一、构建人体捐献器官获取行业监管与质量控制体系，实现政府职能转移

构建由国家卫生健康委、中国人体器官捐献与移植委员会督导，国家人体捐献器官获取质量控制中心、中国医院协会器官获取与分配工作委员会执行，围绕 OPO 行业管理办法、技术规范、准入标准及质控标准制定等重点开展工作的行业监管与质量控制体系，发挥行业组织和国家级质控中心积极作用，主动承接政府职能，通过大数据监管，规范

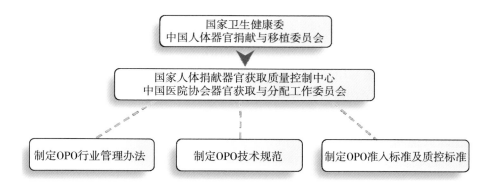

人体捐献器官获取行业监管与质量控制体系

OPO 管理，全面提升质量。

二、引进国外先进经验，举办国际培训提升 OPO 专业水平

2016 年 5 月，中国医院协会器官获取与分配工作委员会联合西班牙 TPM、中国器官移植发展基金会，共同签署为期 3 年的区域 OPO 建设合作项目，启动人体器官捐献与获取管理国际培训，开展 6 期中国 OPO-西班牙 TPM 器官获取管理与技术培训。自 2016 年至 2019 年，该项目分别在武汉、杭州、上海、青岛、西安圆满完成 6 期培训，学习借鉴器官捐献的"西班牙模式"，采用生动活泼的工作坊形式，面向全国培训器官捐献与获取相关专业医务人员近 600 名，获得良好社会反响和国际声誉。西班牙器官捐献与移植研究院院长 Marti Manyalich 教授高度重视本项目的开展和运行，对我国器官获取管理培训工作做出积极贡献。

三、开展 OPO 机构调研与能力评估，加强 OPO 组织架构与队伍建设

2022 年 6—10 月，国家人体捐献器官获取质量控制中心以调查问卷与现场调研相结合的形式，面向全国 111 家 OPO 开展"2022 器官获取质量行"调研，内容涵盖 OPO 相关组织架构、制度建设与运行机制、行为规范、捐献资料管理、信息质控建设等诸多方面。通过了解各 OPO 发展情况，查找工作推进过程中的难点，发现值得推广的工作亮点，以推进 OPO 建立健全组织架构，规范人体器官获取管理工作，加强信息化建设，促进 OPO 同质化发展，牢固树立风险意识和红线意识，并形成《2022 器官获取发展调研报告》，为各级卫生健康行政部门提供管理实践参考依据。

四、完善制度建设与运行机制，规范 OPO 工作行为

开展 OPO 源头培训，通过政策宣讲和现场调研，督促 OPO 机构进一步完善制度建设，规范运行机制，使跨区转运等违规行为得到进一步遏制；督促建立和完善管理委员会、伦理委员会、OPO 管理办公室、死亡判定工作组、财务管理组等工作制度和流程，规范 OPO 日常管理和工作；按照《人体捐献器官获取收费和财务管理办法（试行）》（国卫医发〔2021〕18 号）统一部署，各省份陆续发布《人体捐献器官获取收费和财务管理办法实施细则（试行）》，逐步建立规范、完善的人体捐献器官获取收支管理体系，有力保障器官捐献者和移植受者的权益。

五、制定行业规范和标准，开展 OPO 全流程控制和管理

结合 OPO 发展现状，明确了人体器官获取组织所在医疗机构、人员及技术管理的基本要求，组织制定 OPO 质量控制与管理指标 29 项，包括核心指标 9 项、绩效指标 9 项、技术指标 6 项、参考指标 5 项，其中 9 项指标纳入《人体器官获取组织基本要求和质量控制指标》（国卫办医函〔2019〕197 号），面向全国 OPO 发布，进一步规范了 OPO 建设发展。不断完善和修订人体捐献器官获取质控指标、标准和质量管理制度，推动并形成全国性、

国际同步质量控制规范，开展 OPO 全流程控制和管理。组织专家多轮次研讨供体、供器官、病理、微生物质量评估标准，目前已形成专家共识；制定格式化质控内容，完善信息化上报及反馈机制，完成科学化质控评价。

六、开展信息化质控和反馈，促进 OPO 同质化发展

国家人体捐献器官获取质量控制中心围绕 OPO 机构、器官捐献者、捐献器官三个层面的质控目标，与 COTRS 形成紧密合作，初步实现 COTRS 完成数据收集、OPQC 进行质量分析的联合质控模式，推进 OPO 走向全面量化质控的新发展历程。逐步完善器官获取数据填报内容，搭建集 OPO、器官捐献者以及捐献器官信息收集、分析、预警为一体的智能信息系统，可视化展示人体捐献器官获取质量，实时分析中国 OPO 机构分布、服务区域、捐献数据及工作效率和质量，定期向各级卫生健康行政部门和全国 OPO 推送，为各级卫生健康行政部门动态掌握和指导器官捐献获取工作提供参考依据。

七、形成专题报告和论著，展示中国 OPO 建设成果

针对区域 OPO 设计专项调研问卷，组织专家广泛调研了各 OPO 的建设现状及发展情况，对 OPO 的组织机构与定位、质量控制、财务管理及存在的问题进行逐项调研与分析，汇编了《2019 年 OPO 发展调研报告》。通过质控大数据分析与研讨，完成了三期《中国人体捐献器官获取质量控制报告》。连续三年参与《中国器官移植发展报告》编写，以中英文双语版论著形式向世界展示中国 OPO 建设成果。

第八节　中国 OPO 建设展望

在党中央、国务院支持下，在国家卫生健康委和中国红十字会总会的直接领导下，中国人体器官捐献与移植委员会带领业界人士齐心协力，经过十余年探索与实践，在严格遵循国际公认的伦理学原则的基础上，创建了符合中国国情的器官捐献与移植的"中国模式"，成功实现器官来源由司法途径至公民逝世后自愿器官捐献的转型，确保捐献器官公正分配和可溯源性，充分保障器官捐献者和移植受者的权益。

在人体器官捐献和移植工作体系建设中，中国医院协会器官获取与分配工作委员会、国家人体捐献器官获取质量控制中心着力推动 OPO 的建设运行和规范管理，提升捐献者和捐献器官的质量，协助国家卫生健康委制定相关政策和规范，健全工作机制，共同推动器官捐献和移植工作依法规范开展。根据国家卫生健康委数据统计，截至 2022 年底，我国已累计完成公民逝世后器官捐献 4.34 万例，捐献大器官突破 12.86 万个。自 2016 年起，我国公民逝世后器官捐献量连续 5 年位居世界第二位，拯救了数十万肝、肾、心及肺脏功能衰竭患者。

要进一步巩固我国器官捐献与移植事业的健康有序发展，建立和健全符合中国模式的 OPO 是关键一环。OPO 在我国器官捐献与移植改革转型中属于新兴组织，从无到有，目

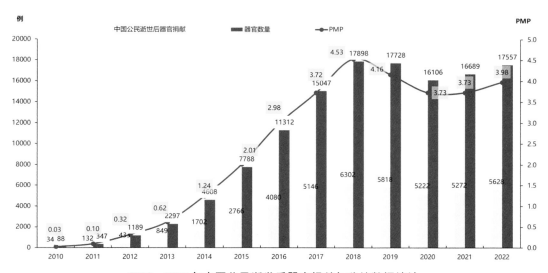

2010—2022 年中国公民逝世后器官捐献与移植数据统计

（资料来源：国家卫生健康委，截至 2022 年底）

前尚处于初级发展阶段，与发达国家相比，仍然存在一定差距。根据国家卫生健康委《人体器官获取与分配管理规定》（国卫医发〔2019〕2 号），在现有基础上结合中国国情，按照省级卫生健康行政部门规划，在满足各地医疗需要的前提下合理设置、逐步统一 OPO，保障 OPO 在划定的区域内规范开展器官捐献与获取工作，应为下一步的重点发展方向。建立完善、统一、合理的公民逝世后捐献器官的获取、修复、维护、保存、运送、检验、分配及移植等相关收费标准，将器官获取成本阳光、透明地计入器官移植费用，是实现 OPO 独立建设和运行的经济基础。规范 OPO 组织架构、人员结构、工作职能、操作流程，并进行有效的过程控制和监督管理，是提升 OPO 质量的必要条件。

我国器官捐献与移植事业正处"量质双升"的关键时期，需要我们立足新的发展阶段，进一步完善质控体系建设、量化质控标准；建立 OPO 互信指标，提高 OPO 与移植医院之间的器官分配互信度；强化数据报送，实现共享器官质量的实时分析和反馈；制定质控改进目标，通过持续质量改进扩大器官产出和利用率，改善器官移植质量，促进全国 OPO 同质化提升；在实践中不断探索"中国模式"的 OPO 建设之路，切实助力我国器官移植事业健康可持续发展，共创人类器官捐献与移植事业的美好未来。

（黄伟，叶啟发，范晓礼，杨岚，赵洪涛，杜冰，高新强）

◎ 参考文献

[1]黄洁夫，等.2020中国器官移植发展报告[R].中国科学技术出版社，2022.

[2]黄洁夫.中国器官捐献的发展历程与展望[J].武汉大学学报(医学版)，2016，37(4)：517-522.

[3]黄伟，叶啟发，范晓礼，等.中国人体器官获取组织发展与建设历程[J].武汉大学学报(医学版)，2021，42(2)：173-178.

[4]范晓礼，叶啟发，黄伟，等.人体器官获取组织(OPO)质量控制与管理指标[J].武汉大学学报(医学版)，2021，42(2)：182-186.

[5]叶啟发，范林，钟自彪，等.关于医疗机构人体器官获取组织独立于人体器官移植科室的工作实施细则(讨论稿)[J].武汉大学学报(医学版)，2021，42(2)：179-181.

[6]侯峰忠.美国器官捐献和移植管理体系简介[J].中华移植杂志(电子版)，2011，5(4)：330-336.

[7]刘煜靖，姜鑫.西班牙模式对我国器官移植供体保护的启示[J].医学与法学，2017，9(4)：13-16.

[8] Recommendation 10：A UK-wide network of dedicated organ retrieval teams should be established to ensure timely, high-quality organ removal from all heartbeating and nonheartbeating donors. The Organ Donation Organisation should be responsible for commissioning the retrieval teams and for audit and performance management. Available at：http：//www. nhsbt. nhs. uk/.

[9]王海燕，Béatrice Senemaud，陈忠华.法国器官捐献和移植管理及规范[J].中华移植杂志(电子版)，2012，6(1)：58-61.

[10]黄洁夫，王海波，郑树森，等.依法治国，推进中国器官移植事业改革[J].中华医学杂志，2014，94(48)：3793-3795.

[11]中国红十字会总会.中国人体器官捐献试点工作方案[J].实用器官移植电子杂志，2013，1(5)：265-270.

[12]叶啟发，仲福顺，钟自彪，等.中国公民捐献时代的移植研究新思考[J].武汉大学学报(医学版)，2016，37(4)：532-539.

[13]吕诺，吴俊.中国医院协会器官获取组织联盟成立[J].中国医院，2014，18(4)：27.

[14]中国医院协会器官获取与分配管理工作委员会.中国医院协会器官获取与分配管理工作委员会章程(草案)[J].武汉大学学报(医学版)，2016，37(4)：686-688.

[15]赵红，吴宁.公民自愿捐献是器官移植使用的唯一渠道——专访中国器官移植界的掌门人黄洁夫[J].医院领导决策参考，2015(2)：24-27.

[16]中华人民共和国国家卫生健康委员会.卫生健康委关于印发人体捐献器官获取与分配管理规定的通知[EB/OL].http：//www. nhc. gov. cn/yzygj/pqt/ 201901/ac85496

1b30e4bee8bc26c9ecf1ae040. shtml.

[17]中华医学会器官移植学分会.中国公民逝世后器官捐献流程和规范(2019版)[J].器官移植杂志,2019,10(2):122-127.

[18]中华医学会器官移植学分会.院级人体器官获取组织(OPO)建设指导意见的专家共识[J].中华器官移植杂志,2018,39(3):171-173.

[19]中国医院协会器官获取与分配管理工作委员会.人体器官获取与移植成本核算和经费管理试行办法(草案)[J].武汉大学学报(医学版),2017,38(6):965-967.

[20]施辉波,王心强,徐晶,等.《移植器官质量与安全指南(第6版)》解读——器官的获取、保存和运输[J].器官移植,2020,11(2):276-281.

[21]李建辉,徐骁,王彦峰,等.中国移植器官保护专家共识(2022版)[J].武汉大学学报(医学报),2022,43(03):345-349.

[22]胡晓燕,叶啟发,李建国,等.公民逝世后器官捐献供者质量控制[J].武汉大学学报(医学版),2021,042(002):187-192.

第二章　人体捐献器官获取技术流程

第一节　潜在器官捐献者重症医学管理

一、前言

器官移植是挽救终末期器官功能衰竭患者的唯一方法。然而，器官短缺严重限制了器官移植技术临床应用。随着我国公民逝世器官捐献体系的建成，公民自愿捐献已成为我国器官移植的唯一来源。我国公民逝世后器官捐献分类标准分为三类：中国一类（C-Ⅰ），即国际标准化脑死亡器官捐献（donation after brain death，DBD）；中国二类（C-Ⅱ），即国际标准化心脏死亡器官捐献（donation after cardiac death，DCD）；中国三类（C-Ⅲ），即中国过渡时期脑-心双死亡标准器官捐献（donation after brain death awaiting cardiac death，DBCD）。

潜在器官捐献者是指符合临床脑死亡判定标准或临终且体内器官功能符合器官捐献有关要求的患者。随着发病时间的延长，潜在器官捐献者内环境紊乱和器官功能损伤逐渐增加，血流动力学不稳定、全身器官组织灌注不足及水电解质和酸碱平衡失调，可使全身脏器功能受到不同程度的影响，及时的医疗干预是维护捐献器官功能、争取捐献成功，减少移植术后并发症的关键因素之一。为了更好地开展潜在器官捐献者评估与器官维护工作，规范潜在捐献者的维护流程，参考国内外相关文献，结合临床实践经验，特制定《潜在器官捐献者重症医学管理》，以期为潜在捐献者的重症管理提供指引，提高捐献成功率。

二、潜在捐献者的病理生理变化

由于中国一类、中国三类均是在脑死亡状态基础上进行的，而中国二类中不可逆的脑损伤亦接近脑死亡状态，因此，公民逝世后捐献供器官功能评估和维护主要建立在脑死亡导致的病理生理变化基础上。脑死亡过程中所产生一系列病理生理变化，会对其他器官造成损伤，影响捐献器官的质量，导致移植器官原发性无功能或功能延迟性恢复，进而影响移植物及受者的生存率。因此，掌握脑死亡捐献者的病理生理变化，是维持并优化器官功能的根基。

（一）循环系统

1. 血流动力学异常

脑死亡后交感神经-肾上腺轴兴奋性增强，出现"儿茶酚胺风暴"现象，由于内源性儿茶酚胺一过性增高，使血管收缩，血压增高，脏器内血流量迅速降低，导致器官出现缺血缺氧的情况，儿茶酚胺在体内消耗后，血管舒张，低血压，局部代谢舒血管物质释放增加，如组胺、腺苷等，器官内血流增加，造成器官的缺血再灌注损伤（ischemia-reperfusion injury，IRI），这种再灌注损伤可导致活性氧自由基（reactive oxygen species，ROS）的增加，进而损伤膜性细胞器，还可增加 Ca^{2+} 浓度，造成线粒体的功能障碍，总体来说，脑死亡会导致血容量不足，重要脏器在再灌注损伤后再次缺血，无氧代谢增加，血乳酸以及自由脂肪酸水平迅速升高，出现酸中毒。并且，脑死亡诊断确立之前对于患者的支持治疗过程中，多种针对血流动力学不稳定的传统治疗方案可能会加重器官 IRI；此外，内分泌系统的改变也会导致血流动力学的异常，详情参考内分泌系统改变。

2. 心肌损害与心律失常

多种因素可能导致潜在捐献者心肌损伤与心律失常。一方面，由于儿茶酚胺的大量释放与相应受体结合，产生酶促反应，导致大量 Na^+、Ca^{2+} 内流，K^+ 外流，引起心律失常。另一方面，血流动力学不稳定，造成心肌 IRI，其机制主要包括：①ROS 大量生成，超出细胞内源性 ROS 清除能力，对心肌细胞造成损伤；②IRI 导致心肌细胞 Ca^{2+} 内流引起 Ca^{2+} 超载，同时 Ca^{2+}-ATP 酶功能障碍，进一步加重 Ca^{2+} 超载，进而破坏生物膜结构完整性，引发心肌损伤；③线粒体通透性转换孔（mitochondrial permeability transition pore，mPTP）是线粒体内膜非选择性通道，IRI 过程中，该通道开放，各种离子出入，引起线粒体跨膜电位崩解，ATP 缺失，最终引起细胞死亡，同时 mPTP 通道开放引起线粒体中活性介质及促凋亡因子大量释放，加重心肌细胞的损伤；④氧化应激状态下，细胞内膜受损，释放内皮素等缩血管物质，引起冠脉收缩，心肌受损。内皮细胞通过细胞因子、趋化因子等表达激活免疫系统，进一步加重心肌损伤。此外，因补液不当导致循环超负荷、电解质紊乱（高钾、低钾、低镁等），也会引起心律失常。脑死亡潜在捐献者心肌损伤主要表现为心肌水肿、溶解、内膜下血肿等。心律失常也是由多种因素造成的，主要表现为 ST 段和 T 波改变，传导异常及房性、室性心律失常，少数还可发展为心脏骤停。

（二）呼吸系统

严重脑损伤一般伴有较为严重的呼吸系统并发症，由于交感神经兴奋、儿茶酚胺大量释放，引起血管收缩，血管阻力增加，左心室输出量减少，肺静脉压升高，也可因血压波动引起肺 IRI、心脏损伤等导致肺毛细血管内皮损伤或者肺泡表面透明膜形成，如吸入性肺炎、急性呼吸窘迫综合征（acute respiratory distress syndrome，ARDS）、神经源性肺水肿（neurogenic pulmonary edema，NPE）。脑损伤激活炎症级联反应，中性粒细胞浸润和肺泡间隙中活化的巨噬细胞，膜脂质过氧化和肺泡出血，导致肺易遭受机械通气带来的二次伤害。此外，呼吸机相关肺炎（ventilator associated pneumonia，VAP）也可加重肺部损伤。

VAP 常见于"微误吸",即胃内容返流以及口咽部分泌物下移,携带病原菌,被气管导管的气囊阻挡,汇聚在上方,这些滞留物通过呼吸、吸痰等方式经过气囊与呼吸道之间间隙进入肺部。呼吸系统的严重损伤可导致机体广泛缺氧,引起各捐献者器官一定程度上的继发性损伤。

（三）内分泌系统

脑死亡潜在捐献者的下丘脑-垂体-靶腺轴因早期的灌注不足和血容量不足,导致功能部分或完全丧失,激素分泌紊乱,表现为:①抗利尿激素缺乏,机体呈现利尿状态,随后可发展为中枢性尿崩症(central diabetes insipidus,CDI),CDI 在脑死亡潜在捐献者比较常见(大约70%的捐献者),其特征是多尿,尿量>2mL/kg/h,比重<1.005,血浆渗透压>300mmol/kg;尿渗透压<300mmol/kg。以高渗性脱水和低钾血症形式出现的高钠血症也可能迅速发展。②甲状腺功能障碍:具有较低水平的生物活性三碘甲状腺原氨酸(T3),由于长期甲状腺功能减退,可能导致心肌功能障碍,因此,T3 水平低会引起潜在供体血流动力血不稳定。③血糖异常:脑死亡后胰岛素抵抗和糖异生不受抑制,使血糖升高。④皮质醇分泌低下:会影响机体的应激反应,心肌细胞新陈代谢障碍,心肌收缩力下降,造成心血管系统不稳定,增加炎症级联反应。以上均可损伤各脏器,使捐献者器官处于不利于移植的内环境。

（四）消化系统

脑死亡后,儿茶酚胺一过性增高、血流动力学不稳定等引起肝脏 IRI,造成肝功能异常,机制包括:①IRI 产生大量 ROS,Ca^{2+} 内流引起 Ca^{2+} 超载,引起肝细胞损伤;②Kupffer 细胞及相关因子,产生炎症因子和趋化因子,激活炎症相关损伤;③内皮素和 NO 浓度失衡,加重微循环收缩,加重微循环障碍;④补体激活途径生成膜攻击复合物损伤肝细胞;⑤过度自噬反应对肝细胞的坏死和凋亡有促进作用。

此外,脑死亡应激状态下,可能诱发应激性溃疡,主要机制有:①儿茶酚胺水平上升,血管收缩,胃黏膜血流减少,引起缺血缺氧,同时糖皮质激素的分泌促进胃蛋白酶及胃酸分泌,减少碳酸氢根及胃黏液生成,此外,迷走神经兴奋会刺激乙酰胆碱分泌,对胃壁细胞 M_3 受体产生诱导,激活第二信使,诱导开放 H^+-K^+-ATP^+ 泵,增加胃酸分泌;②低灌注的过程中,内脏缺血影响胃肠蠕动,胃内酸性物质潴留时间延长,加重胃溃疡,再灌注过程中,NO 合酶的产生诱导细胞死亡,加重炎症反应;③诱导型 NO 合酶(inducible NOS,iNOS)有促进胃溃疡发生的作用,而 IRI 过程可诱导 iNOS 的产生;④氧化应激反应与黏膜破损呈正相关。

（五）泌尿系统

随着脑死亡时间的延长,由于血容量不足、血压波动等因素,引起肾脏 IRI,一方面,引起肾脏微血管系统受损,内皮细胞受损引起白细胞黏附,引发炎症反应,血管通透性增加,加重间质的水肿,进一步加重微循环障碍,同时氧化应激与血管收缩素等物质的释放加重局部血流缓慢，造成肾损伤；另一方面，IRI 产生大量 ROS，Ca^{2+} 内流引起 Ca^{2+} 超载，同时 Ca^{2+}-ATP 酶功能障碍进一步加重 Ca^{2+} 内流，造成膜磷脂水解，引起细胞损伤，Ca^{2+} 浓度升高引起进入线粒体的超氧化物歧化酶减少，ROS 清除减少，进一步加重肾脏损伤；肾小管上皮细胞凋亡或坏死会加重肾脏损伤。此外，肾毒性药物及毒性代谢产物的蓄积也会加重肾脏损伤，进一步加重了肝脏等其他待移植器官的损伤。

（六）凝血系统

潜在捐献者因经历严重脑外伤、长期卧床、住院时间长、感染严重、休克、严重低体温、输血等过程，容易出现凝血功能障碍，即坏死组织中大量的炎症因子释放入血，形成凝血酶原酶，凝血酶原在其作用下变成凝血酶，进而形成大量纤维蛋白，同时释放大量的纤维蛋白溶解因子及纤溶酶原激活因子入血，可发展成为弥散性血管内凝血（disseminated or diffuse intravascular coagulation，DIC）。

（七）中枢神经系统

脑死亡捐献者常由于下丘脑受损，体温调节功能受到损伤，引起生理节律性体温波动消失及变温性紊乱即中枢性高热或低体温，或严重感染引起高热或低体温，未经治疗的高热（>38℃）或低温（<35℃）会加重器官的功能障碍，如在较低的体温下，激活血管内凝血并产生器官损伤；心肌收缩力降低，更易发生心律失常；能量和氧气消耗下降，会导致器官功能（心脏、肝脏和/或肾脏）的相应性损害。

（八）免疫系统

捐献者经历严重颅脑外伤、IRI、休克等过程，导致大量炎症因子释放，引起全身炎症反应综合征（systemic inflammatory response syndrome，SIRS）。此外，因捐献者住院时间长、长期使用抗生素、导管相关性感染以及 VAP 发生率增加等，导致免疫系统受损，肠黏膜屏障破坏，通透性增加，肠道内的细菌及内毒素突破肠黏膜屏障侵犯到肠外组织，可引起肠源性感染；肠道原生细菌减少，条件致病菌显著增加成为优势菌，容易引起菌群失调或细菌移位，二次感染风险也随之升高。供体来源的感染（donor derived infection，DDI）是指从捐献者的病原体带给受者进而导致感染的过程。对于住院时间长的患者，尤其是在重症监护室时间久的患者，细菌感染的风险增加，特别是多重耐药菌（multidrug-resistant organism，MDRO）。因此，器官获取前对潜在捐献者进行预防或者抗感染治疗非常重要。

三、潜在捐献者重症维护

针对潜在捐献者的病理生理变化导致的机体损害，采取的措施及目标包括：补充血容量及运用血管活性药物以维持组织的灌注，呼吸机机械通气维持必要的血氧饱和度，必要时可以连续肾脏替代治疗（continuous renal replacement therapy，CRRT）维持水、电解质及酸碱平衡。尽可能维持潜在捐献者生理性内稳态，维持潜在捐献者体温在 36~37.3℃，争取达到"4 个 100"的目标，即动脉收缩压、血氧分压、尿量、血红蛋白分别达到 100mmHg、

100mmHg、100mL/h、100g/L。

（一）循环系统的维护

维持血流动力学稳定是维护潜在捐献者的关键。

1. 血流动力学紊乱

（1）血流动力学监测：Donor-ICU 可以使用一切可用的监测手段以指导潜在捐献者的维护和治疗，如通过心脏超声多普勒、经肺热稀释法、有创血压监测、中心静脉压监测和无创床旁血流动力学监测技术等，获得前负荷、心肌收缩力以及后负荷指标，全面评估机体的血流动力学状态。同时，通过评估机体血容量和容量反应性，来指导液体治疗。

（2）脑死亡早期的交感神经兴奋性增高往往会引起"交感风暴"，此时可用少量 β 受体拮抗剂（如艾司洛尔）来降低交感的兴奋性对血流动力学的影响。

（3）早期应根据捐献者病情、监测结果及检查结果，综合分析导致血流动力学异常的原因。目标是：维持中心静脉压 6～10mmHg，同时动脉平均压力 ≥60mmHg，收缩压 ≥100mmHg，且保证尿量>100mL/h，混合静脉血氧饱和度保持在 70%～75%，左室射血分数>45%。对脑死亡过程中出现的血容量不足，需进行补液复苏治疗、血管活性药物治疗甚至激素治疗，以保证血压的正常，补液首选的晶体是平衡液，但是在补液的时候要注意电解质紊乱及液体负荷过重所导致的其他系统功能异常。血管活性药物首选血管加压素，用于与脑死亡相关的血管扩张性休克。血管加压素（0.5～2.4IU/h）有助于恢复血管张力，改善动脉血压，是较为安全的选择。去甲肾上腺素可作为二线用药，尤其对于血管扩张性休克，去甲肾上腺的剂量应保持在所需的最低限度，当发现心肌收缩力下降时，可使用多巴胺或多巴酚丁胺[≤10μg/（kg·min）]。在血流动力学不稳定，对液体治疗及血管活性药物治疗无反应的情况下，可联合激素治疗，包括给予糖皮质激素和甲状腺激素。大剂量的甲基强的松龙可减轻脑死亡后炎性血管舒张反应，有些低质量的证据表明，激素治疗可改善血流动力学功能和增加捐献产出率。

（4）因潜在捐献者可能长时间卧床，建议增加对外周血管的超声检查，以防止肺栓塞的发生。

（5）对于血流动力学极不稳定者，则考虑使用体外膜肺氧合（extracorporeal membrane oxygenation，ECMO），以体外循环系统为基本设备，将静脉血引到体外，通过氧合器和机械泵将其进行氧合，清除 CO_2，再回到潜在捐献者体内，代替心肺功能，以保证潜在捐献者器官的有效持续灌注。减少热缺血时间，为获得最佳供者器官提供充分的条件，同时进行血流动力学监测，目前 ECMO 已广泛应用于临床潜在捐献者的管理，有效提高了捐献率以及移植成功率。

ECMO 用于潜在捐献者维护显示出良好的效果，可能与以下因素有关：①有效地循环支持，迅速稳定血流动力学，改善全身血流灌注，改善心脏功能，减轻由于心功能不全前负荷增加带来的肝肾损害。②减少甚至停用血管活性药物尤其是正性肌力药物，改善了组织器官微循环灌注，进而改善了捐献人组织器官功能。③有效地进行气体交换，迅速改善低氧血症，纠正组织器官缺氧，改善机体内环境，避免了长时间高氧浓度吸入带来的氧中毒。④可以避免机械通气带来的肺损伤，并为心肺组织组织细胞修复赢得时间。

当潜在捐献者出现收缩压低于90mmHg或氧饱和度低于90%，且使用大剂量升压药或高水平PEEP通气及FiO_2超过80%仍不能改善时，要建议应用ECMO。具体指征如下：①潜在脑死亡捐献者使用3种以上血管活性药物仍不能稳定血流动力学；②潜在脑死亡捐献者低氧血症，$PaO_2/FiO_2<100mmHg$；③潜在捐献者血流动力学不稳定，且需要转运至OPO医疗机构；④由于血流动力学不稳定，无法进行脑死亡判定。

2. 心肌损害与心律失常

对心功能的监测可发现心肌的损害，如不及时处理，可导致心脏停搏，因此要预先监测并采取措施。

（1）应及时确定心律失常的原因。对室性心动过速，可选择胺碘酮作为首选抗心律失常药。对难治性室性心律失常，应考虑由体温过低引起，应积极复温。QT间期延长可能诱发室性期前收缩和尖端扭转型室速，建议停用可延长QT间期的药物，并纠正电解质紊乱（尤其是低血钾）和镁剂静注（2gIV/10min）。

（2）预防和治疗心律失常，必须从纠正可逆转的病因学因素开始，如酸碱紊乱、血容量不足、低血压、低体温或过度的不适当使用儿茶酚胺类药物。快速性心律失常或心脏骤停的治疗参照相关指南。

（3）对心肌收缩力下降，可使用小剂量正性肌力药物，首选多巴胺、肾上腺素或去甲肾上腺素，因外源性儿茶酚胺加速心肌ATP消耗，造成心肌再损伤，因此应避免大剂量使用，以免加重心肌损伤。

（4）对血流动力学不稳定所引起的损伤，可参照血流动力学相关内容处理。

（5）潜在捐献者发生脑死亡后，由于脑内血液循环停止，迷走神经紧张消失，阿托品无法解除迷走神经对心肌的抑制，不推荐使用阿托品治疗缓慢性心律失常。对无血动力学不稳定的缓慢性心律失常，可使用肾上腺素（2～10mg/min）、多巴胺［5～10mg/（kg·min）］或异丙肾上腺素［2～10mg/（kg·min）］。使用临时经皮心脏起搏器的潜在捐献者，当出现低心输出量的缓慢性心律失常或低血压时，可以应用经静脉心脏起搏器进行治疗。

（二）呼吸系统的维护

脑死亡潜在捐献者的管理旨在维持气体交换，以保护其他器官，应提供有效的机械通气支持，以及避免急性肺损伤（acute lung injury，ALI）、误吸、肺水肿、院内感染、VAP及院内相关感染。除此之外，对于肺移植需要的供者，供肺的保护也尤为重要，涉及的措施包括：降低吸氧浓度，控制潮气量，控制呼吸道感染，合理设定呼气末正压等。具体措施如下：

（1）一般机械通气的靶目标为：生理性pH（7.35～7.45），氧分压（PaO_2）>100 mmHg所需的最小入氧浓度（fraction of inspiration oxygen，FiO_2），达到$SpO_2>95\%$、$PaCO_2$ 35～40mmHg。合理设置PEEP（8～10cmH$_2$O），潮气量6mL/kg（基于理想体重），平台压<30cmH$_2$O等，避免出现呼吸机相关性肺损伤。

（2）脑死亡捐献者心血管功能的有创监测对肺水肿的治疗有指导意义。

（3）对因血流动力学不稳定所致的呼吸系统并发症，可参照血流动力学相关内容处理。

（4）合并有 NPE 的脑死亡捐献者，有条件的情况下推荐吸入 NO，以舒张局部血管，并减少血管张力，从而提高肺血流灌注。

（5）提高医护人员手卫生落实率；推荐每 4~6h 测定一次气囊压力（25~30cm$_2$H$_2$O）；推荐对于预测有创机械通气时间超过 48h 或 72h 的患者选择持续或间断声门下滞留物吸引方式；使用特殊材质的气囊（如聚氨酯）与导管壁更加贴合；如无明显禁忌证，床头抬高30°~45°；吸痰时，先吸气道，再吸气囊上方，最后吸口腔；每 6~8h 进行口腔护理；使用肠内营养的，推荐使用微量输液泵鼻饲，每 4h 监测胃残余量等方式，降低"微误吸"引起 VAP 的发生率。

（6）在供肺的维护上，应尽可能将 FiO$_2$ 维持在较低水平，潮气量控制在 6~8mL/kg，避免呼吸损伤，同时将 PEEP 控制在 8~10cmH$_2$O，PaO$_2$/FiO$_2$>300mmHg，并谨慎控制输液速度，密切监测中心静脉压、肺动脉楔压，合理使用血管活性药物，控制呼吸道感染等。

（7）对于可疑有呼吸道感染的潜在捐献者，通过纤支镜尽早精确诊断呼吸道感染，使用肺泡灌洗和保护性支气管毛刷技术，积极留取标本行微生物病原学检查，及早制定抗感染方案。

（三）内分泌系统的维护

（1）在血流动力学不稳定的潜在捐献者中，考虑到甲基强的松龙能够增加内源性肾上腺素的产生，对肺和肝移植功能产生积极影响，可使用甲基强的松龙［15mg/（kg·24h）］，或者可以进行氢化可的松的早期替代给药（最初 100mg 推注，200mg/d 连续给药），改善皮质功能低下的症状，建议在组织配型标本采集后使用，以免降低人类白细胞抗原（HLA）的表达。

（2）CDI 的治疗包括：①精氨酸血管加压素（arginine vasopressin，AVP）0.01~0.04IU/min；②伴有高钠血症的尿崩症不伴有低血压时，可使用去氨加压素首次 1~4μg 静脉注射，然后根据供者尿量、尿渗透压和血钠水平，一般每 6h 追加 1~2μg 或更高剂量，至尿量和血钠浓度得到控制；③伴有高钠血症且血流动力学不稳定时，可 AVP 联合去氨加压素同时使用；④持续性多尿中，在进一步给予去氨加压素之前，必须检查血糖水平，以排除渗透性利尿（并在必要时纠正）；⑤注意监测电解质和血糖水平，补液时应具体参考血流动力学相关内容处理，但注意不要输注含钠晶体液，防止加重尿崩症所致的高钠血症，维持血钠在 135~145mmol/L。

（3）临床研究表明，应用甲状腺激素治疗后，潜在捐献者的血流动力学趋于稳定，但目前缺乏证据支持，可使用 T3（4μg 静脉推注后，3μg/h 持续输注）或者四碘甲状腺原氨酸（20μg 静脉注射，随后 10μg/h 持续输注）。

（4）注意监测血糖，建议血糖保持在 8~10mmol/L。

（四）消化系统的维护

（1）注意评估肝血管条件以及监测肝血流量，通过精细调整容量负荷和血管阻力达到稳定的血流状态，改善肝功能，减少损伤。

（2）肝细胞的脂肪变性较轻，可不予处理，一般情况下，轻度大泡性脂肪变性（<30%）的供肝相对安全。

（3）潜在捐献者者高钠血症是影响供肝移植预后的重要原因，高钠血症除纠正病因外，根据公式水缺失量(L) = （男性 0.6，女性 0.5）×体质量(kg)×（血清 Na^+ 测量值/血清 Na^+ 正常值−1）进行补液。

（4）使用质子泵抑制剂及 H_2 受体拮抗剂、胃黏膜保护剂、乌司他丁、24h 内早期足量肠内营养促进胃肠道蠕动等，降低应激性溃疡的发生率。

（五）泌尿系统的维护

（1）当捐献者出现少尿或无尿、血清 Na^+ 水平大于 160mmol/L、血清 K^+ 浓度大于 6mmol/L，出现难以纠正的内环境紊乱时，应当采用 CRRT。

（2）尿崩症的治疗可参照内分泌紊乱相关内容处理。

（3）密切监测肾功能、每小时尿量等指标。避免使用具有肾毒性的药物。对于婴幼儿供肾，在器官获取前应使捐献者全身充分肝素化。

（六）凝血系统的维护

脑死亡潜在捐献者耗氧量通常会降低，建议在血流动力学不稳定且有组织缺氧迹象的情况下输注红细胞，建议维持血红蛋白水平在 7g/dL 以上。

建议使用血栓弹力图等技术全景评估捐献者的凝血功能状态，排除活动性出血和抗凝溶栓禁忌证后，可常规使用低分子肝素抗凝。及时补充消耗过量的血小板和凝血因子，减少纤维蛋白的沉积和游离血红蛋白的增加。

（七）中枢系统的维护

潜在捐献者体温管理非常重要。体温监测可以通过鼻咽、食管、鼓膜和肺动脉来实现。不建议使用口腔、腋窝或者直肠监测体温。为确保器官活力，体温必须维持高于 35℃（理想区间 36~37.3℃），避免出现血液动力学不稳定、酸中毒和凝血功能障碍。可以通过使用保温毯或静脉输入加热的液体来避免低体温，逆转低体温有时比维持体温更困难。不建议使用热水浴、加热灯，或加温液体灌入膀胱、胃、胸膜腔或腹膜腔等保温方法；高热者可通过静脉输注经过降温处理的液体，或用冰毯持续降温。

（八）营养支持

供者通常应该尽早（无禁忌证时）进行肠内营养，这也有助于防止细菌移位。在迷走神经刺激缺失的脑死亡潜在捐献者中，如果这种方法在肠、胰腺或其他器官捐赠的供体中是禁忌的，则应通过胃管给予无菌蒸馏水。此外，捐献者在治疗过程中过量补充晶体液，可导致全身的水肿和低蛋白血症，捐献者维护过程中常规补充足量的白蛋白或血浆制品，有助于改善供者的内环境及供器官功能。

（九）免疫系统的维护

抗感染治疗应贯穿于潜在捐献者维护的整个过程。明确病原学诊断以及感染的严重程度，综合判断是否可以使用捐献者器官。DDI 防控在于源头，从潜在捐献者筛查和维护着手，根据其院外抢救经历、入院第一时间检测的病原微生物证据、感染标志物检测结果、临床表现等制定抗感染方案，尽量避免使用肾毒性抗菌药物，2~3 天复查，定期进行感染部位影像学检查。具体措施如下：

（1）常规进行血常规（主要是白细胞计数和分类计数），感染相关生物标志物包括 C 反应蛋白（CRP）、降钙素原（PCT）、(1-3)-β-D-葡聚糖检测（G 试验）、半乳甘露聚糖试验（GM 试验）等的检测。

（2）入院当天第一时间留取一次血、尿、痰或气道分泌物、脑脊液、伤口分泌物等标本进行常规性的病原微生物检查，病原学检测方法包括：直接镜检涂片、培养、免疫学方法以及宏基因组二代测序技术（metagenomic next-generation sequencing，mNGS）等，其中 mNGS 不依赖于传统微生物培养，直接对样本核酸进行高通量测序，通过与数据库进行比对分析，判断样本包含的病原微生物种类，快速且客观。

（3）完成胸片、CT、肝肾彩色多普勒超声、心脏彩色多普勒超声等影像学检查。

（4）可使用乌司他丁、血必净等，减轻炎症反应。潜在捐献者在确诊脑死亡后，可适当运用甲基强的松龙控制 SIRS。

（5）若潜在捐献者存在 MDRO，应立即隔离，加强医护人员手卫生，重视环境及物品的消毒，主动筛查细菌定植率高的部位，通常采取 2 个或 2 个以上部位，以提高检出率。严格掌握抗菌药物使用指征。

（6）结核分枝杆菌感染：活动性结核是器官移植的绝对禁忌证。有活动性结核供者需积极治疗，未经少于两个月的有效治疗者不适合捐献肺外器官，有残余结核病灶的肺不应作为捐献器官。若潜在捐献者存在潜在结核感染，则受体在移植术后应接受 9 个月的预防性抗结核治疗。

（7）病毒感染：常规行乙型肝炎病毒（HBV）、丙型肝炎病毒（HCV）、艾滋病病毒（HIV）、巨细胞病毒（CMV）、EB 病毒、BK 病毒、JC 病毒、梅毒螺旋体和非梅毒螺旋体、新型冠状病毒等病毒的血清学检测。必要时，捐献者和受者进行抗病毒治疗，对于梅毒血清抗体阳性的捐献者，需进一步查 RPR 滴度，必要时需积极驱梅治疗。最终依据实际情况取舍供器官。新型冠状病毒感染者符合捐献标准但暂不纳入捐献，新型冠状病毒相关核酸转阴、抗体阳性供体是否符合捐献应用于移植，有待进一步研究。

（8）真菌感染：约 80% 的潜在捐献者侵袭性真菌感染（invasive fungal infection，IFI）由念珠菌引起，未接受正规治疗是移植禁忌证。应当实施充分的抗真菌治疗，并对感染源进行积极控制，重视 G 试验阴性预测价值，区分感染和定植，选择非培养方法进行快速诊断，根据风险因素第一时间进行正确治疗，足量治疗，48 小时内予以感染源控制，欧洲临床微生物学和传染病学会推荐棘白菌素类作为经验性治疗的一线用药，根据临床情况，尽可能降阶梯治疗(如果可能，在 5 天内)从棘白菌素到唑类的降级，停止早期无效治疗并监测治疗持续时间。

(9)寄生虫感染：寄生虫感染一般属于地方性疾病，只需针对特定潜在捐献者进行检测。弓形虫感染对心脏移植有影响，因此对于弓形虫流行病区建议进行血清学检测，若为阳性，建议受体使用甲氧卞胺嘧啶/磺胺甲噁唑预防治疗。

四、总结

总之，一旦开始管理潜在捐献者，就需要尽快全面地了解病情，希望本管理能指导开展专业的重症管理，以维护和改善捐献者的器官功能，力争在获取前，将潜在捐献者脏器调整到最佳状态，以确保移植的成功进行。

(胡晓燕，李建国，王海峰)

第二节　体外膜肺氧合辅助潜在捐献者院际转运

2010 年，我国正式启动了公民逝世后器官捐献试点工作，并从 2013 年 2 月开始在全国范围内推广。从 2015 年 1 月 1 日起，公民逝世后捐献器官成为尸体器官唯一合法来源。在伦理允许的范围内，围绕人体器官捐献的系列流程，开展规范化管理和不断创新器官捐献者器官保护、安全转运的方式方法，是改善捐献器官质量和器官移植受者预后的关键因素，也是实现器官捐献供者价值最大化的保障。其中，体外膜肺氧合(extracorporeal membrane oxygenation，ECMO)辅助器官捐献者的应用，是器官保护的重要技术，可有效改善捐献器官低灌注和低氧合的状态，以保护人体捐献器官的功能。按我国目前的分类标准，人体器官捐献供者分为三大类：中国一类(C-I)，国际标准化脑死亡器官捐献(donation after brain death，DBD)；中国二类(C-II)，国际标准化心脏死亡器官捐献(donation after cardiac death，DCD)，包括目前国际上的 Maastrichit 标准的 M-I~V 类案例；中国三类(C-III)，中国过渡时期脑-心双死亡器官捐献(donation after brain death plus cardiac death，DBCD)。这三类人体器官捐献者均为 ECMO 辅助下器官保护的适应证，在所需 ECMO 辅助捐献供者中尽早应用，能避免器官不可逆的损伤。部分捐献供者还需要在 ECMO 辅助下转运至具备器官获取能力的医疗机构，但国内该专题的院际转运目前尚无相关指南与专家共识，因此，国家人体捐献器官获取质量控制中心、中华医学会急诊医学分会组织国内相关领域专家成立了共识编写组，共同制定了《体外膜肺氧合辅助下人体器官潜在捐献者院际转运专家共识》，旨在规范 ECMO 辅助下的人体器官捐献者院际转运相关流程，保障转运中捐献者的器官功能，为进一步开展 ECMO 辅助下器官捐献者院际转运临床实践和相关研究提供指导意见。

一、共识的制定方法

共识的制定方法采用共识会议法，过程包括：①题目的选定和申请，成立编写小组，提出关键问题，系统检索相关文献，撰写专家共识初稿。②初稿提交共识编写组专家函审，提出修改意见，修订后召开专家讨论会，确定终稿。③再次提交共识编写组专家审核定稿，最终专家组成员得出一致性程度较高的推荐意见。

二、ECMO 辅助人体器官捐献者的作用价值

随着器官移植技术不断进步，等待移植的患者不断增加，对捐献器官的需求日益增多，而标准的 DBD 并未增加。科学放宽标准，合理扩大器官捐献者来源，显得至关重要。由此，扩大标准捐献者(expanded criteria donor，ECD)日益增多。对于非可控型 DCD，提高其质量，降低术后移植器官功能延迟恢复(delayed graft function，DGF)和原发性移植器官无功能(primary nonfunction，PNF)等发生率，具有重要的意义。由于热缺血损伤的存在，DCD 器官较 DBD 器官更容易受到损伤。在这些情况下，如何维护供者器官功能，是移植领域的难题之一。ECMO、机械灌注及低体温等新型技术能显著改善边缘供器官质量，在器官功能维护中具有良好的发展前景。郑树森等(2019)指出，由于 ECMO 出色的心肺支持功能，目前在扩大捐献者来源、提高移植手术安全性和移植受者存活率等方面发挥了重要作用。

(一)ECMO 辅助改善边缘供器官功能

边缘供器官是指与理想供器官相比，移植后存在较高原发性移植物无功能或功能延迟恢复以及迟发性移植物失活风险的捐献器官。

对于临床常开展移植的各种边缘供器官，具体特征不尽相同，但一般都具有如下共同点：高龄，DCD 或 DBCD 捐献者，热缺血时间较长(肝、肾)，血流动力学不稳定，器官功能不全等危险因素。因此，解决热缺血等问题可能是改善器官功能行之有效的努力方向。

热缺血指从功能性热缺血到 0~4℃ 器官灌注液(保存液)开始灌注的时间，定义为平均动脉压小于 60mmHg(1mmHg＝0.133kPa)或动脉血氧小于 70％。热缺血时间是衡量热缺血损伤的最直接标志，直接关系到术后移植物失功和相关并发症的发生。

非可控型的 DCD 常因为热缺血时间长等原因，导致捐献器官弃用。有研究认为，当热缺血的状态维持达到 20min 以上时，移植器官并发症发生率将成倍升高。提高非可控型 DCD 器官质量，减少术后并发症，是提高器官移植成功率的有效手段。随着 ECMO 及器官保存技术的不断完善，ECMO 辅助 DCD 供器官逐渐成为缓解移植器官短缺、扩大供体池的方法之一，通过使用 ECMO 原位体内灌注来保护捐献的肝脏、肾脏等多种器官，减少热缺血时间，使得既往定义的边缘供器官得到使用。

即使是较为理想的 DBD 供器官，在部分情况下也可能因功能受损而导致放弃获取，例如重度颅脑损伤、脑卒中过程中生命体征严重不稳定，ECMO 也可在此种情况下使用，进行 DBD 供器官的保护。

此外，ECMO 除了能提供持续和高效的灌注，保证供者组织器官的充分供血供氧外，还能减少大量血管活性药物的应用，并在此过程中改善内环境紊乱，避免器官热缺血损伤，为获取器官提供充裕的时间。

（二）ECMO 辅助人体器官捐献者对肝移植的价值

早在 2005 年，就有报道 ECMO 维护非可控型 DCD 供者在 4 小时后获取肝脏，术后移植肝功能恢复良好。丁利民等（2019）在一篇回顾性研究分析中，对于该院 16 例应用 ECMO 技术保护肝脏移植的案例进行了自身对照分析，发现应用 ECMO 支持后，DBCD 供者生命体征、血流动力学、中心静脉压、肝功能均得到明显改善；而接受了这些供器官的受者术后肝功能恢复满意，在住院周期内，TB、ALT、AST 均明显降低，出院时恢复良好。术后的长期随访也证实了应用 ECMO 支持带来的低死亡率、低并发症率的满意结果。这说明 ECMO 技术的应用除了可提供持续和高效的灌注，保证供者组织器官的充分供血供氧外，还能减少大量血管活性药物的应用，并在此过程中改善内环境紊乱，避免器官热缺血损伤，为获取器官提供充裕的时间。安玉玲等（2019）的研究总结了中山大学附属第三医院的资料，包括 ECMO 供者 9 例和非 ECMO 供者 7 例。所评价的指标中，ECMO 组供肝热缺血时间为 $4.8\pm0.4min$，明显少于非 ECMO 组的 $24.1\pm8.0min$（$t=-7.89$，$P<0.05$）。ECMO 组肝移植受者术后 5、7 天 ALT，以及术后 7 天 Scr 明显低于非 ECMO 组（$Z=-2.10$，-2.14，-2.03；$P<0.05$）；认为 ECMO 支持可使血流动力学不稳定的 DCD 供者肝、肾器官热缺血时间缩短，从而使得肝移植获得良好的手术效果。

欧晏娇等（2018）的研究回顾性地分析了该院 ECMO 维护和常规治疗（无 ECMO）效果，对于移植前供肝，ECMO 组与无 ECMO 组在肝细胞坏死方面差异有统计学意义（$P=0.026$），在肝细胞脂肪变性及肝细胞变性上差异均无统计学意义（$P>0.05$）。ECMO 组与无 ECMO 组在原发性移植肝无功能发生率、缺血性胆道病变发生率上差异均有统计学意义（$P=0.045$，$P=0.026$）。肝移植后，ECMO 组与无 ECMO 组的肝功能指标（ALT、AST、TBIL、Alb 与 PT 等）均随着时间的推移慢慢降低，且 ECMO 组各项指标值均低于无 ECMO 组，差异均有统计学意义（$P<0.05$）。该研究提示，ECMO 在心脏死亡供者肝脏维护中有良好效果。

此外，在必要的情况下，还可在 ECMO 支持下联用输血、CRRT 等其他生命支持技术。青岛大学的一项研究（赵明坤，2020）收集了 8 例 ECMO 联合 CRRT 治疗的病例。研究发现，该联合方式对脑死亡伴心肺功能不全的供者，可改善捐献者的血流动力学不稳定、心功能衰竭情况，有效控制捐献者因存在血流动力学不稳定造成的器官功能损伤，并提出了联合应用 CRRT 的治疗适应证。

总之，应用 ECMO 辅助捐献者可缓解氧化应激损伤，减轻器官缺血再灌注损伤，从而有效改善肝移植中捐献器官功能，扩大供者来源，改善受者预后。

（三）ECMO 辅助人体器官捐献者对肾移植的价值

目前，移植学专家共识认为，较长的热缺血时间仍是影响肾移植术后效果的主要因素。秦科等（2017）报道了该院 DBD 供者中，器官获取前已出现了血流动力学不稳定和器官功能受损，经 ECMO 支持下获取器官血流动力学逐步稳定，血管活性药物使用减少甚至停用；获取的器官移植顺利，说明 ECMO 支持下对于血流动力学不稳的 DBD 供者器官具有保护和修复作用。

聂峰等（2017）回顾了解放军 303 医院 DCD 供者肾移植相关供、受者的临床资料，总结心肺复苏后应用肾移植的经验。认为心肺复苏组和对照组的血清肌酐具有统计学差异，但使用 ECMO 支持供者的器官与另一组相比，两组器官获取前的血清肌酐，冷/热缺血时间，术后肌酐，术后复查以及肌酐降至正常水平的时间均无统计学差异。这说明了 DCD 捐献者在诸如 ECMO 等适当的维护措施下，其供肾短期可获得与未经心肺复苏供肾类似的效果。

黄莹等（2021）研究探讨了亚低温结合 ECMO 对肾脏的保护作用，认为在 ECMO 的基础上，联合运用亚低温可以降低 DBD 供者循环不稳定的血流动力学波动，改善肾功能，降低肾移植后功能延迟恢复的发生率。

袁润强等（2018）在中山市人民医院泌尿外科的一项前瞻性临床研究结果中认为，在 ECMO 体内灌注的支持下，不论 ECMO 灌注时间是 2h、4h 还是 6h，各组间在 PNF、DGF、急性排斥反应方面均和 DBD 供者无显著性差异。而观察受体术后首日尿量，以及术后 1 年的肌酐、尿素氮水平方面，则和 DBD 供者无显著性差异，仅在移植肾功能恢复正常时间方面，略长于 DBD 供者。由此认为，利用 ECMO 辅助循环的非可控型 DCD 供肾可以达到接近于 DBD 供体的移植效果，有利于提高边缘供肾的利用率。

（四）ECMO 辅助人体器官捐献者对其他器官移植的价值

在其他器官的保护使用上，ECMO 也显示出它的重要意义。在一项关于小肠移植的动物实验研究中发现，ECMO 支持 1h 的 DCD 供体可显著改善移植后早期肠吸收功能，减轻移植肠缺血再灌注损伤，并改善肠黏膜超微结构、血浆乳酸水平，其作用机制可能和再灌注时降低肠黏膜 caspase-3 蛋白表达、减少细胞凋亡有关。

随着 ECMO 技术日渐成熟，正确应用 ECMO 可有效提高捐献器官质量和利用率，拓宽供者来源，促进器官捐献和移植的发展，在一定程度上缓解了我国移植器官供体紧缺的难题。

三、ECMO 辅助人体器官潜在捐献者的应用

（一）适应证

（1）存在血流动力学不稳定：①心脏指数$<2L/(min \cdot m^2)$（持续时间$>3h$），平均动脉

压(mean arterial pressure，MAP)：成人<60~70mmHg，儿童<50~60mmHg；②需应用大量血管活性药，如多巴胺>20μg/(kg·min)，去甲肾上腺素或肾上腺素>1.0μg/(kg·min)(持续时间>3h)；③乳酸>4mmol/L，并进行性升高；④少尿，尿量<0.5mL/(kg·h)；⑤急性肝肾功能中、重度损害；⑥心脏超声提示心室弥漫性运动异常或收缩功能重度异常；⑦难以纠正的代谢性酸中毒(持续时间>3h)。

(2)存在呼吸衰竭：①呼吸频率上升至35次/min，保持平台压≤32cmH$_2$O条件下调整机械通气设置，动脉血pH值仍<7.25且伴有动脉血二氧化碳分压>60mmHg超过6h。②急性呼吸窘迫综合征，氧合指数［动脉血氧分压(partial pressure of arterial oxygen，PaO$_2$)/吸入氧(fraction of inspiration oxygen，FiO$_2$)］FiO$_2$<50mmHg超过3h；<80mmHg超过6h。

(二)禁忌证

ECMO辅助人体器官潜在捐献者的禁忌证包括：重症感染，不可逆的肝肾功能损害，凝血功能重度异常且出血不可控制(包括消化道出血、创伤性出血等)，重度蛋白渗漏综合征。随着ECMO建立和管理技术不断改良，大部分禁忌证变为相对禁忌证。

(三)模式选择

脑死亡会引发激素水平及血流动力学改变，进而出现代谢性酸中毒、心律失常、低血压、体温改变等全身性反应，加重血流动力学紊乱，导致器官灌注不足，进而影响器官功能。使用VA-ECMO可以维持器官灌注，降低热缺血损伤。少数临床报道提到对仅存在呼吸衰竭的DBD供者使用VV-ECMO支持呼吸功能，部分DBD案例在发生心脏呼吸骤停后转为VA-ECMO。

(四)操作流程

1. ECMO支持的DBD潜在捐献者
(1)评估患者为DBD潜在捐献者，告知家属并取得ECMO知情同意。
(2)准备ECMO物品，建立ECMO回路。
(3)根据床旁超声评估主动脉开放情况及血压调整ECMO流量，以主动脉瓣正常开放为准，可逐渐上调ECMO流量，逐渐下调缩血管类药物使用剂量，维持成人平均动脉压60mmHg；如不作为心脏移植供体，可以选择更高的平均动脉压标准。
(4)尽快转运。
2. ECMO支持的DCD潜在捐献者
(1)评估患者为DCD潜在捐献者，告知家属并取得ECMO知情同意。
(2)准备ECMO物品，建立ECMO回路，但不开启ECMO辅助状态。
(3)在对侧动脉植入主动脉内球囊，至胸主动脉。

（4）撤除生命支持治疗，待心脏停搏。

（5）根据心脏死亡标准，心脏停搏2~5min后宣告临床死亡。

（6）对主动脉内球囊充气。

（7）开启ECMO支持，尽快转运。

3. ECMO支持的DBCD潜在捐献者

DBCD潜在捐献者的ECMO辅助主要分为以下两种模式，两者主要区别为ECMO支持启动时机不同：

一种类似于上述DCD潜在捐献者的ECMO支持模式，评估患者为DBCD潜在捐献者，签署ECMO知情同意后，完成ECMO上机，但不进行ECMO支持。撤除生命支持治疗，确认心脏停搏后，开启ECMO支持。

另一种是在心脏停搏前启动ECMO支持。具体方法为：①评估患者为DBCD潜在捐献者，签署ECMO知情同意后，完成ECMO上机；②逐渐上调ECMO至全流量支持，成人流量3.5~4L/min；③流量稳定后，撤除ECMO外其他生命支持治疗；④逐渐下调ECMO支持流量，至心脏停搏的流量平衡状，持续2~5min，心脏停搏不能恢复，宣告临床死亡；⑤逐渐上调ECMO流量至全流量支持模式，维持此状态至器官获取。

四、ECMO辅助下人体器官潜在捐献者院际转运模式与准备工作

（一）转运模式

ECMO院际转运主要有两种模式：直接转运和间接转运。直接转运是指转运团队在转诊医院对器官潜在捐献者建立ECMO辅助，并将其转运至目的医院。间接转运是指器官潜在捐献者已在转诊医院建立ECMO辅助，由于移植的需求，转运团队携带ECMO辅助转运至目的医院或人体器官获取组织（OPO）进行维护。

（二）转运启动后准备工作

（1）器官潜在捐献者在前期评估决定转运启动后，需参考标准化危重症患者院际转运流程（DECISIVE流程）进行院际转运工作。转运流程包括：转运决策（decision-making）、整体评估（integrated assessment）、沟通联络（interdisciplinary communication）、充分准备（sufficient preparedness）、应急管理（various emergency management）、信息交接（exchange information）等环节。

（2）转运前准备清单：转运团队到达供者床旁前，应向转诊医院发送一份标准化清单，详细说明转运前应协助准备好的物品。标准化转运核查清单能指导ECMO辅助潜在捐献者转运的准备工作，包括团队、设备、药物、交通工具、操作、转运观察要点、交接记录要点、知情同意书等。转诊医院和转诊团队填写转运交接记录、转运知情同意书、转诊病历；接收单位填写转运交接记录等，见本节附表。

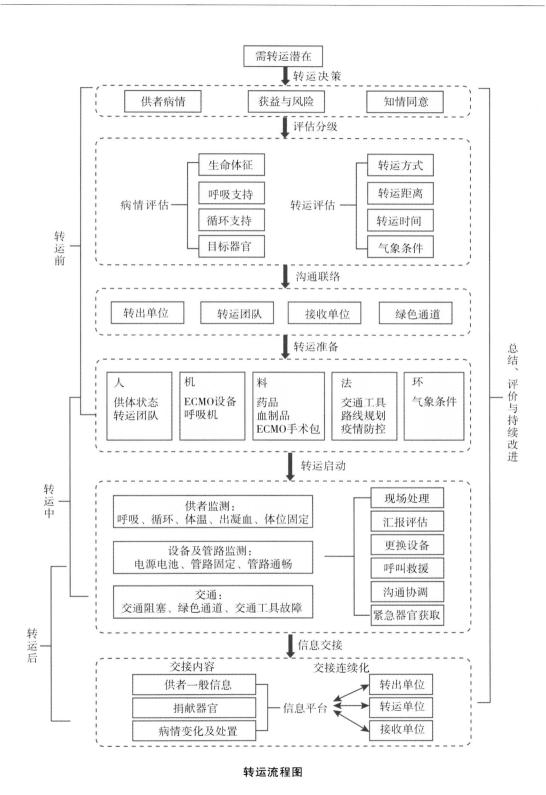

转运流程图

推荐意见 1：建议制定标准化 ECMO 辅助下人体器官潜在捐献者院际转运核查清单，出发前仔细核对填写，有助于指导转运工作。

（3）转运人员准备：ECMO 辅助潜在捐献者院际转运的每个环节都需要专业团队配合完成，转运团队职责包括监测 ECMO 的顺利运转、保证供体转运安全、处理转运过程中的并发症等。转运团队须由具有院前急救、ECMO 管理和重症监护丰富经验的医师和护士组成，一般由 ECMO 管理医师主导，成员包括 ECMO 置管医师、ECMO 治疗师、呼吸治疗师以及转运护士 2 名。由于各单位医疗资源情况不同，转运团队成员的组成应根据供者实际情况来调整，如直接转运时需要 ECMO 管理医师和置管医师进行 ECMO 的模式评估、置管和启动，间接转运时置管医师不是必需，但需要 ECMO 治疗师评估和处理供体 ECMO 转运途中的相关并发症等。

ECMO 管理医师需由具备丰富 ECMO 患者管理经验的医师担任，可为 EICU/ICU/麻醉医师，通常也是转运团队的主导者，负责任务的总体规划、执行和监督；ECMO 置管医师需要安全和正确放置 ECMO 导管，熟练掌握超声的应用，一般是 EICU/ICU/血管外科医师；ECMO 治疗师需在转运的各个阶段保证 ECMO 管路的安全，必须具备丰富的 ECMO 管路和患者管理经验，可由 EICU/ICU 护士或体外循环医师担任；呼吸治疗师负责机械通气以及呼吸机的安置、管理和故障排除等，可由转运护士、ECMO 管理医师或治疗师担任；转运护士主要负责转运阶段患者的监护和护理工作，并负责管理静脉通路、药物和血制品；为了交叉合作，建议转运护士具备 ECMO 患者/管路管理经验。建议设置一名院际转运负责联系人，统筹、协调 ECMO 辅助潜在捐献者转运和 OPO、手术室的对接工作，处理转运过程中突发的外界影响因素，如交通路线的选择、相关部门的沟通、特殊地点的通行许可、合适电梯的选择使用以及疫情期间转运的特殊要求等。

推荐意见 2：在转运人员监测管理中，需配备经验丰富的 ECMO 转运团队。

推荐意见 3：建议设置一名院际转运负责联系人，统筹、协调 ECMO 辅助供者的转运和对接工作。

（4）设备准备：ECMO 辅助下人体器官潜在捐献者院际转运建议采用便携式 ECMO 转运系统，包括 ECMO 手术套包、离心泵、氧合器和相关管路（根据供者具体情况选择合适型号），配备应急泵或手动控制泵。若供者需要呼吸机通气支持，转运过程中要保证充足的氧源储备。有条件建议预备两倍于预期的氧气，可考虑使用氧气浓缩设备，备用便携式空气压缩机可应对紧急情况下的氧源缺乏。建议转运期间使用专用的 ECMO 转运床，各类设备应在转运床或交通工具中规范放置、固定妥善，保持供者、ECMO 管路和转运床的相对固定，避免因震动、变速导致管路脱出、机器大幅移动或出现故障等，所有显示屏均应显露可见，设置报警阈值。航空运输过程中使用的任何设备应符合我国民航局、美国联邦航空管理局制定的同等适航要求，为了飞行安全，可能需要对 ECMO 等设备进行电磁屏蔽改造。

转运前需仔细核对填写转运核查清单，检查所有设备应保持功能状态且保证电量充足，转运团队必须熟悉所有设备的电压、电流和电源要求。还应配备不间断电源，能够在电源出现故障时满足所有设备的电力需求。转运前检查各类导管位置、深度及是否通畅，为预防非计划性管道滑脱，可使用约束设备。转运期间可采取床旁检测血气分析了解供者氧和情况，应依据便携式 ACT 检测水平调节肝素用量，减少出血和管路血栓形成风险。转运中若停用水箱，建议控制厢温，配备 ECMO 回路加热装置或加热毯，以维持供者体温 36.5~37.5℃，以避免供体失温，影响移植后器官存活时间及功能。

推荐意见 4：建议置备符合运输条件的移动 ECMO 设备，配备应急泵或手动控制泵；长途转运建议配备加热装置维持供者体温 36.5~37.5℃。

推荐意见 5：推荐配备合适的转运呼吸机和充足的氧源，备用喉镜、不同型号的气管导管、简易呼吸器和便携式空气压缩机。

推荐意见 6：建议配备除颤监护仪、静脉输液泵、便携式超声、血气检测仪、便携式 ACT 检测仪、气泡检测仪、动静脉压力监测设备、不间断电源等。

推荐意见 7：建议使用专用的 ECMO 转运床，以固定放置 ECMO 设备、转运呼吸机、除颤监护仪和输液泵等，防止因震动、变速导致管路脱出，以及出现机器故障等。

(5)药物和血制品准备：根据供者实际临床情况，配备充足的肝素、利多卡因、平衡液、血管活性药物(肾上腺素、去甲肾上腺素、多巴胺、多巴酚丁胺、硝普钠、正性肌力药等)、血液制品(红细胞、血小板、血浆、白蛋白等)和常规抢救药品及物品等。

(6)人体器官潜在捐献供者准备：院际转运流程启动前，需要再次评估 ECMO 辅助潜在捐献者生命体征、呼吸支持、循环情况，检查是否存在容量不足，必要时快速补充血浆或胶体液。转运前需维持患者氧合及血流动力学基本稳定，动脉血氧分压(PaO$_2$)≥60mmHg，动脉血氧饱和度(SaO$_2$)≥90%，收缩压(SBP)≥90mmHg，平均动脉压(MAP)≥65mmHg。留取血液样本送检(肝、肾功能，电解质，凝血功能，血常规，动脉血气，乳酸等)，床旁超声即时检测肝、肾器官血流灌注情况，并予以及时纠正。确认所需设备，并与进行转运决策的临床医师再次确认供者是否可以实施转运。

(7)转运交接准备：转运后应做好交接，各阶段都应保持清晰的记录，以保证器官功能稳定为原则，首先保证维持人体器官潜在捐献者脏器支持的仪器正常运转；当确认一系列仪器正常运转后，再行交接工作。内容包括：潜在捐献者 ECMO 动、静脉置管位置，转机开始时间及流量值，血液生化指标，床旁超声监测肝、肾器官血流灌注情况，接受的治疗措施，突发事件及处理措施等，还应包括转运阶段的监测记录。

(8)路线规划：转运前应充分了解当地的交通情况，规划转运路线，提前做好相关交通部门的沟通和协调，尽可能减少交通拥堵和管制，缩短转运时间，以保证转运畅通、安全。由于 ECMO 辅助潜在捐献者转运时携带设备较多，不易进入电梯或无法通过通道，提前制订转运计划，可很好地规避这类情况的发生，同时缩短转运时间。

(9)转运交通工具：ECMO 转运方式包括地面转运和空中转运。地面转运通常采用救护车，空中转运可采用直升机和固定翼飞机，三种转运交通工具的推荐适用范围见下表。

ECMO辅助潜在捐献者的转运交通方式需综合考虑器官移植紧急情况、转运距离、转运时间、经费成本、自然条件，以及供者、仪器、团队的重量等多方面因素后决定，以保证转运安全、高效实施。所选择的交通工具须配备2名训练有素、经验丰富的司机或飞行员，厢内具备充足的供电能力、照明和足够的空间、高度，以容纳医疗团队，保证所有设备的正常使用。

地面救护车、直升机和固定翼飞机的适用范围和特性

	地面救护车	直升机	固定翼飞机
团队和仪器空间	足够 （4~5名成员）	稍有受限 （3~5名成员）	可满足 （≥4名成员）
噪音	相当小	非常大	大
合理转运时间内支持的距离	最多400km	最多650km	任何距离
重量限制	无限制	受限制（受飞机、距离和天气影响）	可满足（取决于飞机和当时情况）
装载和固定设备、ECMO管路/病人	相对容易	相对容易	可满足（取决于设备和飞机类型）
花费	++	+++	++++

ECMO辅助潜在捐献者的地面转运救护车除了标准的高级生命支持和安全要求外，还需要有高承载能力的转运床固定装置/轨道、仪器固定装置和独立氧源等，必要时需配备可承载450kg以上的电动升降平台，以便搬运潜在捐献者和ECMO。

ECMO辅助潜在捐献者的空中转运需要由飞行员根据天气、云层、能见度等因素决定是否适合开展。一些直升机和固定翼救护飞机在恶劣天气下能够在仪表飞行规则（IFR）条件下进行飞行，但是需要经额外专门培训的飞行员、导航设备和空中管制。若选择空中转运，需考虑救护车-飞机之间的多次搬运换乘风险。空中转运的氧源可由大容量气罐、液氧或便携式液氧装置提供。空中转运时，需要额外考虑到飞行环境对ECMO循环和护理的影响，需要做好减振降噪措施和加减速时非预期的供者和设备的相对移动，飞行高度应仔细规划。飞行高度越高，运输时间越短，湍流越小，燃油消耗越少；然而，在高空较低的大气压下，氧气会在较低的压力下从血液/溶液中逸出，建议配备增压装置，避免回路过度氧化。建议在飞行中使用允许机组和飞行员通信的特殊降噪通信系统。

推荐意见8：建议根据转运距离及转运持续时间决定人体器官潜在捐献者ECMO转运方式，包括救护车、直升机和固定翼飞机。建议转运距离≤400km可选择救护车，400 ~

650km 可选择直升机，>650km 可选择固定翼飞机进行潜在捐献者 ECMO 转运。

推荐意见 9：空中转运需要考虑飞行环境对 ECMO 的影响，如飞行高度、气压变化、低氧环境等。

五、ECMO 辅助人体器官潜在捐献者转运中监测及管理

（一）供者监测与管理

人体器官潜在捐献者容易因有效循环血容量降低和器官组织低灌注出现器官功能衰竭，转运期间的目标是维持器官的灌注和氧合，努力提高捐献器官的质量和数量。量化的目标包括"4 个 100 原则"，即收缩压>100mmHg，尿量>100mL/h，动脉血氧分压>100mmHg，血红蛋白>100g/L。

基本监测项目包括：生命征监测（体温、脉搏、氧饱和度）、呼吸机参数监测、血流动力学监测（有创动脉血压、中心静脉压），以及尿量、血气分析、乳酸、电解质、肝肾功能、血常规、凝血功能等监测。

（1）维持呼吸功能稳定，使用呼吸机辅助通气，采用保护性肺通气策略维持动脉氧分压 80~100mmHg，并根据血气分析结果调整呼吸机参数。其中最常见的是因肺保护性通气策略导致潮气量下降，需调整呼吸机参数，增加潮气量。还应注意加强气道管理，避免误吸、呼吸机相关肺炎、院内感染以及全身炎症反应等对供者呼吸功能的损伤。

（2）维持循环功能稳定，根据潜在捐献者容量负荷情况，在使用胶体液、白蛋白等补足血容量后，合理联用去甲肾上腺素、多巴胺、肾上腺素等血管活性药物，维持收缩压>100mmHg，尿量>100mL/h，建议当仅获取腹部器官时，维持 CVP 为 10~12cmH$_2$O；仅获取肺脏时，维持 CVP<8cmH$_2$O；如果同时获取腹部器官和肺部，则维持 CVP 为 8~10cmH$_2$O。

（3）维持潜在捐献者体温于 36.5~37.5℃，对严重低体温者使用配备的加热装置，并警惕由低体温带来的心律失常、凝血功能障碍及酸中毒等。

（4）维持出凝血平衡，监测 ACT、APTT 及 X 因子，严密监测潜在捐献者口鼻腔、气道、管路穿刺点等部位有无出血情况，必要时给予输注血浆和血小板。

肝移植供者：高钠血症是影响供肝移植效果的重要因素，有研究显示，高钠血症可导致细胞肿胀及再灌注损伤，从而影响移植器官功能，增加移植术后肝衰竭风险。故在加强供者肝功能的监测同时，也应积极监测供者血清钠离子水平，防治高钠血症。

肾移植供者：积极监测肾功能、尿量等指标。供者在治疗或维护过程中常常会出现急性肾损伤，通过系统性改善供者血流动力学及内环境，避免使用具有肾毒性药物等措施，改善供肾功能。

肺移植供者：在维持氧合的同时，应强调肺保护的重要性。尽可能应用较低的 FiO$_2$，控制潮气量，合理设置呼吸末正压（positive end-expiratory pressure，PEEP），控制呼吸道

感染等。

（二）ECMO 设备及管路监测与管理

（1）监测 ECMO 设备运转情况，保证血泵、膜肺氧合器、循环管路的正常运行，保持流量与转速相匹配，防止管道移位、滑脱，必要时及时更换新设备。

（2）观察动静脉管路血液颜色的变化，注意肝素、血管活性药物等输液管路保持通畅。

电源故障、膜肺内血栓形成或渗漏、膜肺接头受损、管路破裂或凝血、呼吸机管道破损、氧气供应不足等是常见的设备及管路相关并发症。

（3）转运人员方面：常见于设备操作失误或携带设备不齐全，如静脉输注药物错误、无意碰撞到流量按钮、忘记携带泵头、忘记部分设备等。见推荐意见 2。

（4）交通运输方面：常见于救护车发动机故障、交通意外或救护车尺寸错误等，需配备备用救护车，提前规划好转运路线。

推荐意见 10：在捐献者监测与管理中，转运期间既要持续监测潜在捐献者的血流动力学、呼吸功能、内环境、凝血功能及体温等变化，更要重视监测各个器官的功能以满足器官移植的需要。

推荐意见 11：在设备监测与管理中，转运期间密切监测 ECMO 设备运转情况，保证正常运行。

推荐意见 12：在交通运输监测管理中，配备备用救护车，提前规划转运路线等。

六、结语

随着我国人体器官捐献工作的不断推进，ECMO 辅助下人体器官潜在捐献者院际转运应用将会越来越广泛。在伦理允许情况下，对需要 ECMO 的人体器官潜在捐献者尽早开展辅助支持，保护捐献脏器功能，高效地执行院际转运，将会显著提高器官捐献与移植工作的效率。但 ECMO 辅助下人体器官潜在捐献者的转运过程相对复杂，需要有完备的转运团队，转运团队需具备器官捐献的相关知识、良好的沟通能力、院前急救能力、移动 ECMO 的上机技术和管理能力、重症监护能力，并能够及时正确处置转运过程中的各种意外及并发症。目前国内外相关高级别的证据研究结果还相对缺乏，需要在执行该项临床工作中不断地完善数据收集分析工作及总结经验，逐步优化 ECMO 辅助下人体器官潜在捐献者院际转运。

（吕传柱，赵刿，夏剑）

附表　ECMO辅助人体器官潜在捐献者转运核查单

供者姓名		性别		年龄		血型	□A　□B　□O　□AB □Rh+　　□Rh-		
证件类别	□身份证　□护照 □士官证　□其他：			证件号					
器官捐献信息	□心　□肺　□肝　□肾　□小肠　□胰腺　□其他：								
转出地点		转出机构		联系人		联系方式			
转入地点		转入机构		联系人		联系方式			
转运团队				联系人		联系方式			
路线规划				协调员		联系方式			
交通方式	□救护车　□直升机 □固定翼飞机			交通识别码		车牌：　　　　车次/航班：			
出发时间				预计到达时间					
ECMO模式	□V-A ECMO　□V-V ECMO □V-A-V ECMO　□其他：___			ECMO置管部位		股静脉　□左　□右 股动脉　□左　□右 颈内静脉　□左　□右			
ECMO初始转速				ECMO初始流量					
转运准备及启动									
ECMO电源	□完备	ECMO氧源	□完备	呼吸机电源	□完备	呼吸机氧源		□完备	
药品	□完备	血制品	□完备	ECMO手术包	□完备	器官获取手术包		□完备	
转运监测及处理									
血氧饱和度		平均动脉压		体温		ACT			
ECMO转速		ECMO流量		管路抖动					
病情变化及处置									
转运到达									
实际到达时间				实际转运时间					

ECMO 辅助人体器官潜在捐献者转运设备/用物清单

序号	设备/用物名称	确认	签名	时间
知情同意书				
1	器官捐献知情同意书			
2	转运知情同意书			
3	ECMO 知情同意书			
4	气管插管知情同意书			
5	紧急手术知情同意书			
ECMO 相关				
1	便携式 ECMO 主机及电源线			
2	离心泵			
3	氧合器			
4	变温水箱及电源线，或其他加热装置			
5	手摇泵			
6	UPS 不间断电源及电源线			
7	空氧混合器			
8	运输手推车			
9	便携式超声及耦合剂			
10	ECMO 套包			
11	ECMO 穿刺盘			
12	ECMO 手术器械包			
13	血管手术器械包			
14	铺巾包			
15	ECMO 动脉管×3(三种不同型号)			
16	ECMO 静脉管×3(三种不同型号)			
17	ECMO 侧支灌注管×2			
18	侧支循环连接管×2			
19	中心静脉导管及穿刺包×2			
20	电刀			
21	一次性扩张器(14#、18#、22#)			
22	一次性介入导丝(1.5m)			
23	手术刀片(11、15、22 号) 各 2			
24	手术衣×10			

序号	设备/用物名称	确认	签名	时间
25	无菌手套×10			
26	无菌超声保护套×2			
27	吸引器及电源线			
28	皮管钳×4			
29	扎带钳			
30	备皮刀			
31	棉垫×20			
32	无菌纱布×1盒			
33	缝线 2-0×5、7-0×5			
呼吸支持				
1	移动呼吸机、管路及电源线			
2	气管导管 7.0-7.5-8.0 各 1			
3	光源良好的喉镜			
4	简易呼吸器			
5	吸痰管×5			
6	牙垫、固定胶布			
7	听诊器			
8	大氧瓶及大氧表×2(需固定装置)			
9	小氧瓶及小氧表×2			
10	便携式空气压缩机(备用)			
监护、监测				
1	除颤监护仪、导线、电极片及电源			
2	便携式血气分析仪			
3	便携式 ACT 检测仪			
4	流量气泡监测仪			
5	动静脉压力监测装置			
其他				
1	ECMO 转运床			
2	快速获取器官手术器械包			
3	输液双泵、连接线及电源线×2			
4	注射器 5mL、10mL、50mL 各 10			

续表

序号	设备/用物名称	确认	签名	时间
5	三通×5			
6	约束装置			
7	输液器×5			
8	输血器×2			
9	肝素帽×4			
10	尿管、尿袋			
11	手电筒			
12	插线板×2			
13	快速手消凝胶			
14	弹力胶布			
15	器官保存运输箱			
16	器官保存液			

ECMO 辅助人体器官潜在捐献者转运药物清单

序号	药物名称	数量	确认	签名	时间
ECMO 相关用药					
1	乳酸林格液 500mL	10			
2	0.9%氯化钠溶液 500mL	10			
3	灭菌注射饮水 500mL	6			
4	肝素钠针 12500IU	4			
血液制品					
5	人血白蛋白 50mL：10g	4			
6	红细胞(如有需要)，若无血型结果，可备 O 型 Rh-红细胞	4u			
7	新鲜血浆(如有需要)	600mL			
8	血小板(如有需要)	1~2 人份			
血管活性药物					
9	肾上腺素针 1mL：1mg	10			
10	去甲肾上腺素针 1mL：2mg	10			
11	多巴胺针 2mL：20mg	4			
12	多巴酚丁胺针 2mL：20mg	4			

序号	药物名称	数量	确认	签名	时间
13	硝酸甘油针 1mL：5mg	4			
14	硝普钠针 50mg	4			
稳定内环境相关药物					
15	碳酸氢钠 250mL：12.5g	6			
16	浓氯化钠针 10%×10mL	6			
17	氯化钾针 10mL	10			
18	硫酸镁针 25%×10mL	10			
其他					
19	利多卡因针 5mL：100mg	4			
20	1%活力碘 500mL	4			
21	肌松药物，如罗库溴铵 5mL：50mg	2			
22	器官保存液 1000mL	4			

第三节　人体捐献器官获取管理流程

一、脑死亡供体器官获取标准流程

根据《中国成人脑死亡判定标准与操作规范(第二版)》《中国儿童脑死亡判定标准与操作规范》，脑死亡是指包括脑干在内的全脑功能丧失的不可逆转状态。先决条件是：昏迷原因明确，排除各种原因的可逆性昏迷。临床诊断：深昏迷，脑干反射全部消失，无自主呼吸(呼吸机维持，呼吸暂停试验阳性)。以上条件必须全部具备。确认试验：脑电图平直，经颅脑多普勒超声呈脑死亡图形，体感诱发电位符合脑死亡判定标准。在满足脑死亡判定先决条件的前提下，3项临床判定和2项确认试验完整无疑，并均符合脑死亡判定标准，即可判定为脑死亡。脑死亡供体器官获取标准流程如下：

(1)潜在捐献者为临床识别为疑似脑死亡或不可逆脑损伤的患者。

(2)重症监护医护人员(ICU、神经内外科或有关科室)发现潜在捐献者后，应首先申请脑死亡判定。脑死亡判定人员为有脑死亡判定资质的专家，应有2名以上专家独立完成。判断依据《中国成人脑死亡判定标准与操作规范(第二版)》和《中国儿童脑死亡判定标准与操作规范》，认真做好相关数据采集、保存并上传国家脑损伤质控中心。

(3)当确认患者脑死亡后，由主管医师向患者家属告知病情及脑死亡状态，并征求家属终止治疗意见，如果患者家属完全理解并认可脑死亡状态，选择终止治疗，主管医师应与家属签署终止治疗知情同意书。

（4）重症监护医护人员（ICU、神经内外科或有关科室）发现潜在捐献者的同时，应参照有关评估标准转介潜在捐献者信息给所属服务区域的器官获取组织协调员（OPO协调员）。OPO协调员及时向重症监护医护人员了解潜在捐献者的临床状态，将有关信息报告相关管理部门，并动态跟踪掌握潜在捐献者临床情况。

（5）潜在捐献者脑死亡判定成立后，OPO协调员负责征询患者家属意愿，了解是否有器官捐献意愿。协调员应向患者家属讲解器官捐献政策法规及捐献流程。如果家属有器官捐献意愿，应协助家属完成捐献相关手续，指导家属了解并签署《中国人体器官捐献登记表》。

（6）患者家属自愿签署终止治疗知情同意书、《中国人体器官捐献登记表》后，由OPO医师征询家属意愿是否同意脑死亡作为死亡的标准，是否同意在脑死亡状态下实施器官获取手术，并签署脑死亡状态下器官获取手术知情同意书。

（7）OPO获得家属脑死亡状态下器官捐献许可后，及时向OPO所在医疗机构伦理委员会或省级相关伦理委员会提出伦理审查申请。

（8）伦理委员会讨论审批后，OPO完备捐献器官获取手续和有关准备，主管医师（非器官捐献或移植）再次复核确认脑死亡并判定有关资料无误，患者移送手术室前在病房宣布患者临床死亡。

（9）OPO获报潜在捐献者信息或潜在捐献者脑死亡判定成立，可将有关信息上报COTRS系统。在完善有关器官捐献手续后，即可触发该系统预分配器官，根据器官分配结果及时通知器官获取团队及相应器官移植医院，并保持与器官获取团队及相关器官移植医院的沟通。

（10）器官获取团队在手术室实施器官获取手术。手术室医护人员负责器官获取术前核查核对，红十字会器官捐献协调员及OPO器官捐献协调员全程见证器官获取手术。

（11）器官获取团队在完成器官获取手术后，按要求缝合手术伤口，恢复捐献者遗容遗貌，完成器官获取手术记录并签字。OPO协调员负责协助家属处理捐献者后事并上报相关数据。

（12）器官获取过程中，OPO协调员负责留取相关组织标本并送病理检查，之后妥善保存器官，并按照COTRS系统分配结果做好器官的转运与交接工作。

（13）OPO协调员负责整理相关资料，上报相关管理部门，并按有关要求整理归档，保存捐献者相关资料。

二、心脏死亡供体器官获取标准流程

心脏死亡供体器官获取标准流程如下：

（1）潜在捐献者为临床识别为疑似脑死亡或不可逆脑损伤的患者。

（2）重症监护医护人员（ICU、神经内外科或有关科室）发现潜在捐献者后，应首先申请脑死亡判定。脑死亡判定人员为有脑死亡判定资质的专家，应有2名以上专家独立完成。判断依据《中国成人脑死亡判定标准与操作规范（第二版）》和《中国儿童脑死亡判定标准与操作规范》，认真做好相关数据采集和保存。

（3）如临床判定和确认试验未达到脑死亡判定标准，则需由主管医师（与器官捐献及移植无关）与 2 名神经医学专家共同评估患者是否属于不可逆脑损伤，判断继续救治是否有改善的可能。专家们共同做出不可逆脑损伤诊断并及继续救治无改善可能的判断后，告知患者家属病情及当前判断的结果，征求家属终止治疗意见。如患者家属完全理解患者当前状态，同意选择终止治疗，主管医师应与家属签署终止治疗知情同意书。

（4）重症监护医护人员（ICU、神经内外科或有关科室）发现潜在捐献捐献者的同时，应参照有关评估标准转介潜在捐献者信息给所属服务区域的器官获取组织协调员（OPO 协调员）。OPO 协调员及时向重症监护医护人员了解潜在捐献者的临床状态，将有关信息报告相关管理部门，并动态跟踪掌握潜在捐献者临床情况。

（5）潜在捐献者被判定为不可逆脑损伤，且家属理解并签署了终止治疗同意书后，由协调员负责征询患者家属器官捐献意愿，了解是否同意患者逝世后器官捐献。协调员应为患者家属讲解器官捐献政策法规及捐献流程。如果家属有器官捐献意愿，应协助家属完成捐献相关手续，指导家属了解并签署《中国人体器官捐献登记表》。

（6）患者家属自愿签署终止治疗知情同意书、《中国人体器官捐献登记表》后，由 OPO 医师与家属签署心脏死亡后器官获取手术知情同意书。

（7）OPO 获得患者家属心脏死亡器官捐献许可后，及时向 OPO 所在医疗机构伦理委员会或省级相关伦理委员会提出伦理审查申请。

（8）伦理委员会讨论审批后，OPO 完备捐献器官获取手续和有关器官保护（包括 ECMO 或体内机械灌注）等准备，根据 UW 评分系统评估捐献具体时机。当 UW 评分 ≥19 分时，患者转至手术室。由主管医师或其他重症监护医师撤除呼吸机、拔除气管插管、停用升压药物。详细记录撤除生命支持系统的时间及后续生命体征变化，如在 60 分钟内，患者未发生心跳停止，则终止器官捐献程序，患者转回重症监护病房；如在 60 分钟内发生心跳停止，有创动脉波形呈一条直线 2~5 分钟，或客观检查证实心跳停止 2~5 分钟不能恢复，由主管医师（或其他重症监护医师）宣布患者临床死亡。

（9）OPO 获报潜在捐献者信息或潜在捐献者不可逆脑损伤诊断成立，可将有关信息上报 COTRS 系统。在完善有关器官捐献手续后，即可触发该系统预分配器官，根据器官分配结果及时通知器官获取团队及相应器官移植医院，并保持与器官获取团队及相关器官移植医院的沟通。

（10）器官获取团队在手术室实施器官获取手术。手术室医护人员负责器官获取术前核查核对。红十字会器官捐献协调员及 OPO 器官捐献协调员全程见证器官获取手术过程。获取团队根据情况可在宣布死亡后使用 ECMO 或体内机械灌注措施。

（11）器官获取团队在完成器官获取手术后，按要求缝合手术伤口，恢复捐献者遗容遗貌，完成器官获取手术记录并签字。OPO 协调员负责协助家属处理捐献者后事并上报相关数据。

（12）器官获取过程中，OPO 协调员负责留取相关组织标本并送病理检查，之后妥善保存器官，并按照 COTRS 系统分配结果做好器官的转运与交接工作。

（13）OPO 协调员负责整理相关资料上报相关管理部门，并按有关要求整理归档，保存捐献者相关资料。

三、脑-心双死亡供体器官捐献标准流程

脑-心双死亡供体器官捐献标准流程如下：

(1)潜在捐献者为临床识别为疑似脑死亡或不可逆脑损伤的患者。

(2)重症监护医护人员(ICU、神经内外科或有关科室)发现潜在捐献者后，应首先申请脑死亡判定。脑死亡判定人员为有脑死亡判定资质的专家，应有 2 名以上专家独立完成。判断依据《中国成人脑死亡判定标准与操作规范(第二版)》和《中国儿童脑死亡判定标准与操作规范》，认真做好相关数据采集、保存并上传国家脑损伤质控中心。

(3)当确认患者脑死亡后，由主管医师向患者家属告知病情及脑死亡状态并征求家属终止治疗意见。如果患者家属完全理解并认可脑死亡状态并选择终止治疗，主管医师应与家属签署终止治疗知情同意书。

(4)重症监护医护人员(ICU、神经内外科或有关科室)发现潜在捐献者的同时，应参照有关评估标准转介潜在捐献者信息给所属服务区域的器官获取组织协调员(OPO 协调员)。OPO 协调员及时向重症监护医护人员了解潜在捐献者的临床状态，将有关信息报告相关管理部门，并动态跟踪掌握潜在捐献者临床情况。

(5)潜在捐献者脑死亡判定成立后，OPO 协调员负责征询患者家属意愿，了解是否有器官捐献意愿。协调员应向患者家属讲解器官捐献政策法规及捐献流程。如果家属有器官捐献意愿，应协助家属完成捐献相关手续，指导家属了解并签署《中国人体器官捐献登记表》。

(6)患者家属自愿签署终止治疗知情同意书、《中国人体器官捐献登记表》后，由 OPO 医师向家属详细讲解脑死亡及脑-心死亡状态下实施器官获取手术的过程和区别，征询家属是否同意脑死亡作为死亡标准以及脑死亡状态器官捐献意愿。

(7)如果患者家属接受脑死亡作为死亡标准，同意在脑死亡状态下实施器官获取手术，则按脑死亡器官获取流程实施后续步骤；如患者家属不接受脑死亡作为死亡标准，不同意脑死亡状态下器官获取，仅同意心脏停跳后实施器官获取手术，则按照心死亡器官获取流程实施后续步骤。

(8)如果家属选择在脑-心双死亡状态下实施器官获取手术，则由 OPO 医师与家属签署脑-心双死亡状态下实施器官获取手术知情同意书。

(9)获得患者家属同意脑-心双死亡器官捐献许可后，OPO 及时向 OPO 所在医疗机构伦理委员会或省级相关伦理委员会提出伦理审查申请。

(10)伦理委员会讨论审批后，OPO 完备捐献器官获取手续和有关器官保护包括 ECMO 或体内机械灌注等准备，主管医师(非器官捐献或移植)再次复核确认脑死亡判定有关资料无误，患者移送手术室。

(11)OPO 获报潜在捐献者信息或潜在捐献者脑死亡判定成立，可将有关信息上报 COTRS 系统。在完善有关器官捐献手续后，即可触发该系统预分配器官，根据器官分配结果，及时通知器官获取团队及相应器官移植医院，并保持与器官获取团队及相关器官移

植医院的沟通。

（12）患者转至手术室，由主管医师或其他重症监护医师撤除呼吸机、拔除气管插管、停用升压药物。详细记录撤除生命支持系统时间及后续血压、大动脉波动和心跳情况，等待心跳停止。心跳停止后，有创动脉波形呈一条直线2分钟，或客观检查证实心跳停止2分钟不能恢复，由主管医师或其他重症监护医师宣布患者临床死亡。

（13）器官获取团队在手术室实施器官获取手术。手术室医护人员负责器官获取术前核查核对。红十字会器官捐献协调员及OPO器官捐献协调员全程见证器官获取手术过程。获取团队根据情况可在宣布死亡后使用ECMO或体内机械灌注措施。

（14）器官获取团队在完成器官获取手术后按要求缝合手术伤口，恢复捐献者遗容遗貌，完成器官获取手术记录并签字。OPO协调员负责协助家属处理捐献者后事并上报相关数据。

（15）器官获取过程，OPO协调员负责留取相关组织标本并送病理检查，之后妥善保存器官，并按照COTRS系统分配结果做好器官的转运与交接工作。

（16）OPO协调员负责整理相关资料上报相关管理部门，并按有关要求整理归档，保存捐献者相关资料。

（霍枫，齐海智，陈知水，张毅）

第四节　胸部器官获取技术流程

一、心脏获取技术流程

（一）供心评估与选择

高质量的供心是心脏移植成功的先决条件和根本保障，心脏移植主要采用脑死亡器官捐献（donation after brain death，DBD，中国Ⅰ类）、脑-心双死亡器官捐献（donation after brain death plus cardiac death，DBCD，中国Ⅲ类）供体和心死亡器官捐献（donation after cardiac death，DCD，中国Ⅱ类）供体被认为是非常重要的潜在供心来源，但尚需要更多临床实践。供心质量受众多因素的影响，主要包括：捐献者原发疾病、既往病史、年龄、性别、药物应用史、感染情况，供心缺血时间、基础病变、供受体匹配（包括体质量匹配及免疫相容性）及血管活性要用量等。因此，合理的供心评估与选择是心脏移植工作的重中之重。

1. 理想供心标准

（1）捐献者年龄<50岁；

（2）心脏超声没有室壁运动异常，左心室射血分数（left ventricular ejection fraction，LVEF）>50%，瓣膜结构功能良好；

（3）正性肌力药多巴胺用量<15μg/（kg·min）；

（4）供、受者体质量比例为0.7~1.5；

（5）冷缺血时间<4 h，热缺血时间<6min；

（6）心电图正常或轻微 ST-T 改变，无心脏传导异常；

（7）无细菌、真菌、分枝杆菌等的全身活动性感染；

（8）血清学检查排除 HBV、HCV、HIV 等病毒感染。

2. 边缘供心标准

（1）捐献者年龄>50 岁；

（2）捐献心脏功能异常，经充分调整 40%<LVEF<60%，存在室壁运动异常等；

（3）供、受者体质量比例<0.8；

（4）冷缺血时间>6h，热缺血时间<6min；

（5）供受者血型不一致但相容；

（6）捐献心脏结构轻度异常，如左室轻度肥厚(<14mm)、瓣膜轻度反流、冠状动脉粥样硬化但无狭窄，以及易于矫治的先天性心脏病，如卵圆孔未闭等；

（7）供者存在感染，但已控制，血培养为阴性，直视检查无感染性心内膜炎特征；

（8）其他可能导致移植物衰竭的因素：心肌酶异常升高、捐献者正性肌力药物剂量大、心肺复苏时间长等。

3. 供心排除标准

（1）捐献者存在严重胸部外伤，可能或已经伤及心脏；

（2）捐献者脑死亡不能排除由器质性心脏病引起；

（3）顽固性室性心律失常；

（4）优化前及优化后，负荷后仍需超大剂量正性肌力药物维持血压（多巴胺>20μg/（kg·min）或肾上腺素>0.2μg/（kg·min）；

（5）经积极治疗仍存在心功能不全；

（6）严重的左心室肥厚，左室壁厚度>14mm 同时伴有左心室肥厚的心电图表现；

（7）存在严重的难以矫治的先天性心脏畸形；

（8）心肺复苏并不是排除标准，但应注意评估心肌是否受损，长时间或多次心肺复苏（获取心脏前1天心肺复苏时间>20min）者应予排除；

（9）有心脏停跳、心室颤动、长时间低血压或低血氧等心肌缺血病史；

（10）肿瘤患者一般不作为供者，但局限于颅内的原发性脑肿瘤患者经仔细评估后可考虑使用。

（二）供心获取、保护与转运

供心来源稀缺，不规范的供心获取、保护与转运会导致供心废弃率增加，极大地阻碍心脏移植的进一步发展。因此，为提高供心利用率，保证心脏移植手术成功率和受者近远期预后，制定供心获取标准流程与技术规范是非常重要的。

1. 物品准备

(1) 器械准备：常规开胸手术器械、胸骨撑开器、阻断钳、灌注针、3-0/4-0 外科缝线、无损伤冠脉探条、吸引器、手术头灯、器官保存袋、无菌盆、无菌冰、压力可控的无菌灌注管路、器官转运箱、培养瓶等。院外获取时，建议携带便携式超声仪，以便获取前充分评估供心结构与功能。

(2) 液体准备：心脏保存液（UW 液、HTK 液、Celsior 液等）、晶体停跳液（大多为获取前临时配置）、普通肝素、生理盐水等。

2. 术前准备

(1) 晶体停跳液配置：晶体停跳液均属高钾停跳液，以确保心脏停跳在舒张期状态。不同移植中心的晶体停跳液配方大同小异。推荐使用的晶体停跳液配方如下：475mL 复方电解质溶液+10mL 50%高浓度葡萄糖溶液+6.7mL 10% KCL 溶液+7.5mL 5% $NaHCO_3$ 溶液+0.8mL 普通肝素溶液。临床应用时，供心停跳效果良好。

(2) 供者准备：获取前 30min 内采用不低于常规手术全身肝素化的用药剂量，使用普通肝素对供者进行肝素化。充分与麻醉师进行沟通，确保转运途中及心脏停跳前的血流动力学稳定。

3. 供心获取

(1) 消毒、铺巾：颈胸腹会阴至双侧膝关节常规消毒、铺巾，显露胸骨上窝至脐水平正中连线并贴无菌贴膜。对于腹部联合器官获取，应充分显露胸腹部正中线至耻骨联合水平。

(2) 开胸：沿胸部正中切口逐层切开，用骨锯劈开胸骨并用胸骨撑开器撑开，剪开心包，充分显露心脏及主动脉根部。如时间及条件允许，开胸过程可考虑使用电刀，减少出血，保持手术视野清晰，降低获取过程循环波动可能性。

(3) 阻断及灌注：3-0/4-0 外科缝线于升主动脉留置灌注荷包，垂直插入灌注针后固定，通过无菌延长管与手术台下压力可控的无菌灌注管路连接，留取供体血液标本。阻断升主动脉，开始灌注 500~1000mL 晶体停跳液，立即切开下腔静脉及右上肺静脉，如需同时获取肺脏，则应切开下腔静脉及左心耳，充分减容减压。对于腹部器官联合获取，应与腹部器官获取医生共同协商阻断时间。持续负压吸引心包腔内血水，加入无菌冰屑充分降温。灌注者需严密监测灌注压力及灌注管路通畅性，获取医生需反复触摸主动脉根部及左心室压力评估灌注效果，观察心脏停跳情况并记录停跳时间，应保证心脏完全停跳，触摸柔软。

(4) 供心切取：心脏完全停跳后，依次离断下腔静脉、左右肺静脉、主动脉、上腔静脉及主肺动脉。离断下腔静脉时，如需同时获取肝脏，应给供肝预留足够长度的肝上下腔静脉。离断右肺静脉时，应注意避免损伤右心房及上腔静脉；离断左肺静脉时，应注意避免损伤左房顶及气管。离断主动脉及上腔静脉时，应尽量远离心脏。离断肺动脉时，应至少在左右肺动脉分叉处进行离断。充分离断心脏周围组织后完整取下供心。

(5) 供心检查：供心置于无菌盆内，再次灌注至少 2000mL 心脏保存液，注意灌注管路排气及通畅性，监测主动脉根部压力、左心室压力及灌注温度等参数。仔细检查有无供心损伤、结构异常及冠脉病变等，如有冠脉粥样硬化，应准备无损伤冠脉探条检测冠脉通畅性，并及时跟主刀医生汇报供心情况。供心使用前，需用 0~4℃ 无菌生理盐水反复冲洗供心各管腔 4~5 次。

4. 打包与转运

目前，静态冷保存仍然是供心保存与转运的标准方式。供心打包分四层进行：第一层，将供心完全浸泡在 1000~2000mL 供心保存液中，充分排气后结扎，同时需确保保存液中无手术器械，以免造成心脏机械损伤；第二层，将第一层包装用无菌碎冰完整包裹后排气结扎；第三、四层按照第二层方式依次进行打包，尽量减少使用冰块，以免压迫供心，造成机械损伤。打包好的供心置于转运冰桶中进行转运，冰桶内加入足够的冰，以充分包裹供心包装，保证低温环境。转运过程注意避免剧烈颠簸，应优化转运路线，尽量缩短转运时间。此外，应用机械灌注技术保存与转运供心是当前器官移植领域的热门研究方向，国内外均有研究报道，报道的效果及保存时限均优于静态冷保存，但目前尚处于临床转化的初期阶段，暂未实现大范围临床推广应用。

5. 标本送检

供体血液标本常规送检血培养、NGS 等病原学检测以及淋巴细胞毒等配型检测。供心保存液常规送检保存液培养、NGS 等病原学检测。

二、肺脏获取技术流程

自 2016 年我国设立人体器官转运绿色通道后，供肺转运过程得到保障。随着供肺保存技术的进步，供肺可耐受冷缺血时间也显著延长。目前，肺移植供者质控的难点在于如何降低由于供肺维护不当造成的弃用率以及如何有效解决供者来源性感染。同时，各捐献医院对器官的维护经验与技术水平参差不齐。2019 年，为进一步规范肺移植供肺获取与保护技术，中华医学会器官移植学分会组织肺移植专家制定了《中国肺移植供肺获取与保护技术规范》，对肺移植供肺选择、获取和保护进行了规范化的总结。本书依据此技术规范，结合近年来国内外相关研究最新进展、国内外指南和临床实践，对肺脏移植供肺获取标准流程和技术规范进行阐述。

（一）供者选择

1. 供者选择标准

脑死亡或脑-心双死亡供者供肺并不一定都适合移植。脑外伤供者可合并肺实质或支气管损伤，颅内压升高也可引起神经源性肺水肿；昏迷状态下，可能因误吸胃内容物引起化学性肺损伤。此外，供者在 ICU 救治过程中易发生院内获得性肺炎（hospital acquired pneumonia，HAP）及呼吸机相关肺炎（ventilation associated pneumonia，VAP），而且随着有创机械通气时间的延长，HAP 及 VAP 的发生率也随之升高，这些因素均可导致供肺捐献失败。早期国外许多移植中心依据理想供肺标准评估供肺，但随着肺移植学科的发展，近年来边缘供肺也被广泛应用于临床肺移植。

2. 理想供者和可接受供者标准

结合我国供肺临床特点，制定了肺移植理想供者和可接受供者标准。

（1）理想供者标准：①ABO血型相容；②年龄<60周岁；③持续机械通气<1周；④PaO$_2$>300mmHg（FiO$_2$=1.0，PEEP=5cmH$_2$O）；⑤胸部X线检查示双侧肺野相对清晰；⑥纤维支气管镜检查各气道腔内相对干净；⑦痰培养无特殊致病菌；⑧无胸部外伤。

（2）可接受供肺标准：①ABO血型相容；②年龄<70周岁；③吸烟史不作硬性要求；④呼吸机应用时间不作硬性要求；⑤PaO$_2$>250mmHg（FiO$_2$=1.0，PEEP=5cmH$_2$O）；⑥胸部X线检查示肺野内有少量至中等量渗出影；⑦可根据供肺体积与受者胸腔容积匹配度行供肺减容或肺叶移植；⑧如氧合指数>300mmHg，胸部外伤不作为排除标准；⑨如存在轻微误吸或脓毒症，经治疗维护后改善，不作为排除标准；⑩如气道内存在脓性分泌物，经治疗维护后改善，不作为排除标准；⑪供肺痰标本细菌培养不作硬性要求，但如果培养，则需排除多重耐药、广泛耐药或全耐药细菌；⑫多次维护评估不合格的供肺获取后，经离体肺灌注修复后达标；⑬冷缺血时间原则上不超过12h。

（二）供肺获取和保护

1. 供肺维护策略

供肺评估—维护—再评估是多学科协作的整体过程，旨在发现适合移植的潜在供肺，提高供肺利用率；同时发现不适合作为潜在供肺的证据，避免盲目扩大边缘供肺，影响肺移植近期及远期效果，减少医疗资源浪费。供肺进入评估流程时，均存在气管插管和机械通气。ICU医护人员和供肺获取医师应尽早维护供肺，提高捐献成功率。

（1）抗感染治疗：我国肺移植供肺的主要来源是脑死亡器官捐献，脑死亡供者神经源性肺水肿发生率高，出现后极易发生肺部感染，同时肺水肿会引起肺泡弥散功能下降，导致低氧血症。此外，由于长期卧床及气管插管，坠积性肺炎亦常发生，故早期积极预防性抗感染治疗是必要的。病原体培养阴性的供肺较少，但通过选用敏感抗菌药物仍能获得较满意的移植效果。留取合格的下呼吸道标本后，可预防性使用广谱抗菌药物及抗真菌药物，其后再根据痰涂片及培养结果调整抗感染方案。

（2）气道管理：适量翻身、拍背，每日行纤维支气管镜检查、清理气道，确保肺扩张良好，尤其是防止下叶肺不张，行胸部X线和血气检查等。有效清除气道分泌物比积极抗感染治疗更为重要，应每2小时经气管插管吸痰1次，从成为潜在肺脏捐献者起，条件允许者，应每日至少进行一次经纤维支气管镜吸痰。如气道分泌物吸净后短期内镜下再次看到脓性分泌物涌出，则应放弃该供肺。如气道中发现水样分泌物，则应积极与ICU医师沟通，采取利尿、限制液体入量及应用胶体液等措施，以尽量减轻肺水肿等因素导致的肺功能恶化。

（3）液体管理：对于ICU医师而言，脑死亡器官捐献供者的液体管理极具挑战性。不同器官获取小组对供者的液体管理要求差异较大，例如供肾获取组要求给予供者充足液体，维持肾脏的血流灌注；而供肺获取组则要求尽量限制液体入量，减少晶体液用量，提高胶体液比例，循环稳定的情况下尽量维持负平衡，控制中心静脉压（central venous pressure，CVP）<10mmHg，必要时行连续肾脏替代治疗，避免或减轻容量负荷过重和肺水肿。既往研究表明，CVP 为 4~6mmHg 是肺保护的最佳选择，CVP 为 8~10mmHg 则有助于肺泡-动脉血氧梯度增加。因此，当仅获取腹部器官时，建议维持 CVP 为 10~12mmHg；仅获取供肺时，维持 CVP <8mmHg；如果同时获取腹部器官和供肺，则维持 CVP 为 8~10mmHg。目前虽暂无临床试验结果验证，但从生理学角度来看，肺移植供肺复苏时建议输注胶体液，以最大限度减轻肺水肿。

（4）保护性通气：注重呼吸机的有效管理，采用保护性肺通气策略。维持一定潮气量、PEEP 及间断肺复张（至少 1 次/d），可以有效防止肺不张及肺泡萎陷，这对自主呼吸停止的捐献者尤为重要；此外，需定时监测氧合指数及肺顺应性以评估供肺状态。应控制 FiO_2 在 0.4~0.5，潮气量在 6~8mL/kg，避免潮气量过大损伤肺泡。保持 PEEP 为 6~8cmH_2O，可防止肺泡萎陷。膨胀不全的供肺在每次吸痰后均应短时间内增加潮气量及 PEEP，使萎陷的肺泡复张，改善氧合。

（5）获取前激素的应用：脑死亡导致下丘脑-垂体轴功能障碍、抗利尿激素分泌不足、肾上腺功能不全和甲状腺功能减退，这些情况会加剧休克。脑死亡早期由于抗利尿激素分泌不足易引发尿崩症，会导致严重的低血容量和高钠血症。相对于补充血容量，建议使用血管加压素（100~200mL/h），更易保持适当尿量。糖皮质激素可以减轻与脑死亡相关的炎症反应，减轻肺水肿，从而优化供肺功能，故建议对潜在肺移植供者在诊断脑死亡后常规应用甲泼尼龙（15mg/kg）。暂不建议常规予甲状腺激素。

2. 供肺获取

在红十字会全程监督和参与下，供者家属签字同意捐献肺脏，供肺初步评估合格后，器官获取组织（organ procurement organization，OPO）启动人体器官分配网络分配供肺，移植医院供肺获取小组在 OPO 协调员的帮助下，进行供肺评估与维护。供肺维护后如符合获取标准，经供肺所在地区 OPO 协调，明确多脏器获取时间后，各团队统一进行获取。

1）灌注

（1）灌注液选择：器官保存液建议使用低钾右旋糖酐（low-potassium dextran，LPD）液或 Perfadex 液。与细胞内液相比，使用 LPD 液保存的供器官移植围手术期原发性移植物功能障碍发生率以及 30 天死亡率降低。

（2）肺原位顺行灌注：供者取仰卧位，常规消毒铺巾，选择胸骨正中切口，逐层切开皮肤、皮下组织，分离剑突下，锯开胸骨进胸，剪开心包并确认供者已充分肝素化。打开心包，充分暴露心脏，依次分离主动脉、肺动脉间隔和上、下腔静脉，升主动脉荷包缝合处理后留置心脏灌注管，收紧荷包并妥善固定，连接灌注管道。距左、右肺动脉开口下方约 2cm 的肺动脉干上作荷包缝合，荷包中间留置肺灌注管 1~2cm 并固定，注意避免灌注管深入一侧肺动脉而导致对侧肺灌注不充分。荷包完成后，打开两侧纵隔胸膜，阻断上腔静脉，剪开左心耳及下腔静脉，主动脉灌注管远心端和肺动脉灌注管近心端阻断后，心肺同时灌注。灌注开始时，心包腔及两侧胸腔放入冰屑，帮助心肺迅速降温。灌注过程中要时刻注意灌注管的位置，防止滑脱或进入一侧肺动脉过深。

（3）注意事项：①肺动脉灌注压为 10~15mmHg（灌注液应当悬吊高于捐献者心脏

30cm 处），灌注压过高或过低均不利于完全、均匀灌注；②灌注总量为 50~60mL/kg，但可根据肺表面灌注情况及左心耳流出的灌注液清澈程度，决定是否增加/减少顺行灌注量；③呼吸机设置：在肺顺行灌注时保证呼吸机持续通气，FiO_2 为 0.5，潮气量为 10mL/kg，PEEP 为 $5cmH_2O$、气道平均压力<$20cmH_2O$，呼吸频率为 14~18 次/min。有条件的情况下，可请麻醉医师在肺灌注前行纤维支气管镜/吸痰管吸痰。灌注前，可在肺动脉内注射前列环素 E，促进肺动脉扩张，使灌注更为充分。

2）心肺获取、分离和保存

（1）心肺整块获取：心肺灌注完成后，离断两侧纵隔胸膜以及下肺韧带，于胸廓入口处离断气管周围纵隔组织，游离气管，保持肺中度膨胀（约充气 50%），退出气管插管的同时使用 2 把阻断钳钳夹气管，于 2 把阻断钳中间离断气管，气管残端消毒处理。向上牵拉气管远端，分离两侧纵隔胸膜，于气管食管间隙内自上而下游离，左侧需离断降主动脉，整体取出心肺后于操作台上分离。平左、右肺动脉分叉处离断肺动脉干和升主动脉，仔细解剖并游离上腔静脉至右心房，注意勿损伤后方的右肺动脉。将心脏轻轻托起牵向右侧，于左侧上、下肺静脉汇合处上方 0.5~1.0cm 处剪开左房壁；再将心脏牵向左侧暴露右侧上、下肺静脉左房汇合处，同样位置剪开左房 1.0cm 左右作为定位标记，右侧左房壁通常短小，必要时可游离房间沟，适当延长左房长度，避免伤及右房，最后自左向右剪开左房，完成心肺分离。供肺逆行灌注，每个肺静脉分别灌注 250mL 左右，逆灌注结束后，供肺取出放于 4 层塑料器官保存袋中，第 1 层内放入适量灌注液以保存供肺，肺表面覆以大棉垫，第 3 层内放入碎冰屑，完成后放入冰桶内转运备用。

（2）心肺分别获取：心肺灌注完成后，先行心脏摘取，方法同心肺整块获取中的心肺分离方法。心脏摘取后，在体内行肺逆行灌注，灌注结束后再获取供肺，获取保存方法同上。

（陈静瑜，刘金平，王伟）

第五节　腹部器官获取技术流程

一、腹部器官获取技术流程及要点

（一）成人腹部器官获取技术流程

（1）切口及探查：采取腹部大"十"字切口，上抵胸骨剑突，下达耻骨联合，两侧至腋中线。迅速探查腹腔内有无占位病变、脏器破裂或者穿孔、腹水颜色等。

（2）腹主动插管及灌注：将肠管推向上方，暴露并游离出腹主动脉和下腔静脉。于腹主动脉分叉处上方结扎腹主动脉远端，结扎的近心端套入一粗线，上提粗线，剪开主动脉前壁，插入腹主动脉灌注管（18-20F 气囊导尿管，远端腔孔堵塞，于气囊下方 2~5cm 范围内另开两个宽大侧口，注意勿剪破气囊充气导管），深度为 15～18cm，气囊内注入 30mL 气体，结扎粗线，打结不要过紧，以免影响肝肾灌注。打开硅胶管节流阀，开始重力灌注，灌注高度为 100～120cm，流速呈直线，先以 HTK 或者 HCA 灌注约 3000mL 后，再用 UW 液灌注。

（3）下腔静脉插管及灌注：在下腔静脉分叉处上方结扎下腔静脉远端，剪开近端下腔静脉前壁，插入下腔静脉引流管（可用 26F 硅胶管），将回血引出腹腔外。

（4）门静脉插管及灌注：提起横结肠，于小肠系膜根部右侧游离显露肠系膜上静脉，远端结扎，近端套入一粗线，上提粗线，剪开前壁，插入门静脉灌注管（以 14-16F 气囊导尿管为宜）。插管同时，左手放在小网膜孔处触摸插管的深度，最佳位置是在门静脉主干内，注意勿插入门静脉左、右支或脾静脉内。气囊内注入 10mL 气体以防滑脱，并以粗丝线接扎固定。直接以 UW 液灌注，灌注高度约 100cm，量约 2000mL。

（5）腹部器官降温：小心剪开肾周脂肪囊，原位法游离肾脏，查看肝脏和肾脏灌注情况。注意肝肾韧带应以剪刀锐性分离，并将肾上腺保留在肝脏，以免撕裂肝脏。以大量无菌冰屑置于肝脏、肾脏周围，以快速降温。

（6）游离肠管及输尿管：助手提起十二指肠，紧贴其上缘分离、切断胆总管，剪断肠系膜，沿十二指肠向上剪开肝十二指肠韧带、肝胃韧带直到食道裂孔水平，靠近肠管剪断 Treitz 韧带，将门静脉灌注管置于小肠下方。从回盲部开始靠近结肠剪开其系膜直至降结肠水平，将胃、小肠和结肠均从左侧翻到腹腔外。于骨盆内侧掀起后腹膜，离断输尿管远端，并以小血管钳标记输尿管远端；轻轻提起输尿管，向上游离输尿管至肾下极，注意保留输尿管周围组织。

（7）游离脾脏、胰尾及肝脏：游离脾周韧带，以脾脏为抓持物提起胰尾，在后方游离至脊柱旁。切断肝镰状韧带，沿冠状韧带在膈面附着处，向两侧切开膈肌并向脊柱方向游离，将肝脏向右侧翻起，剪开左三角韧带及左侧冠状韧带。再将肝脏向左下方翻，剪开右三角韧带、右侧冠状韧带、膈肌后侧附着处及膈脚。

（8）离断十二指肠：若同时获取胰腺，则需要将十二指肠保留至器官簇，分别于幽门和十二指肠水平部以粗线双重结扎后离断，断端以稀碘伏消毒。

（9）器官簇获取：助手向下牵拉肝脏，在心房水平切断腔静脉和胸主动脉（若同时获取心脏，则应下移平面，与膈肌平面上方 1cm 切断），紧贴脊柱向下锐性游离至膈肌下缘。助手将手置于肾脏和肝脏下方，向上方牵拉保护，主刀提起下腔动静脉的插管，在血管后方，紧贴椎体前缘，用剪刀向头侧锐性游离，将肝脏、肾脏及输尿管，连同胰腺和脾脏整块取出，置于 0～4℃ 的保存液内，此时应继续保留门脉的灌注。

（10）胆道灌洗：在盆内剪开胆囊底部，挤出胆汁，经胆囊反复注入 4℃ UW 保存液，冲洗胆道，直到颜色清亮为止。注意，此时应将胆总管钳夹，以保证肝内胆道的灌注。

（11）器官分离及留取病理标本：在盆内仔细分离出双肾的动静脉开口，并从器官簇分离出左肾和右肾。于肝脏右叶边缘楔形剪出一小块肝脏组织作为病理标本，肾脏采用穿刺或楔形切取的方式获得病理标本，标本做好标记送病理检查。

（12）器官补灌及包装：对于灌注不佳的肝脏，可在盆内通过门静脉插管补充灌注 UW

液，直至无细小血凝块从第二肝门流出；对于灌注不佳的肾脏，可在盆内从肾动脉开口内补充灌注 HTK 液，直至苍白。确认血管、胆道及输尿管完整，将器官浸泡在保存液内分别包装和标记，通过冷保存进行器官转运，肾脏亦可通过 LifePort 转运。

(二)儿童腹部器官获取要点

(1)大龄儿童的腹部器官获取流程与成人相仿。根据儿童捐献者年龄和体重适当降低灌注液的高度，以减低灌注压力对腹部器官的损伤。

(2)对于低龄儿童，若仅获取双肾，则无需门静脉灌注。游离肠道后，需将连接双侧输尿管的部分膀胱组织一并切断；而后在紧贴肝脏下缘离断下腔静脉、在胃体后下离断腹主动脉，将双肾整块取去。

(3)由于儿童器官更加脆弱，操作过程中应尽量轻柔细致，避免器官的医源性损伤。

二、脑死亡供体原位肝脏劈离技术流程

为提高捐献器官产出率，挽救更多的病人，建议脑死亡判定成立后，尽可能行在体供肝劈离术，从而达到"一肝两受"的效果。当然在劈离术前，供肝需要充分评估，包括肝脏质量、体积，有无血管、胆管变异等，床边超声、超声造影或者 CT 等有助于供肝的术前评估，术中胆道造影可以分辨有无胆管变异。

(一)捐献者和受者选择标准

选择合适的供者是保证劈离式肝移植手术成功率和移植物存活的关键因素。天津第一中心医院高伟团队经验总结，目前针对劈离的供肝选择标准如下：①年龄≤50 岁，最佳年龄≤40 岁；②供者血流动力学稳定，获取之前和术中使用适量升压药[如多巴胺<15mg/(kg·min)，血钠水平<160μmol/L，转氨酶<3 倍正常值上限]；③供肝脂肪退行性变少于30%；④无血流感染(血培养阴性)；⑤动脉、门静脉及胆道均无不适合劈离的解剖变异。

供受体匹配是劈离式肝移植受体手术近期存活率的关键因素。目前临床最常用的供肝分离方式是将肝脏分割成左外叶和超右半肝，分别移植给儿童与成人；或沿肝中裂将肝脏分割成左半肝和右半肝，分别移植给青少年/瘦小成人与成人。移植物与受体体重比(GRWR)和受体标准肝脏体积比(SLV)用于评估供肝最小体积。对于 SLT，有学者认为，GRWR>1%对维持术后移植物功能正常至关重要。除 GRWR 外，SLV≥40%亦能达到最小有效供肝体积。

(二)脑死亡供体原位肝脏劈离标准流程和技术规范

原位劈离技术的优势在于：①整个劈离过程不阻断肝脏血流的情况下完成，缩短了供肝的冷缺血时间；②能更确切地处理劈离肝断面，降低了断面出血及胆漏的发生率；③术后血管、胆管并发症及 PNF 的发生率较低。

(1)左外叶(Ⅱ、Ⅲ段)与右三叶(Ⅰ、Ⅳ、Ⅵ~Ⅷ段)原位劈离：游离并控制髂血管

汇合处与腹腔干之间的腹主动脉，以便在供者循环不稳定的情况下快速插管灌注。切除胆囊后行胆管造影，明确胆管有无变异及左右胆管的分叉处。应避免对胆道周围组织过多游离，保护胆道血供。分离肝上下腔静脉表面的疏松组织，显露肝左静脉和肝中静脉的合干以及其与下腔静脉的汇合处。肝中静脉和肝左静脉之间的汇合处通常比较明显，此处可作为供肝离断平面的上界，需要注意肝静脉的走形，特别是存在Ⅱ、Ⅲ段肝静脉不存在共同开口的情况需要确保移植物流出道的通畅性。触摸小网膜检查是否存在异常肝左动脉，若无异常，则离断肝胃韧带。在肝圆韧带的底部，解剖肝门，显露肝左动脉。禁止钳夹肝左动脉，组织离断尽可能采用结扎的方法。肝左动脉的主干应充分游离，但为了保护左肝管的血供，脐裂处肝左动脉周围组织应予以保留。然后，游离门静脉左支至其与门静脉右支汇合处。发自门静脉左支、左右支汇合处细小的尾状叶分支应结扎、离断。沿镰状韧带右侧0.5~1.0cm通过肝中静脉和肝左静脉之间并与左肝管预期切断点汇合，应用超声外科吸引器(CUSA)分离肝实质至脐裂上方1.0cm处，结扎左、右肝断面的穿支小血管及小胆管。紧贴左肝断面锐性切断残余肝实质，暴露左肝管断面。行供肝原位冷灌洗后，锐性切断肝左动脉、肝中动脉，门静脉左支，行左Ⅱ、Ⅲ段的胆道灌洗；也可以获得左外叶供肝后再行灌注，总的来说，血管和胆管的分配和体外劈离的原则一致。

（2）左半肝(Ⅱ、Ⅲ、Ⅳ段)与右半肝(Ⅰ、Ⅴ~Ⅷ段)的原位劈离技术：在第二肝门处适度游离肝左静脉及肝中静脉的肝外部。在第一肝门处解剖肝左动脉、门静脉左支和左肝管全长至肝圆韧带水平，暂时阻断肝左动脉及门静脉左支或肝右动脉及门静脉右支，以确定肝实质的切割线(肝中静脉在肝脏膈面的投影)。用电刀或双极电凝、CUSA沿Cantlie线右侧劈开肝实质，结扎肝断面的穿支血管和小胆管。注意保留右半肝断面上直径>5 mm的肝中静脉分支，缝扎左半肝断面对应的切端，这里根据肝中静脉分配情况决定劈离断面。在第一肝门处锐性切断左肝管。供肝原位冷灌注后，于门静脉分叉处锐性切断门静脉左支、肝固有动脉起始处切断肝右动脉，保留肝固有动脉、肝总动脉及腹腔干于左半肝，对于动脉显微吻合技术可靠的单位，也可以动脉主干保留于右半肝。肝左静脉和肝中静脉于下腔静脉汇合处断开，保留下腔静脉于右半肝。将左半肝取出冷保存，右半肝的切取及修整同常规肝移植，冷UW液灌洗左、右半肝胆道。

三、腹部器官修整技术流程及要点

（一）成人肾脏修整技术流程

（1）修肾前准备：准备无菌盆及带包装的无菌冰，倒入器官保存液，在修肾过程中，供肾要完全浸泡在保存液中，温度应保持在4℃左右，防止供肾的热缺血损伤，并避免肾脏与冰块的直接接触。

（2）检查供肾：仔细检查供肾大小、色泽和质地，确认供肾、血管及输尿管有无损伤和畸形。对与修肾过程中发现的占位性病变，应尽早行快速冰冻病理检查。

（3）分离左右供肾：首先将双肾及输尿管平铺在盆中，背侧朝上，清理腹主动脉的背侧，纵向剖开腹主动脉后壁。检查肾动脉开口周围有否存在其他血管开口，如有其他开口，应辨别是否存在多支肾动脉，注意保留，在左、右肾动脉开口之间剪开腹主动脉壁。然后翻转双肾，腹侧朝上，沿下腔静脉前壁左肾静脉起始处剪断左肾静脉，从而将双肾分开。

(4)游离或重建肾动脉：沿肾动脉剪去周围组织，游离至距离肾门约2cm处即可。如果腹主动脉血管壁比较健康，沿肾动脉开口修剪时带一圈腹主动脉瓣，以方便血管吻合。如肾动脉为2支或多支，可根据不同情况予以处理，重建方法包括：①利用腹主动脉瓣将2支或多支并在一起，而后与受者髂外动脉行端侧吻合；②若2支肾动脉口径不同，可从较粗的一支动脉侧壁剪开0.5~1cm，端侧吻合成一个开口；③若2支肾动脉直径相似，且距离较远，移植时可分别与受者髂外动脉和髂内动脉作吻合；④如果2支肾动脉在腹主动脉的开口距离过远，可以剪掉两肾动脉开口之间的部分腹主动脉壁，然后重新拼接，缩小两支动脉间的距离；⑤还可以采用自体或供者的髂外动脉和髂内动脉在重建，使之成为单支动脉；⑥如肾上极或者肾下极存在小动脉，较粗者，可先重建或者直接与受者髂外动脉作端侧吻合；较细者，如难以吻合，可予以结扎，尤其是上极极支。下极极支可以在肾动、静脉主干完成吻合后，该支直接与受者腹壁下动脉端端吻合；⑦如肾动脉在获取过程中误伤，应首先修复或重建。肾动脉修整过程中，注意结扎肾上腺动脉，再剪除肾上腺。

(5)游离或延长肾静脉：肾静脉的变异同样存在，左肾静脉应结扎较粗的性腺静脉及肾上腺静脉，右肾静脉的肾外属支较少，但需注意近肾门的数支壁薄较细的小分支，在结扎时应十分轻柔，否则吻合开放血流后容易出现根部出血。因右肾静脉较短，常利用供者下腔静脉作延长。注意延长段不能狭窄或与右肾静脉主干成角。

(6)供肾输尿管的修整：首先从输尿管远端开始修整，要保留一定的输尿管周围组织，以免影响输尿管的血供。结扎输尿管周围组织时，注意避免牵拉太多组织，防止输尿管狭窄。

(7)去除肾门多余组织：将肾动、静脉翻向一侧，修剪血管外多余组织，肾门要仔细结扎断离的小血管，在肾门处不宜过多修剪，特别是肾下极输尿管周围的脂肪组织和系膜要尽可能保留。

(8)肾脏灌注：肾脏修整好以后，建议再次用4℃器官保存液从肾动脉开口进行灌注，可观察灌注液的流速、有无肾内残血、血管有无明显漏液等。已经修整完毕的供肾应存放在4℃保存液中备用，或者进行LifePort机械灌注。

(9)技术要点：在整个修肾过程中，避免供肾升温，动作需轻巧，避免挤压供肾，防止过多牵拉血管导致损伤血管内膜或血管痉挛。

(二)儿童肾脏修整技术要点

(1)由于儿童供肾较小，所有血管均较细，修肾动作要轻柔，可以将儿童供肾放置在无菌冰外的纱布上修整，有利于供肾的固定，避免不必要的牵拉。

(2)动脉的处理：沿腹主动脉向肾门处游离左、右肾动脉，剪去周围组织，游离至肾门约1cm处即可，不宜过多游离。沿肾动脉开口修剪时带一圈腹主动脉瓣，以方便动脉吻合。因儿童供肾的动脉很细，在后期的手术过程中极易发生扭转和痉挛，故不宜有过多的游离操作对肾动脉产生的牵扯，保留足够的肾动脉周围组织也有利于避免术中肾动脉的扭转。

（3）静脉的处理：因儿童供肾的静脉壁很薄，过多的游离操作可能会损伤肾静脉，游离至距肾门1cm处即可，不宜过多游离。对于右肾静脉，需保留合适长度的下腔静脉用于静脉重建。

（4）儿童供肾的修整可保留适当的肾周脂肪和结缔组织，可以避免过多的游离操作对儿童供肾的损伤，适当的周围组织也有利于后期术中对供肾的固定，避免供肾的扭转和位置偏移。

（三）肝脏修整技术流程

供肝修整主要涉及肝动脉、门静脉和胆管的游离和重建。部分供肝根据供肝和受体解剖结构，可能涉及肝动脉、门静脉和肝静脉的重建。

（1）肝动脉的游离和重建：前期准备工作与修肾相仿，提起腹腔干，分别游离出胃左动脉、肝总动脉以及脾动脉，向第一肝门方向追踪肝动脉走形，直至肝固有动脉（PHA）及胃十二指肠动脉（GDA）分叉处，注意起源于肝动脉起源变异发生率较高，极少数肝右动脉可能起源于肠系膜上动脉。肝动脉分支损伤可导致手术近期肝动脉血栓、出血等并发症，同时可能影响远期胆管病的发生率，所以肝动脉修整需格外细致。Michels 分型是目前国际上常用的肝动脉变异分型。Michels 将变异肝动脉分为替代肝动脉和副肝动脉两大类共十种类型。Ⅰ 型：正常型，即肝总动脉（CHA）起源于腹腔动脉干（CA），发出肝固有动脉（PHA）及胃十二指肠动脉（GDA），前者继续分出胃右动脉（RGA）及肝左右动脉（L/RHA）；Ⅱ、Ⅲ、Ⅳ 型：替代肝动脉，即替代了正常同名肝动脉供血的变异肝动脉；Ⅴ、Ⅵ、Ⅶ 型：副肝动脉，即正常肝动脉仍然存在，只参与正常同名肝动脉分布区域内一部分血供的变异肝动脉；Ⅷ 型：替代肝动脉和副肝动脉两种变异同时存在；Ⅸ、Ⅹ 型：肝总动脉（CHA）起源异常。Michels 分型仍不够全面，没有包含起源于胃十二指肠动脉、腹主动脉、右肾动脉等的肝动脉变异及肝总动脉分叉变异等。其中，Ⅴ、Ⅵ、Ⅶ 型因正常肝动脉仍然存在，副肝动脉只参与正常同名肝动脉分布区域内一部分血供的变异肝动脉。副肝动脉损伤常不会影响肝脏和胆管血供，一般不会造成不良后果。同时替代肝右动脉起自肠系膜上动脉、替代肝左动脉起胃左动脉（Milchels Ⅱ、Ⅲ、Ⅳ 型），肝总动脉起自肠系膜上动脉（Milchels Ⅸ 型）较多见。一般需要尽量完成变异动脉重建，以免造成供肝组织缺血或缺血性胆道病的发生。

（2）门静脉修整：门静脉一般无特殊变异，并且供肝门静脉长度足够，并且手术中门静脉吻合不需要较长的门静脉，常规在满足吻合的长度的情况下尽可能留较短的血管。需要小心结扎胃网膜右静脉以及胰腺回流的无名静脉。

（3）胆管修整：动脉和门静脉修整完毕后，胆管修整游离到胰腺上缘即可。切记不要剥离太多胆管周围组织，以免影响胆管周围血供导致胆道相关疾病的发生。将肝动脉、门静脉及胆道同时向上翻转，去除第一肝门多余组织。

（4）第二肝门修整：腰静脉、1-2 支右侧膈静脉、1-2 支左侧膈静脉回流至肝上下腔静脉，明确后予以结扎。肝上下腔围绕的膈肌纤维环要剥离。

（5）左侧三角韧带、圆韧带、肝短静脉等结扎确切。

（四）胰腺修整技术流程

（1）肝胰联合切取时，应按照肝移植优先的原则，一般将腹腔干及肝总动脉留给供肝，或将肝总动脉末段及其分支胃十二指肠动脉和肝固有动脉起始部留给供肝，门静脉大部分亦留给供肝。沿十二指肠球部和胰头上缘断离胆总管、门静脉，将肝脏分离。

（2）仔细分离十二指肠两端，结扎胰头小血管和结缔组织，保留十二指肠节段约 8～10cm，切除多余肠管，断面用碘伏消毒，先连续缝合关闭十二指肠两侧断端，间断缝合浆肌层包埋，亦可用肠道闭合切割器切断十二指肠两侧肠管。

（3）仔细结扎胰体尾周围组织，尤其是肠系膜根部的血管残端，以避免术中出血，避免术后发生淋巴漏，最后切除脾脏。

（4）动脉重建：肝动脉无变异时，在靠近腹腔干处切断肝总动脉，在胃十二指肠动脉起始处切断胃十二指肠动脉，将肝总动脉主要部分留给供肝，将胃十二指肠动脉与肝总动脉残端端端吻合，或将胃十二指肠动脉与胃左动脉端端吻合。此外，如果存在血管变异，可酌情利用肠系膜上动脉-腹主动脉袖片、脾动脉、供者髂外和髂内动脉"搭桥"等方式重建动脉血供。

（5）注意事项：胰腺修整过程中，动作轻柔，以避免挤压、拉扯胰腺。修整供胰时，始终维持 0～4℃低温，避免再次热缺血损伤。处理十二指肠两端时，要注意无菌操作，避免污染。

（张波，施辉波，蒋继贫，张武，蒋文涛）

第六节　小肠获取技术流程

一、材料准备

（一）低温转运箱（冰箱）

（1）冰冻林格液至少 500mL 8 袋；
（2）UW 液 1000mL 2 袋。

（二）普通拉杆箱

（1）胰管 6F、7F、8F 各 1 套，输血器 2 套，输液加压带 2 套，洁净袋 2 个；

(2) 切割闭合器 2 把；

(3) 灌洗盆 2 个。

(三) 备注

(1) 以上任何物品为 1 套用量；

(2) 如天热、路远或过夜，准备大号冰箱，冰冻林格液放足 10 袋；

(3) 准备时注意包装有无破损以及到期时间；

(4) 出差材料由获取主刀全权负责，如委托他人准备或携带，获取主刀需负责跟进。

二、供肠获取

(一) 手术室准备

1. 助手准备无菌物品

消毒脸盆、两把组织钳充分浸湿碘伏；装配刀片，并单独置于器械托盘，开 2 包棉垫放于器械托盘上方；取 3 包冰冻林格液敲碎置入冰盆；取肠保存袋各 1 套，肠袋第 3 层 (由内向外数) 置适量碎冰，均置于冰盆上方。

2. 待供体进入手术室后的准备

主刀复习病历(死因需明确)，复核血型及术前四项，寻找有无阳性的培养结果，检视周身有无可疑的手术疤痕或犬类咬伤创面。从动脉留置针留取 10mL 血样置入低温转运箱。

从低温转运箱取出灌注液，2000mL UW 外套加压器。

3. 器械护士按照常规准备手术器械

4. 备注

(1) 手术灌洗台需要一名助手入室后准备，输血器连接 UW 液后排空管道的气体。

(2) 推荐使用防水连裤袜和袖套。

(3) 小肠获取常规需要一名巡回护士和器械护士配合。

(二) 小肠快速获取

1. 流程

(1) 消毒铺巾：碘伏消毒上至锁骨上窝，下至会阴，两侧至腋后线。铺大洞单一块，腹部两侧及会阴各铺棉垫一块。

(2) 腹部"十"字切口：先于脐部水平划开皮肤(注意绕开脐周，否则缝合困难)，两侧止于腋前线即可。上至剑突，下至耻骨联合。DBD 时肌肉动脉出血，可用血管钳夹闭后迅速进腹。上划时可能伤及左肝外叶，血管钳提起切口两侧腹膜，同时刀刃上翘即可避免。

(3) 游离右半结肠后间隙：提起回盲部，沿升结肠打开右侧结肠侧腹膜，游离后腹膜间隙，自右升结肠至全小肠后间隙全部完全游离。

（4）远端肠管离断并分离肠系膜上静脉：于升结肠系膜无血管区打开系膜，切割闭合器离断升结肠，沿肠系膜上静脉游离至肠系膜上静脉与脾静脉汇合处，离断周围肠系膜上静脉的分支血管并悬吊肠系膜上静脉。

（5）近端肠管离断并分离肠系膜上动脉：距曲式韧带约10cm处离断空肠，游离至肠系膜上动脉，离断周围血管并用血管吊带悬吊。

（6）离断血管并移除肠管：在离断血管时，确保小肠灌洗台已准备。血管近端阻断钳夹毕后，于肠系膜上动、静脉上方离断并移除小肠，将切取肠段迅速移至灌洗台。

（7）移植肠灌洗：血管离断之后，立即行移植肠动脉插管体外灌洗，从动脉断端插入导管，用4℃ UW 器官保存液快速灌洗至静脉流出液无色清亮为止，然后继续慢速滴注灌洗液并将肠管保存于冰灌洗液中等待移植。

（8）供肠检视及打包：测量的肠道长度，观察肠道有无扣及占位，肠道有无破碎等情况，将供肠以连同器官保存液，置入3层肝袋的最内层，最外层中置入适量碎冰。分别结扎3层肠袋，置入低温转运箱。同时获取多个器官，建议在3层无菌肠袋之外另套一个普通塑料袋，置入标签（标注器官类型、供者血型、术前四项、供者代码、获取者签名）。

2. 备注

（1）所有的固定线建议用外科结进行结扎，以防脱落后血液外溢，干扰视野。

（2）肠管在离断后，用碘伏消毒两次短端，以免污染腹腔。

（3）联合获取心/肺时，注意主动脉和腔静脉阻断时间的配合，提醒取心团队肝上下腔静脉需留足；提醒取肺团队如离断食道，必须结扎断端。获取结束前，提醒相关团队清点器械。

（4）联合获取肝脏时，可一同行腹主动脉、下腔静脉插管后一并灌洗，灌洗结束后，再离断肠系膜上动、静脉。

三、供肠修整

（一）修肠台准备

上台前，备齐相关手术器械及耗材（套管针、盐水巾、洁净袋等）。取3~4袋盐水冰互相敲击后，打开包装置于冰盆中，用无菌的民用剪刀戳成大块，外套洁净袋1个。

（二）供肠修整

（1）供肠系膜修整：仔细观察小肠系膜缘细小血管的结扎情况，遇到不确定时，可用3-0 Prolene 缝合结扎。

（2）供肠血管修整：移植肠动静脉是否行异体血管架桥主要参考移植肠动、静脉的长度和管径大小，遵守的原则是保证血管吻合后无明显的张力。如果判断需要血管重建，可先沿肠系膜上动静脉走行剔除周围结缔组织，结扎或缝合关闭主血管周围的侧支血管，分别选择血型相同、口径合适的异体冻存血管，用 7-0 Prolene 分别连续缝合移植肠动静脉与异体架桥血管。

（三）备注

（1）如存在动脉粥样硬化，操作动脉时动作务必轻柔，以免导致斑块破裂、夹层形成。

（2）遇到两支口径交大的动脉或静脉，原则上需要血管重建为一支动静脉。

（吴国生，梁廷波）

第七节　供肾体外低温机械灌注技术流程

随着免疫抑制剂、血管缝合技术以及器官保存技术的大力发展，肾移植手术成功率近100%，术后移植肾 1 年生存率达 95% 以上。报道显示，我国慢性肾病患者数量约为 1.1 亿，整体患病率为 10.8%，其中需要透析治疗的终末肾病患者近 200 万人。尽管透析能够部分替代肾脏功能，但会增加感染、血栓等并发症的发生率，更有研究表明，与肾移植相比，透析患者远期生存率及生活质量明显下降。因此，肾移植作为各类型终末期肾病的最佳有效治疗手段，具有其他治疗方案无可比拟的优势。

目前供肾体外保存最常用的方式为静态冷保存（static cold storage，SCS），即供肾获取后置于 0~4℃ 肾脏保存液中，使其新陈代谢率降低至 10% 左右，从而缓解缺血损伤的进程，其操作简单、价格低廉，一直以来被认为是供体肾脏体外保存的金标准。尽管如此，SCS 因其无法提供持续、有效的氧气与营养交换而不可避免地造成供肾冷缺血损伤，在恢复血流后引起 ROS 爆发加重缺血再灌注损伤。基于此，移植学者认为，尽管 SCS 具有一定优势，但其在非标准供肾中保存效果不佳，且难以达到修复供肾质量，延长体外保存时限的目的。尤其对于年龄较大或合并较多基础病等一般情况欠佳的等待移植患者而言，其最迫切的需求应为尽可能改善移植器官质量，而非继续等待质量更好的器官。因此，低温机械灌注（hypothermic machine perfusion，HMP）应运而生。HMP 使用连续式或脉冲式灌注将低温灌注液输送到脉管系统中，机械灌注能不断冲刷微循环，清除废物，从而防止代谢产物和毒素的蓄积，减少血管痉挛并保护内皮细胞，同时循环的灌注液还能为肾脏细胞提供营养物质和氧气，改善线粒体 ATP 水平，逐渐成为供肾保存的重要手段。

目前肾脏 HMP 主要包括以下几个系统：Lifeport 肾脏转运系统（Organ Recovery Systems，Zaventem，Belgium）、脉冲式的灌注泵系统（RM3，Waters Medical Systems，Minneapolis，MN，USA）和 Kidney Assist 设备（Organ Assist BV，Groningen，The Netherlands）。其中，Lifeport 肾脏转运器最为常用。目前，国内外超过半数移植中心引进了 HMP 作为器官修复的有效措施并展开相关研究。

一、肾脏低温机械灌注的发展现状

一直以来，低温都是供器官体外保存的核心原则，低温环境可降低供器官代谢率，从而延长保存时间，然而供肾短缺使得边缘供肾应用增加，传统的静态低温保存 SCS 已不足以满足临床需求，尤其是对经历热缺血过程的 DCD 供肾而言，冷缺血时间（cold ischemic time，CIT）的延长会明显加重供肾损伤，导致肾移植预后不良。2013 年，医学顶级期刊《柳叶刀》(Lancet) 发表英国剑桥大学研究团队的回顾性队列研究，涵盖 2005—2010 年期间 23 家移植中心的 6490 例 DCD 肾脏移植，证实 CIT 延长是造成移植肾丢失的独立风险因素，且与移植物功能延迟恢复（delayed graft function，DGF）的发生直接相关。冷缺血时间每延长 6h，DGF 发生风险增加 23%，而 CIT 控制在 12h 以内可使 DGF 发生风险降低 15%。此外，CIT 延长还会显著增加移植物免疫原性，引起急、慢性排斥反应。

相比于 SCS，HMP 在保持低温状态下借助转流泵的作用使保存液处于循环运动状态，从而持续冲洗微循环，减少有害代谢产物的累积，还可通过提供营养物质及代谢底物来维持低水平的细胞代谢，通过调整渗透压减轻内皮细胞水肿。此外，HMP 对血管内皮的机械冲击作用可防止内皮细胞去极化，减轻氧化应激水平；同时增加内源性一氧化氮释放，减少血管收缩因子的产生，扩张微血管，改善微循环，减少微血栓的形成。HMP 还可降低供肾炎性细胞因子的表达水平，增加 Akt-Erk 信号通路的磷酸化，上调抗凋亡信号的表达水平，抑制细胞凋亡。

自 20 世纪 60 年代以来，HMP 的临床应用一直处于探索过程中，目前已有多项临床研究证实了 HMP 对各类型供体肾脏保存的优越性。活体供肾（live donor，LD）由于一般情况较好，术后 DGF 发生率较低，HMP 的应用报道较少。波兰的研究团队于 2017 年发表一项回顾性研究，纳入 16 例 HMP 活体供肾，研究证实 HMP 与 SCS 组肾脏移植术后均未发生 DGF 及急性排斥反应，然而超声检查显示 HMP 组肾脏移植术后动脉血管阻力指数明显较低。对脑死亡（donation after brain death，DBD）供肾及扩大标准捐献（extended criteria donor，ECD）供肾的研究较多，多项欧洲多中心临床研究表明，HMP 不仅肾移植术后 DGF 发生率，移植物术后 1 年及 3 年生存率均明显高于 SCS，且不论冷缺血时间长短，HMP 均可起到明显的保护作用，已有部分国家将 HMP 作为 DBD 及 ECD 供肾保存的常规手段。

二、低温机械灌注操作规范

（一）初步准备

（1）操作人员及助手配合进行机器预冷工作，在仪器准备室将灌注区域冰盒中装满碎冰，仪器通电检查工作状态，之后用保温箱装低温 KPS-1 肾脏灌注液（1000mL／袋）及无菌生理盐水冰块 2 块，同时携带无菌肾脏机械灌注管路套件耗材箱，用仪器转运车一起转运至手术间。

（2）在手术间内进行机器准备工作，打开肾脏低温灌注仪顶盖，铺无菌工作台，打开无菌灌注管路套件，并连接仪器传感器，打开 KPS-1 肾脏灌注液倒入肾脏储存盒内，将无菌生理盐水冰块置于灌注液中使灌注液预冷。之后打开灌注仪电源，先采用 wash 模式对灌注管路进行液体预充，并排除管路中气泡后调整为 prime 模式进行运转预冷，使灌注管路系统内灌注液温度下降至 8℃以下，并保持操作区域无菌。

（二）插管

首先完成供肾的修整，确保结扎肾脏的小分支，应用合适类型和尺寸的套管行肾动脉或主动脉插管。

（1）使遗留在肾动脉的机械性伤口尽可能小，选择大小匹配的套管、剖开环绕肾动脉的主动脉，使应用的肾动脉区域与血管吻合区域不重叠。

（2）灌注所有的肾动脉。由多条肾动脉来供应肾脏屡见不鲜，应识别并将套管插入所有的肾动脉来确保有充足的灌注液来保存肾脏。可用多个套管引导灌注液进入多个肾动脉。

（3）密封所有的渗漏点。在外科手术过程中，渗漏可能出现在肾动脉主干，也可能出现在套管和动脉之间的密封面上。向套管中灌入少量灌注液，然后检查和修补所有的血管缺口；

（4）固定套管。将插入套管的肾脏放置进储肾盒中，使套管咬合进套管底座中，调整底座的高度，保证肾动脉不会扭曲或过度拉伸。

（三）初始化灌注

（1）设置灌注压：透过无菌布按下"+"和"−"按钮以 mmHg 为单位来设置灌注压，观察液晶显示器上显示的压力设定值。

（2）开始灌注：透过无菌布按下"infuse"按钮。蠕动泵会慢慢启动并逐渐加速直到压力到达设定的压力值。

（3）检查肾脏和环路灌注液流动正常：检查插管、套管、流速、肾动脉和肾静脉来确保灌注液正确并畅通无阻。从外观上检查管路中是否存在渗漏，插管上的渗漏可通过重新放置组织或调整密封面的压力来解决。

（4）固定肾脏：用储肾盒中的无菌网布覆盖肾脏，并将它固定在储肾盒的顶部。

（5）检查运转箱的参数：检查外显示屏显示的灌注压力、灌注流量、阻力指数和灌注液及冰盒温度，确保它们都处在合适的范围内。

（6）盖上双层肾脏储存盒盖子，折叠无菌操作台，盖上机盖。

（7）需要手术时，将供肾从储肾盒中移出进行移植。

三、评价指标

肾脏低温机械灌注系统主要参数为灌注压、流量、阻力指数和温度，其数值的变化可作为评价供肾质量的部分指标。但仅凭相关参数作为评价指标，有可能丢弃供肾，故应结合临床综合考虑。由于肾脏低温机械灌注机制未完全清晰，故机械灌注标准流程还未达成共识。目前，诸多研究可证实，在灌注充分的情况下，尽量减少冷缺血时间及灌注压力对移植肾术后功能恢复有积极作用。目前研究认为机械灌注指标可能的指导临床供肾选择的结论如下：①纽卡斯尔肾脏灌注标准认为在灌注压为 30~40mmHg 的情况下，灌注流量应至少>0.4mL/（min·100g）或更高，较低的灌注流量可能提示更高的 DGF 发生率；②有单中心随机试验证实，在灌注压为 30mmHg 的情况下，阻力系数<0.28mmHg/（mL·min）且流量>100mL/min 供肾，临床可使用；阻力系数>0.5mmHg/（mL·min）且流量<60mL/min 供肾，DGF 发生率增加，临床使用需谨慎。然而，值得注意的是，HMP 参数结果与移植肾外观、质地、病理结果类似，仅作为临床判断的参考指标，不能根据灌注参数取舍供肾。

四、HMP 临床应用效果

在供肾保存效果方面，HMP 相比 CS 的优势在标准供肾、扩大标准供肾中均得到了验证。Moers 等于 2009 年发表于《新英格兰杂志》的多中心 RCT 研究显示，共 336 对供肾随机分配于 HMP 和 CS 组，对比 CS 组，HMP 明显降低了移植肾功能延迟性恢复的发生率，并提高了移植肾一年生存率。

2017 年，一项来自英国的队列研究回顾性分析了 2007—2015 年间的 4529 例 DCD 肾移植患者的随访数据，其中 864 例肾脏体外保存期间应用 HMP，结果显示虽然肾脏体外保存经历长达 14.8h 低温缺血，HMP 的应用仍显著降低了患者术后 DGF 发生率及术后 1 年肌酐水平。

2020 年，19 个欧洲器官移植中心共同发布了一项随机、双盲、配对 3 期临床试验结果，纳入 106 对来自 50 岁以上供者的 DCD 肾脏，每对肾脏随机分配为两组，在移植前分别采用传统低温机械灌注 HMP 及低温携氧机械灌注 HMP（O_2）进行体外保存，在移植术后 12 个月时，统计结果显示 HMP（O_2）组患者 GFR、并发症发生率及移植物丢失率明显低于单纯 HMP 组，提示 HMP 期间给予氧气可明显提高低温机械灌注对 DCD 肾脏的保护效果。

（兰佳男，曾宪鹏，薛武军）

第八节 儿童亲属供肝获取与移植技术流程

一、总则

儿童肝移植由于供体获得来源有限，亲体供肝成了儿童肝移植的主要手术方式。儿童亲属肝移植应根据受体患儿的实际发育情况选择合适的供肝类型。常见的供肝类型为左外叶供体、扩大左外叶供体、左半肝供体（含中肝静脉）、右半肝供体（通常不含肝中静脉）。少见供体类型为减体积左外叶供体、单 S2 或 S3 段供体、右后叶供体。各不同类型的供体有其相应的手术获取流程。由于亲体供肝手术涉及健康成人手术，因此，应时刻将供者安全放在首位考虑。在供肝获取过程中，对于肝脏脉管结构及供肝选择的决断过程中，应当遵循供者利益最大化原则。

二、技术流程

(一)儿童亲属移植的供受体评估检查

亲属肝移植供者的合格对象通常限定为年满18周岁且不超过55周岁的健康成人。供者的评估主要分为以下五个步骤:

(1)临床病史采集、体格检查及实验室血液学检查:详细询问供者既往病史及手术史,并对供者进行详细的实验室血液检查。基本的实验室检查项目应包括:血常规、尿常规、肝功能生化检查、凝血功能、血型检测、乙肝两对半、丙肝抗体、梅毒血清学监测、HIV、巨细胞病毒及EB病毒的抗体检测和DNA检测、常见肿瘤标志物(AFP、CEA、Ca-l99、Ca-125等),育龄妇女加查HCG。排除携带传染性疾病、患有严重影响供受者安全的急慢性疾病或潜在恶性肿瘤患者作为捐肝者。常见的不能作为供者的传染性疾病包括慢性病毒性肝炎、艾滋病、活动性结核等。

(2)影像学检查:术前应对供者肝脏进行详细的影像学检查,目前常采用三维增强CT肝血管成像(CTA)或三维增强磁共振肝血管成像(MRA)进行供者肝脏血管结构评估,使用磁共振胆道成像(MRCP)进行供者胆道结构评估。必要时可选择DSA肝脏血管造影进一步明确肝脏血管结构。对于胆管结构,必要时应在供肝切取手术中进行术中胆管造影,进一步明确供肝胆管结构。

(3)手术耐受性检查:对供者进行的手术耐受性检查包括:心肺功能评估(心电图、肺功能、胸片,必要时加查心脏彩超等特殊检查),供者精神状态评估,甲状腺功能以及免疫功能状态评估。

(4)供受体移植综合评估:供受体肝脏体积的三维测算,根据供受体情况选择合适的供肝类型。一般要求移植物质量与受体体重比(GRWR)在1%~4%之间。对供受者进行HLA及CYP类型检测。

(5)麻醉科会诊:对供者进行麻醉风险评估。

(二)儿童亲属移植的伦理审查

依据中国《人体器官移植条例》第十条规定:"活体器官的接受人限于活体器官捐献人的配偶、直系血亲或者三代以内旁系血亲,或者有证据证明与活体器官捐献人存在因帮扶等形成亲情关系的人员。"因此,在实施亲属肝移植前,供受体必须按规定提供相关亲属关系证明材料,通过伦理委员会专家审查并上报省级卫生健康主管部门备案。捐肝者必须是在不受到任何外力来压力并且完全自愿的情况下才能进行器官捐献。

(三)儿童亲属移植的供体选择标准

(1)供体年龄选择标准:年满18周岁至55周岁以下的健康成人。

(2)供受体的血型选择标准:要求供者血型与受者血型相同或相容。对于一岁以下患儿，可以接受跨血型移植且获得良好预后。

（3）对于脂肪肝供者的选择标准：对于轻度脂肪肝（脂肪浸润30%以内）的供者可以作为安全的供肝，对于中-重度脂肪肝供者，原则上应减脂后再进行捐肝手术。必要时应行肝穿刺活检，明确肝脏脂肪病变性程度。

（4）供肝移植物类型的选择标准：应根据供受体实际情况选择合适的移植物类型。一般要求为移植物质量与受体体重比（GRWR）在1%～4%之间。随着受体的年龄及体重增加，依次选择合适体积的移植物。对于血管结构特殊的供者，可依据供肝血管结构特点，选择切取特殊类型的移植物，例如右后叶移植物。

（四）儿童亲属肝移植的供体术前准备

术前与供者充分沟通，详细告知供肝切取的手术过程及相关风险，告知可能出现的相关并发症，签署知情同意书。供者应术前一天清淡低渣饮食，清洁沐浴，手术部位备皮，行相关药物过敏试验。术前禁食禁水6小时。

（五）儿童亲属肝移植的供肝切取手术流程

（1）供者平卧位，气静联合麻醉，留置深静脉导管，桡动脉穿刺监测动脉压。

（2）一般肝脏左外叶供者采用上腹部正中切口进腹，对显露不佳或半肝供者，可采用右肋缘下切口或上腹部反"L"切口。

（3）探查腹腔脏器，游离肝周韧带，显露第二肝门，解剖游离肝静脉根部结构。

（4）解剖游离第一肝门，裸化供体侧肝动脉及门静脉分支，定位左右肝管分叉部位。

（5）必要时行胆管造影，进一步明确胆道结构及左右肝管分叉部位。

（6）根据术前规划结合术中超声确定肝实质切线，离断肝脏实质。

（7）胆管切断前，必要时再次胆道造影确定胆管切断位置。

（8）肝实质完全离断后，全身肝素化，依次切断供肝动脉、门静脉、肝静脉，取出供肝至后台修整。肝管、血管残端使用无损伤血管缝线缝合关闭。

（9）仔细检查肝段面无活动性出血及胆漏，留置引流管。

（10）仔细关腹。

（六）儿童亲属肝移植的供体后台修整、灌注及保存流程

（1）修肝台设置：准备无菌4℃冰水混合物修肝盆以及相关修肝器械，灌注管道，胆道及动脉冲洗套管针，无菌质量称。

（2）灌注液：推荐使用4℃ UW 液或 HTK 液进行器官灌注保存。

（3）灌注流程：供肝自供者体内离断取出后，立即置入盛满4℃冰水混合物的修肝盆内降温，即刻行门静脉插管灌注4℃乳酸林格氏液500mL。后供肝移至器官袋内使用4℃器官保存液继续灌注并保存，灌注液体量约为移植物体积的3倍。

（4）使用4℃器官保存液冲洗胆管及动脉。

（5）测量门静脉、肝静脉、胆管、肝动脉口径，并行移植物称重。

（6）必要时行移植物血管整形。

（7）灌注完毕后，使用无菌器官袋密封包装供肝，置于4℃冰水混合物内保存待移植。

（七）儿童亲属肝移植供者术后康复处理及随访流程

（1）术后一般处理：复苏后拔除气管插管，吸氧、心电监护、禁食12小时，监测供者生命体征及引流管颜色、引流量、尿量。对症处理供者疼痛、胃肠道反应等不适症状。术后第一天逐步开放饮食，补液支持治疗，观察引流液颜色、量，鼓励供者活动，咳嗽排痰，复查肝功能等相关生化检查。术后第二天拔除导尿管，鼓励供者下床活动促进胃肠功能恢复，观察引流液颜色、量。术后第三天补液支持治疗。术后第四天拔除腹腔引流管，复查肝功能等相关生化检查，酌情出院。

（2）术后随访流程：术后一周拆除缝线。术后第一、三、六个月门诊随访，复查B超及肝功能等生化检查。此后每年例行健康体检。必要时复查肝脏CT。

（夏强，王伟林）

第九节　病理标本获取与保存技术流程

一、人体捐献器官病理标本获取的技术流程

（一）人体捐献器官病理学标本获取与保存的意义

在人体捐献器官的质量评估体系中，组织病理学评估是其中的重要环节。其可以明确供者器官内的多种急性病变和慢性病变以及肿瘤病变，并与供者捐献时的各项临床信息、器官获取时的大体观察、机械灌注保存中的各项参数密切结合，以综合判断供者器官的整体质量，协助临床决定器官的取舍和受者取舍，协助选择适合的受者及为移植术后管理提供参考。人体捐献器官病理标本的获取和保存是其组织病理学质量评估的首要环节，是决定组织病理学评估准确与否的基本前提。

（二）人体捐献器官病理标本获取的标准流程

人体捐献器官的质量评估包括供者器官获取前各项临床信息的评估、供者器官维护阶段的评估、相应供者器官的机器灌注保存评估、供者器官获取时的肉眼大体评估和对供者器官活检的组织病理学评估五个主要环节。其中，获取充分和良好的人体捐献器官的病理标本，是保障对捐献器官的质量予以准确评估的首要前提。

1. 人体捐献器官病理标本获取时的活检时间

为评估捐献器官的质量和协助判定取舍，捐献器官的活检时机包括获取时活检、移植术前活检和移植术中零时活检三个时间点。结合供者器官质量评估的主要目的是为了进行

组织病理学评估，并与临床评估相结合，以决定供者器官的质量和决定取舍，推荐采用获取时活检或移植前活检，而零时活检不适用协助判定供者器官的取舍。

（1）获取时活检（procurement/harvest biopsy）：即在捐献器官获取后即对其予以活检，也可以针对捐献器官的肉眼观察异常者，如供肾大小、颜色、质地异常或疑为占位病变者予以活检，以及时明确捐献器官的质量、判断肉眼所见病变的性质，以最终协助临床综合判定捐献器官是否适合移植。

（2）移植术前活检（pre-implantation biopsy）：又称植入前活检，即在移植手术之前，包括捐献器官获取时、冷保存和运输以及低温机械灌注后所进行的活检。其不仅可以判断捐献器官的预存性病变，而且还可以进一步观察其缺血损伤情况，是依据捐献器官的形态学表现以判断其质量进而决定取舍的最佳活检时机。

（3）零时活检（zero-time biopsy/zero-hour biopsy）：即在移植手术中，在血管吻合完成及开放血流前或开放血流后（再灌注后活检，post-reperfusion biopsy）对移植器官进行的活检。其不仅可以观察器官的预存性病变，而且也可观察缺血损伤以及血供恢复后的再灌注损伤情况，同时可以获得器官的组织学背景资料，为移植术后的活检提供组织病理学的背景参考。由于零时活检时已经完成了供受者血管的吻合，其结果无法应用于捐献器官的取舍。

2. 人体捐献器官病理标本获取的基本方法

对人体捐献器官在上述的功能评估、肉眼大体评估和机械灌注指标评估的基础上，进一步进行活检组织病理学评估，是全面评估体系中的重要组成部分，可以为了解供者器官的质量提供其他评估方法所无法替代的关键信息。活检后的组织病理学评估一方面可以摒弃质量不佳的供者器官，也可以借助精确的组织病理学评估，避免仅凭单一的临床评估而放弃本身质量良好的供者器官资源。目前人体捐献器官的活检及其组织病理学评估主要集中在供肾和供肝方面，以下就这两种供者器官的病理学标本获取的标准流程予以阐述。

（1）供肾病理标本的获取方法：供肾病理标本的获取方法主要为活检，包括楔形活检（wedge biopsy，WB）和穿刺针活检（core needle biopsy，CDB）。

楔形活检：即借助手术尖刀在供肾表面切取楔形的、肾皮质浅层的肾组织，以供组织病理学观察。楔形组织块大小约为0.5cm×0.5cm×0.3cm，即长度约为0.5cm的等边三角形，厚度约为3mm。楔形活检取得的肾组织量比较充足，可供观察的范围较大，且其中的肾小球数量较多，但由于其取材部位比较表浅，即主要位于肾被膜下部位，动脉血管的数量较少；而且由于该部位处于动脉血供的末梢，尤其是老年供者或扩大标准供者（ECD供者）的供肾均存在不同程度的动脉血管硬化及动脉狭窄，更容易加重该部位的硬化肾小球的比率，因此非常容易高估肾小球硬化的程度，于是有的中心推荐楔形活检必须深度至少达到1cm才能准确判断肾小球硬化情况。其中，楔形活检的供肾组织标本至少应含有25只肾小球，以便于准确评估。

穿刺针活检：即借助活检用穿刺针/穿刺枪以一定角度穿刺进入肾皮质部位取材肾组织，以供病理学观察。其活检肾组织为长条形，长为1~2cm，直径为0.5~1mm。其取得的肾组织量明显少于楔形活检，但其取材部位较深，对肾小球硬化和动脉血管病变的判断更为准确。依照移植肾 Banff 活检诊断标准中对合格的肾穿刺活检标本的要求，穿刺供肾组织标本中肾小球≥10 只和小动脉分支≥2 支，以便于准确评估。

（2）供肝病理标本的获取方法：供肝病理标本的获取方法主要采用楔形活检。通常在供肝获取后或移植前供肝修整时于肝左叶或右叶肝缘部位取材楔形活检组织。楔形病理标本的大小约为 1.0cm×1.0cm×0.3cm。也可采用供肝穿刺针活检 2 条组织，其组织条各长度≥1.5cm。活检肝组织至少应含有 10 个门管区结构，以便于准确评估。

捐献供肾、供肝等人体捐献器官通过楔形活检或穿刺活检获取标本后，后续可通过冷冻切片或快速石蜡切片予以制片和显微镜下的组织病理学评估。其中，冷冻切片技术操作耗时短，仅约需 30min，但由于技术因素，使得供肾的肾小管-间质的细胞形态学结构或者供肝的肝细胞水肿或脂肪变性的形态结构保存欠佳，不利于精确地判断相应病变；而快速石蜡切片则对组织和细胞形态保存良好，更有利于精确地观察组织细胞的结构变化，尤其缺血损伤所致的供肾肾小管上皮细胞水肿及坏死和供肝的大泡性脂肪变，但其技术操作耗时略长，需要 2~3h，增加了当班病理技术人员的工作强度。

同时，要注意对于获取的供肾活检标本保留电镜标本，以备后续的电镜观察，协助临床明确供肾是否具有携带性的肾病，以及便于与移植肾术后的复发性或新发性肾病相鉴别。

（三）人体捐献器官病理标本获取的技术规范

1. 人体捐献供肾标本获取的技术规范

穿刺针活检的部位可以选择供肾上极或下极部位，以近 45°角度穿刺进入肾皮质层获取肾实质组织。穿刺可以采用 Tri-cut 切割方式或负压抽吸方式，其中以前者应用最多。穿刺针直径推荐以 16G 为佳，儿童供肾可以使用 18G。穿刺活检肾组织为长条形，长为 1~2cm，直径为 0.5~1mm。穿刺后，对穿刺点予以仔细缝合和压迫止血。

为保证穿刺活检标本的代表性及病理评估的准确性，建议：①分别对两侧供肾均实施穿刺活检病理学评估；②推荐在每侧供肾的两点不同部位穿刺活检取得两条肾组织，以增加活检标本的代表性和评估的准确性；③注意穿刺针的进针角度约为 45°，以避免穿刺针角度与肾被膜平行而穿刺过浅，仅为肾被膜浅层肾组织标本，或穿刺针角度与肾皮质垂直而穿刺过深，不仅伤及皮髓质交界部位血管导致动静脉瘘或肾盂出血，而且未能取得皮质部位肾组织；④对于两条肾穿刺组织，应肾小球≥20 个；对于一条肾穿刺组织，应肾小球≥10 个。穿刺活检的优点为取材部位较深，可以避免肾被膜下肾皮质浅层部位肾小球硬化略多，而导致判断硬化肾小球比例偏高的弊端，而且可以取得皮质深部的小动脉血管分支，有利于比较准确地判断动脉血管病变。其缺点为容易损伤肾脏深部的动脉血管引发出血并发症，而且其取得的肾小球数量较之楔形活检明显偏少。

2. 人体捐献供肝标本获取的技术规范

无论是供肝楔形活检或者穿刺针活检，满意的供肝活检病理标本应含有≥10 个门管区；基本满意的标本应含有 5~9 个门管区；不满意的供肝标本则≤4 个门管区，由于其门管区数量极少，会影响病理诊断的可靠性与准确性，建议临床及时再次肝活检。

二、人体捐献器官病理标本保存的技术流程

（一）人体捐献器官病理标本保存的标准流程

1. 人体捐献器官中供肾病理标本分切的标准流程

获取的人体捐献供肾穿刺针活检的标本需要留取电镜、免疫荧光和光镜标本时，需要对穿刺标本予以分切。分切的基本原则是：最先分切电镜标本，以保存电镜标本的细微结构，电镜标本至少需要一至数个肾小球结构；随后分切保留免疫荧光标本，需有 2~3 个肾小球；最后大部分组织保留作为光镜检查的肾组织，应含有较多的肾小球。推荐的穿刺肾组织标本分切的方法有以下几种：LM，光学显微镜标本；IF，免疫荧光显微镜标本；EM，电子显微镜标本。

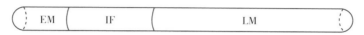

移植肾穿刺活检组织标本分切方式 1

（图示于皮质端取 2mm 作电镜标本，4mm 做免疫病理标本
其余部分用作光镜标本）

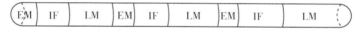

移植肾穿刺活检组织标本分切方式 2

（图示自皮质端依次割为 1mm、2mm、4mm 的数段，然后依次
隔段分作 3 堆，以分别进行电镜、免疫病理及光镜检查。这
种分割法可以保证各种检查的标本中均可能包含肾小球）

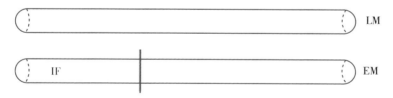

移植肾穿刺活检组织标本分切方式 3

（若取得的标本细而且短，则应及时考虑重穿，各条标本分作光镜、免疫
病理及电镜的检查；或可将第二针的活检组织分为荧光和电镜标本）

2. 人体捐献器官中供肾活检中电镜标本保存的标准流程

捐献器官尤其是捐献供肾的穿刺针活检标本中保留电镜标本，对于移植术后协助明确供肾是否携带有特定肾病，它是不可缺少的依据。电镜标本取材应遵循的原则是：①优先取材：先于光镜及免疫荧光的取材；②动作轻柔：用锋利刀片切取穿刺肾组织，避免剪切和用力镊夹、挤压和拉扯对标本造成人为的机械损伤；③部位准确：为保证获取到肾小球

结构，应切取肾组织皮质端 1mm×1mm×1mm 大小 2 块或者 1mm×1mm×2mm 大小 1 块为宜，对于捐献供肾活检标本，电镜观察的主要对象之一是肾小球，故电镜送检材料中至少应含有 1~2 个肾小球；④及时固定：分切的捐献供肾电镜标本应在离体后尽快在 1 分钟内投入 4℃预冷的 2.5%戊二醛缓冲固定液中固定，以最大限度地保存肾组织在体时的超微结构。标本固定是整个标本处理过程中非常关键的一步。及时、正确地固定，不仅可以使组织、细胞的超微结构保持其原始状态，而且也为后续标本制备工作创造了良好条件。建议穿刺后就地进行电镜标本的分割和固定。不提倡用生理盐水纱布包裹穿刺标本及运送，如未及时固定，极易导致肾组织中细胞成分肿胀而影响细微结构的电镜观察。配制好的戊二醛固定液应放 4℃冰箱保存，一般保存时间不宜过长。临用时对光检查，如固定液为无色透明状，可以使用；如固定液变黄或浑浊，则不宜使用。电镜标本在 4℃或室温下戊二醛固定液内固定 2h 后，常温下送检即可。注意避免将电镜标本置于冰箱冷冻室中冻存或在送检途中将标本管直接与冰块接触。由于国内具备电镜诊断能力的医院仍有限，推荐利用快递服务异地送检，但要注意标本一定要置电镜固定液中，并将瓶口封牢，以避免运输途中固定液流失而致组织干涸，随标本附上详细的病史资料，供诊断时参考。

3. 人体捐献器官病理标本冷冻切片及其病理标本保存的标准流程

为良好保存捐献器官活检标本的组织细胞形态，如果是采用冷冻切片的方法进行后续的组织病理学评估，获取的捐献器官标本必须立即进行冷冻，使组织温度快速降温，减少细胞内冰晶形成。可采用将获取的新鲜供肾或供肝组织置于拧干水分且预冷的生理盐水纱布内，且将包裹有活检组织的纱布置于冰桶内快速送检，在此期间，活检组织不得接触其他任何化学试剂或冰水等液体，以避免组织变性或人为造成的冰晶形成。病理实验室收到标本后，立即将标本置恒冷冷冻切片机内的标本冷冻头上，并以 OCT 胶固定冷冻 30min，随后以 5~10μm 厚度连续切片；切制好的冷冻切片置 4℃丙酮内固定 5min，随后自然风干，随后进行相应染色；也可以采用液氮速冻切片法，即将获取的活检组织标本置于塑料标本小盒内，并充填适量 OCT 胶，然后将该组织标本小盒置盛有液氮的小杯上，使其底部接触液氮，大约 20s 组织即迅速冻结成块，然后将冻结的组织块置恒冷切片机内进行上述冷冻切片即可。

4. 供肾活检快速石蜡切片病理标本保存的标准流程

供肾的穿刺针活检标本体积细小，需将组织标本及时固定于盛有足够固定液的玻璃小瓶中，固定液的体量须为组织的 10~15 倍，以确保充分固定，并可在标本瓶底垫以棉花，使标本位于固定液体的中部，以使固定液能均匀渗入组织内部。放入固定液中的移植物组织，仅需置室温或 4℃冰箱中存放即可，避免冰冻保存，以免因液体结冰及冰晶形成使得组织细胞结构被破坏。供肾活检快速石蜡切片中使用的固定液主要为 10%中性福尔马林固定液或 Bouin's 固定液，在此简介。

（1）10%福尔马林固定液：以 100mL 的 10%中性缓冲福尔马林固定液配制为例，其配方为 40%甲醛液 10mL，磷酸二氢钠 0.4g，磷酸氢二钠 0.65g，加入蒸馏水 90.00mL。

（2）Bouin's 固定液：以 110mL Bouin's 固定液配制为例，其配方为饱和苦味酸 150.00mL，甲醛 50.00mL，冰醋酸 10.00mL。

结合我国人体捐献器官移植的实际情况，以及现有的捐献器官组织病理学评估的经验，推荐对人体捐献供肾采用穿刺活检+快速石蜡切片或冷冻切片的技术组合模式，特别对于以下情况建议首先考虑快速石蜡切片，包括：①具有糖尿病、高血压病史的 ECD 供者的供肾，需准确判断血管病变及其狭窄程度时；②供者大量蛋白尿、疑有原发性肾脏病史及其他可能累及肾脏的系统性疾病时；③高度怀疑肾实质感染，如细菌、真菌、结核菌感染时；④供者少尿、无尿或经历心脏复苏、低血压等，需要准确判断肾小管损伤程度时；⑤其他边缘供者需要病理提供更准确的组织学依据时。对于人体捐献供肝推荐采用楔形活检+快速石蜡切片或冷冻切片的技术组合模式，对于捐献供肝获取时大体肉眼观察有显著脂肪变改变者，为明确脂肪变肝细胞的准确比例，推荐采用快速石蜡切片，以便明确。

（郭晖，熊艳，郭文治，李新长）

第十节　病原宏基因组检测标本采集技术流程

一、血液标本

血液是来自无菌部位的标本，血液微生物检测可以为临床进行血流感染和其他部位感染的诊断提供有力依据。尤其在感染部位不明时，可考虑送检血液样本，建议以下情况可选择血液样本作为诊断参考。

（一）临床采样指征

1. 菌血症

患者出现以下情况之一，且不能排除细菌、真菌血流感染时，应考虑菌血症：①患者出现发热（≥38℃）或低温（≤36℃），或寒战；②白细胞计数增多（计数>10.0×10^9/L，特别有"核左移"现象出现时，即可见未成熟的白细胞或杆状核白细胞），中性粒细胞增多；③白细胞计数减少（计数<3.0×10^9/L）；④有皮肤黏膜出血、昏迷、多器官衰竭、休克等全身感染症状体征；⑤1,3-β-D 葡聚糖检测（G 试验）阳性，或半乳糖甘露醇聚糖抗原检测（GM 试验）≥0.5 等。

当患者发病伴有以下情况之一时，应重点怀疑菌血症：①医院获得性肺炎；②留置中心静脉导管（CVC）、经外周静脉导管（PICC）、血透管等血管导管大于 48h；③有免疫缺陷伴全身感染症状；④血液病患者出现中性粒细胞减少伴发热，患者外周血中性粒细胞绝对计数（ANC）<0.5×10^9/L 或预计 48h 后 ANC<0.5×10^9/L；严重中性粒细胞缺乏：ANC<0.1×10^9/L；发热：口腔温度单次≥38.3℃（腋温≥38.0℃）或≥38.0℃（腋温≥37.7℃）持续超过 1h。

2. 感染性心内膜炎

凡原因未明的发热，持续在 1 周以上，伴有心脏杂音或心脏超声发现赘生物，或原有心脏基础疾病、人工心脏瓣膜植入患者，均应多次进行血流感染的相关检测。

3. 导管相关血流感染

患者带有血管内导管或者拔除导管未超过48h，导管周围出现明显的红肿、渗出、触痛、硬结等感染症状，出现发热（>38℃）、寒战或低血压等全身感染表现，或其他不能排除由血管内导管引起的感染时，应多次进行血流感染的相关检测。

（二）标本采集时间、部位和操作要求

1. 菌血症

（1）尽可能在患者寒战开始时，发热初期和高峰期来之前采集。

（2）尽可能在使用抗菌药物治疗前采血；如患者已经使用抗菌药物治疗，则应在下一次用药之前采集。

（3）采血部位：通常为肘静脉，切忌在静滴抗菌药物的静脉处采血。除非怀疑有导管相关的血流感染，否则不应从留置静脉或动脉导管取血，因为导管常伴有定植菌存在。

（4）皮肤消毒：为减少皮肤表面定植菌等造成的污染，在穿刺前，应对皮肤进行充分消毒并干燥，以减少假阳性。

（5）避免在静脉留置导管连接处采血标本，避免标本污染。

2. 感染性心内膜炎

（1）建议在经验用药前30min内采集。

（2）怀疑左心心内膜炎时，采集动脉血提高检测阳性率。

3. 导管相关血流感染

建议分别从外周静脉和导管各采集1份标本，在采血管上标注采集部位，同时检测。

（1）用75%酒精擦拭静脉穿刺部位待30s以上。

（2）用一根碘酊或碘伏棉签消毒皮肤（1%~2%碘酊30秒或10%碘伏消毒60s），以采血点为圆心，自内向外螺旋环绕，直径5cm消毒，无遗漏缝隙，不逆转方向，同时旋转消毒棉签，待干。

（3）用75%酒精脱碘。

严格执行上述消毒后，可行静脉穿刺采血。注意对碘过敏的患者，只能用75%酒精消毒，消毒60s，待穿刺部位酒精挥发干燥后穿刺采血。

（三）标本容器要求

1. BCT管静脉血

（1）未使用的BCT管，应在常温18~30℃（禁止冷冻）、无腐蚀性气体和通风良好的洁净室内保存，保质期内使用（1年）。

（2）准备采血管，取受检者静脉血，抽血时避免溶血。

（3）采血后，立即温和地上下颠倒保存管，混匀10次，充分混匀血样与保护剂。不充分混合、混匀太剧烈或延迟混合，均可能对保护效果和检测结果造成影响。

（4）样本转运和保存：标本留取后应置于常温（4~30℃）环境中，4h内送检，外省市

4h 内邮寄；全程样本禁止直接接触冰袋。

　　2. EDTA 管静脉血

　　强烈建议使用检测配套的 BCT 管采集标本，若未使用本检测配套的 BCT 管采样，而使用 EDTA 抗凝管采集，则需要 8h 内进行血浆分离（3000rpm 或 1000g 离心 10min），并干冰运输。因肝素抗凝管不适用于分子生物学检测，故禁止使用肝素抗凝管采集血液或其他标本。

二、呼吸道标本

　　呼吸道感染分为上呼吸道感染和下呼吸道感染。不同部位的感染病原菌差异较大，上呼吸道感染多以病毒为主，下呼吸道感染病原菌多样，选择合适的标本尤为重要，因为标本很容易受到口咽部菌群的污染，导致检测结果与临床不符，误导临床诊断与治疗。

（一）临床采样指征

　　1. 咽拭子标本

　　患者出现突发性咽痛、扁桃体肿大、颈部或颌下淋巴结肿痛，常伴有发热，通常无咳嗽和明显的鼻溢。上呼吸道多以病毒感染为主，咽拭子标本仅用于诊断上呼吸道感染。

　　2. 痰液标本

　　痰液标本仅用于下呼吸道感染，主要是肺部感染的诊断。但它不是诊断肺部感染的最佳标本。肺泡灌洗液或经气管吸取物的标本检测结果更加准确。

　　患者出现咳嗽、脓性痰，伴有发热，影像学检查出现新的或扩大的浸润影；气道开放，出现脓痰或血性痰；考虑下呼吸道感染者，采集痰液标本。

　　3. 支气管镜-肺泡灌洗液（BALF）

　　对于疑似肺炎，如有机会，可行支气管镜检查时，可同时采集肺泡灌洗液标本。

　　4. 气道吸取样本

　　有气管插管或气管切开等人工气道患者，可通过吸痰管从气道吸取标本。

（二）标本采集要求

　　1. 咽拭子标本

　　取出咽拭子中的无菌长棉签，轻柔地擦拭两侧腭弓和咽、扁桃体上的分泌物，务必多擦拭几次，保证拭子每个面均沾上分泌物，采集后立即放入采样密封管中，采集后立即送检。在管壁上填写样品编码及患者姓名，字迹需清晰，不易被涂擦，并核对患者信息。

　　样本转运和保存：标本留取后应立即置于-20℃以下冰箱暂存，4h 内送检；送检温度要求-20℃以下转运，长期保存应置于-80℃冰箱保存，禁止反复冻融。

　　2. 痰液

　　无痰或少痰患者：可用经 45℃加温 100g/L 氯化钠水溶液雾化吸入，促使痰液易于吸出。

　　在管壁上填写样品编码及患者姓名，字迹需清晰，不易被涂擦，并核对患者信息。

　　样本转运和保存：标本留取后应立即置于-20℃以下冰箱暂存，4h 内送检；送检温度要求-20℃以下转运，长期保存应置于-80℃冰箱保存，禁止反复冻融。

3. 肺泡灌洗液

部位选择：病变局限者建议通过 HRCT 选择病变段；弥漫性病变通常选择右肺中叶（B4、B5 段）或左上叶舌段。

局部麻醉：在灌洗的肺段经活检孔注入 2% 利多卡因 1~2mL，行灌洗肺段局部麻醉。静脉复合麻醉的患者如仍有强烈的气道反应，同样可注入 2% 利多卡因 1~2mL。

注入生理盐水：支气管镜顶端嵌顿在目标支气管段或亚端开口后，经操作孔道快速注入 37℃ 或室温无菌生理盐水，总量为 60~120mL，分次注入（每次 20~50mL）。

负压吸引：注入生理盐水后，立即选用合适的负压（一般推荐低于 100mmHg）吸引获取肺泡灌洗液，总回收率≥30% 为宜。

肺泡灌洗液收集：回收液中包含约 10mL 支气管末梢和肺泡中的分泌物；弃去前段可能污染的部分，收集其余部分至少约 10mL 以上立即送检。

标本回收于无菌、干燥、洁净的无菌管中。拧紧管盖，检查无漏液后，使用封口膜封好。在管壁上填写样品编码及患者姓名，字迹需清晰，不易被涂擦，并核对患者信息。

样本转运和保存：标本留取后应立即置于-20℃以下冰箱暂存，4h 内送检；送检温度要求-20℃以下转运，长期保存应置于-80℃冰箱保存，禁止反复冻融。

4. 气道吸取标本

通过气管内插管将一次性无菌吸痰管推进呼吸道直至遇到后开始抽吸。送检体积要求 5mL 以上，标本采集于无菌、干燥、洁净的无菌管中，拧紧管盖，检查无漏液后，使用封口膜封好。在管壁上填写样品编码及患者姓名，字迹需清晰，不易被涂擦，并核对患者信息。

样本转运和保存：标本留取后应立即置于-20℃以下冰箱暂存，4h 内送检；送检温度要求-20℃以下转运，长期保存应置于-80℃冰箱保存，禁止反复冻融。

三、体液标本

（一）脑脊液

脑脊液检测是诊断中枢神经系统感染最主要的检验。

1. 临床采样指征

临床出现不明原因的头痛、发热、脑膜刺激征（颈强直、克氏征、布氏征阳性）、脑神经病理征象，脑积水，脑性低钠血症等症状，怀疑中枢神经系统感染时建议送检脑脊液标本。

2. 样本采集

怀疑患者细菌性脑膜炎时，应立即采集脑脊液和血标本，应在抗菌药物使用前采集。怀疑分枝杆菌、隐球菌或慢性脑膜炎时，可能需多次采集脑脊液标本。如怀疑存在颅内压增高时，应先行检查头颅 CT。

样本由临床医师采集，严格执行无菌操作。消毒采集部位皮肤，通常在第 3、4 腰椎或第 4、5 腰椎间隙插入带有管芯针的空针，进针至蛛网膜间隙，拔去管芯针，收集脑脊液，为防止污染，建议第二管以后的脑脊液送检。脑脊液采集量不低于 1mL。尽可能多收集脑脊液，可以提升阳性检出率，尤其是针对真菌和分枝杆菌。

标本采集于无菌、干燥、洁净的无菌管中，拧紧管盖，检查无漏液后，用封口膜封好。在管壁上填写样品编码及患者姓名，字迹需清晰，不易被涂擦，并核对患者信息。

3. 样本转运和保存

标本留取后应立即置于-20℃以下冰箱暂存，4h内送检；送检温度要求-20℃以下转运，长期保存应置于-80℃冰箱保存，禁止反复冻融。

（二）胸水

胸水以细菌性胸膜炎最为常见，也可见于膈下炎症、肺结核、肺炎、肺结核等疾病。低蛋白或肿瘤性疾病也可以引起的胸腔积液。

1. 临床采样指征

患者听诊、影像学检查发现胸腔积液，胸腔穿刺后发现胸腔积液浑浊、乳糜性、血性或脓性，考虑感染性胸腔积液（肺结核、肺炎、胸膜炎）患者建议送检。

2. 标本采集要求

尽可能在抗菌药物使用前采集。由临床医师进行浆膜腔穿刺术采集；严格执行无菌操作。通过影像学或叩诊定位穿刺部位，消毒穿刺部位皮肤，麻醉穿刺部位，用中空孔针穿刺至胸膜腔内，抽取胸水标本，送检第2管及以后的标本用于病原检测，送检体积要求10mL以上。

标本采集于无菌、干燥、洁净的无菌管中，拧紧管盖，检查无漏液后，用封口膜封好。在管壁上填写样品编码及患者姓名，字迹需清晰，不易被涂擦，并核对患者信息。

3. 样本转运和保存

标本留取后应立即置于-20℃以下冰箱暂存，4h内送检；送检温度要求-20℃以下转运，长期保存应置于-80℃冰箱保存，禁止反复冻融。

（三）腹水

腹腔积液分为漏出液和渗出液，渗出液多由感染引起，常见细菌、结核分枝杆菌、厌氧菌感染。

1. 临床采样指征

出现但不局限于发热、腹胀、腹部疼痛、压痛、反跳痛；并经影像学检查发现腹腔内积液者。

2. 样本采集

尽可能在抗菌药物使用前采集。由临床医师进行浆膜腔穿刺术采集；严格执行无菌操作。可由超声定位。消毒采集部位皮肤，麻醉穿刺部位，用中空孔针穿刺，抽取腹水，送检第2管及以后的标本用于病原学检测。送检体积要求10mL以上。

标本采于无菌、干燥、洁净的无菌管中，拧紧管盖，检查无漏液后，用封口膜封好。在管壁上填写样品编码及患者姓名，字迹需清晰，不易被涂擦，并核对患者信息。

3. 样本转运和保存

标本留取后应立即置于-20℃以下冰箱暂存，4h内送检；送检温度要求-20℃以下转运，长期保存应置于-80℃冰箱保存，禁止反复冻融。

（四）关节积液

感染是导致关节滑膜炎一个主要原因，常见细菌感染，偶见病毒、真菌、分枝杆菌感染。

1. 临床采样指征

影像学发现关节腔积液，伴有关节肿胀、疼痛，活动受限，病因不明、治疗无效，怀疑感染性关节炎应送检。

2. 样本采集

尽可能在抗菌药物使用前采集。关节腔穿刺应由有经验的临床医师在严格的无菌操作下进行。严格的皮肤消毒，局部麻醉穿刺部位，中空针头穿刺入关节腔，尽可能多地抽取关节液标本。送检体积要求 5mL 以上。

标本采集与无菌、干燥、洁净的无菌管中，拧紧管盖，检查无漏液后，用封口膜封好。在管壁上填写样品编码及患者姓名，字迹需清晰，不易被涂擦，并核对患者信息。

3. 样本转运和保存

标本留取后应立即置于-20℃以下冰箱暂存，4h 内送检；送检温度要求-20℃以下转运，长期保存应置于-80℃冰箱保存，禁止反复冻融。

（五）尿液

泌尿系统感染可分为单纯性尿路感染、复杂性尿路感染及尿脓毒血症，诊断主要通过采集尿液标本进行微生物学检测。尿液标本通常是无菌的或有暂时性少量定植菌存在。在标本采集过程中，应避免尿液被尿道或尿道周围的正常菌群污染。

1. 临床样本指征

尿常规结果提示泌尿系感染时；留置导尿管患者出现发热时应送检。无症状的患者不建议常规进行尿标本的感染检测。

2. 样本采集

清洁中段尿样是泌尿系感染诊断的主要标本；避免采集过程中周围皮肤黏膜及尿道定植菌的污染，是标本采集的关键。尽可能在未使用抗菌药物前送检，晨尿最佳。

具体采集方法如下：

导尿管采集尿液：因存在着极大的污染可能，禁止从集尿袋中采集标本，可直接穿刺导尿管近端侧壁采集尿液标本。具体操作如下：夹闭导尿管不超过 30min；用酒精棉球消毒清洁导管近端采样部位周围外壁；将注射器针头穿刺进入导管腔，抽吸出尿液；收集的尿液置于无菌尿管中；检查管盖是否密封，避免洒溢。

耻骨上膀胱穿刺尿：应采用耻骨上膀胱穿刺。消毒脐部至尿道之间区域的皮肤；对穿刺部位进行局部麻醉；在耻骨联合和脐部中线部位将针头插入充盈的膀胱；用无菌注射器从膀胱吸取尿液；无菌操作将尿液转入无菌螺口管，尽快送至实验室检测。

3. 样本转运和保存

标本留取后应立即置于-20℃以下冰箱暂存，4h 内送检；送检温度要求-20℃以下转运，长期保存应置于-80℃冰箱保存，禁止反复冻融。

四、皮肤、软组织标本

（一）临床采样指征

皮肤及软组织感染（SSTI）是致病菌侵犯表皮、真皮和皮下组织引起的炎症性疾病。皮肤及软组织感染包括烧伤创面感染、手术后切口感染、急性蜂窝织炎、外伤感染、咬伤感染及褥疮感染等。对大多数开放性损伤感染部位的取样，应在清洁创面后，在无菌条件下于深层基底或病变中心及边缘取样。

1. 烧伤创面感染标本

由于烧伤的早期创面无菌，烧伤后12h勿采集标本。当患者出现发热、创面恶化时，考虑采样。

2. 脓肿样本

皮肤或皮下脓肿受累部位出现红、肿、热、痛，需手术切开引流时；深部脓肿表现为局部疼痛和触痛并伴有全身症状，发热、乏力食欲减退等；创伤或手术部位感染。

（二）标本采集要求

1. 烧伤创面感染标本

首先应用无菌生理盐水或注射用水清洁创面。

表面拭子：采用无菌棉拭子用力刮取创面边缘及深部，置无菌管内，封闭管口。

组织标本采取：在无菌条件下，切取深度烧伤痂下组织，以0.3~0.5g为宜。

标本采集于无菌、干燥、洁净的无菌管中，拧紧管盖，检查无漏液后，用封口膜封好。在管壁上填写样品编码及患者姓名，字迹需清晰，不易被涂擦，并核对患者信息。

样本转运和保存：标本留取后应立即置于-20℃以下冰箱暂存，4h内送检；送检温度要求-20℃以下转运，长期保存应置于-80℃冰箱保存，禁止反复冻融。

注意：在采集表面拭子或组织活检标本之前，应对创面彻底清洁，且未局部应用抗菌药物。

2. 脓肿样本

开放性脓腔：需进行清创。用无菌生理盐水清洁创面，用拭子采集深部伤口或溃疡基底部的分泌物，至少采集两个拭子或剪取深部病损边缘的组织。

封闭的脓肿：对病灶局部的皮肤或黏膜表面彻底消毒，用注射器抽取脓液，放入无菌容器内；或将脓肿切开引流后，取脓肿壁的一部分送检。

瘘管或窦道脓液：最好在外科探查时采集最深处组织。

标本均采集于无菌、干燥、洁净塑料冻存管，拧紧管盖，检查无漏液后，用封口膜封好。在管壁上填写样品编码及患者姓名，字迹需清晰，不易被涂擦，并核对患者信息。

样本转运和保存：标本留取后应立即置于-20℃以下冰箱暂存，4h内送检；送检温度要求-20℃以下转运，长期保存应置于-80℃冰箱保存，禁止反复冻融。

建议：在使用抗菌药物前采集样本，出现发热、寒战等全身感染症状者建议同时送检血标本检测。

五、器官保存液

供体器官灌注液与保存液的感染评估是器官移植预防治疗的重要依据。

临床医生抽取器官保存液 10mL 以上，采集于无菌、干燥、洁净塑料冻存管，拧紧管盖，检查无漏液后，用封口膜封好。在管壁上填写样品编码及患者姓名，字迹需清晰，不易被涂擦，并核对患者信息。

样本转运和保存：标本留取后应立即置于-20℃以下冰箱暂存，4h 内送检；送检温度要求-20℃以下转运，长期保存应置于-80℃冰箱保存，禁止反复冻融。

六、组织

1. 外科手术采集的组织标本

谨慎处理组织标本，因其很重要、很难获取。采集足够量的组织标本，微生物学检验所需的标本量≥1mm³ 为宜。选择合适的采样方法以区别污染和真正的感染，组织标本应采集自感染部位。

标本采集于无菌、干燥、洁净的无菌管中，无需加入任何保存液；拧紧管盖，用封口膜封好，立即送检。在管壁上填写样品编码及患者姓名，字迹需清晰，不易被涂擦，并核对患者信息。

样本转运和保存：标本留取后应立即置于-20℃以下冰箱暂存，4h 内送检；送检温度要求-20℃以下转运，长期保存应置于-80℃冰箱保存，禁止反复冻融。

2. 经支气管镜肺活检的组织标本

患者平卧位，局部麻醉。经鼻导入支气管镜到达病变所在的肺段或亚段后，将活检钳插入所选择的亚段支气管内，穿过支气管壁至病变区。打开活检钳推进少许，在患者呼气末关闭活检钳获得标本，缓缓推出。

标本采集于无菌干燥、洁净管中，无需加入任何保存液；拧紧管盖，用封口膜封好。在管壁上填写样品编码及患者姓名，字迹需清晰，不易被涂擦，并核对患者信息。

样本转运和保存：标本留取后应立即置于-20℃以下冰箱暂存，4h 内送检；送检温度要求-20℃以下转运，长期保存应置于-80℃冰箱保存，禁止反复冻融。

3. CT 引导下经皮穿刺肺活检组织标本

根据 CT 显示病变的部位选择相对舒适的体位。确定穿刺点、进针方向、角度及深度，根据病灶位置选定穿刺针的型号和长度。穿刺点常规消毒，待消毒剂彻底挥发后，行局部麻醉至胸膜，保留针头，再次局部扫描确认进针深度。在患者屏气时快速进针至病灶后再次对病灶扫描，当穿刺针尖达到预定位置后切割取材。切割获得（1.0～2.0）cm×0.1cm 大小的组织标本，标本采集于无菌干燥、洁净管中，无需加入任何保存液；拧紧管盖，用封口膜封好，立即送检。在管壁上填写样品编码及患者姓名，字迹需清晰，不易被涂擦，并核对患者信息。

样本转运和保存：标本留取后应立即置于-20℃以下冰箱暂存，4h内送检；送检温度要求-20℃以下转运，长期保存应置于-80℃冰箱保存，禁止反复冻融。

4. 心律植入装置感染标本(囊袋组织、赘生物、起搏器)

行起搏器拔除术，切开囊袋部位，采用无菌操作来采集培养标本。取样前不要应用抗微生物药物对囊袋内进行清创消毒。

囊袋组织：打开囊袋后，用新更换的无菌工具取囊袋内组织块约2cm^2，放入带螺帽无菌容器中，加入适量生理盐水，浸没囊袋组织，旋紧螺帽，立即送检。

心律植入装置：起搏器、导线等心律植入装置也可以作为标本送培养。将术中拔除的起搏器和导线立即放入螺帽无菌容器中，无需加入任何保存液；送至实验室检验。

赘生物：对于导线上附着的赘生物，可将其连带导线一齐剪下，放入带螺帽无菌容器中，无需加入任何保存液，旋紧螺帽，立即送检。

对于导线这类细长标本，从患者体内拔出后，应尽快放入无菌容器中，无需加入任何保存液；全过程中避免导线不慎触到手术台、患者皮肤等部位。

拧紧上述管盖，用封口膜封好，立即送检。在管壁上填写样品编码及患者姓名，字迹需清晰，不易被涂擦，并核对患者信息。

样本转运和保存：标本留取后应立即置于-20℃以下冰箱暂存，4h内送检；送检温度要求-20℃以下转运，长期保存应置于-80℃冰箱保存，禁止反复冻融。

5. 石蜡包埋/切片组织标本

切取10~15张石蜡包埋标本切片。保存时间半年以内，每张面积大于10mm×10mm，厚度为5~10μm，用载玻片盒或EP管保存。如果标本过小，应酌情增加送检样品数量。常温保存及运输。

七、骨关节感染标本(关节液、关节组织及超声波震荡液)

(一)临床采样指征

关节液与关节组织样本：影像学发现关节腔积液，伴有关节肿胀、疼痛，活动受限，病因不明、治疗无效，怀疑感染性关节炎应送检。

假体关节感染(PJI)相关标本：假体超声震荡处理通常使用液体体积极大，病原载量极低，mNGS检出率低，不建议送检，建议送检感染灶处的脓肿或积液。若假体上存有赘生物或临床高度关注假体上的病原，建议用拭子用力擦拭假体表面，刮取赘生物。

(二)样本采集

关节液与关节组织样本：关节腔穿刺应由有经验的临床医师在严格的无菌操作下进行。严格皮肤消毒，局部麻醉穿刺部位，中空针头穿刺入关节腔，尽可能多地抽取关节液标本。送检体积要求1mL以上。若取组织标本，则需要采集4~5块不同部位的组织，总标本量要求 0.2g（绿豆粒大小）以上。

标本采集于无菌干燥、洁净管中，无需加入任何保存液；拧紧管盖，检查无漏液后，用封口膜封好，立即送检。在管壁上填写样品编码及患者姓名，字迹需清晰，不易被涂擦，并核对患者信息。

样本转运和保存：标本留取后应立即置于-20℃以下冰箱暂存，4h内送检；送检温度要求-20℃以下转运，长期保存应置于-80℃冰箱保存，禁止反复冻融。

八、厌氧菌标本

（一）临床采样指征

厌氧菌是正常菌群的主要组成部分，它可以引起人体任何组织和器官的感染。厌氧菌感染一般有腐臭分泌物、感染涉及邻近黏膜表面的，例如上呼吸道、消化道、女性生殖道，最后是已经形成了脓肿。

（二）样本采集

标本应从正常无菌部位或通过严格无菌技术采集，血液、胸腔液、腹腔液、心包液、关节液、胆汁、脑脊液及通过外科无菌手术抽出的脓液等，与常规取样方法相同。重要原则是：标本绝对不能被正常菌群所污染。

肺部：肺部分泌物可经气管在环甲膜平面以下抽取，或用纤维支气管镜。带有保护取样刷不被正常菌群污染的套管，将取样刷剪下，放入无菌保存管。

胸腔：直接胸腔穿刺。

脓肿：封闭性脓肿用无菌空针抽取。如已破溃，用无菌棉拭子擦去表面脓液，取深部分泌物，可参考皮肤软组织感染分泌物取样方式。

女性生殖道：消毒阴道，从后穹隆穿刺，取脓液。若取子宫分泌物，则用无菌导管抽取，导管外套以一个保护膜套管，插入子宫后才戳穿保护膜套管，在子宫内取标本。

窦道或深部伤口：用空针连着导管，尽可能深入抽取。伤口底部、边缘和窦道壁上刮下来的组织也是很好的标本，更能反映感染的细菌。若标本量太少，可适当加少量无菌盐水，冲洗后再吸出。

血液标本：毛囊和皮脂腺深部的丙酸杆菌易造成污染。用碘酊消毒后必须等一定时间，不要立即抽血。采集量要求与前文各样本类型要求一致。

样本转运和保存：血液样本应标本留取后应置于常温（4~30℃）环境中，4h内送检；全程样本禁止直接接触冰袋。无菌标本留取后应立即置于-20℃以下冰箱暂存，4h内送检；送检温度要求-20℃以下转运，长期保存应置于-80℃冰箱保存，禁止反复冻融。

（徐智高，明英姿，孙煦勇，武小桐）

◎ 参考文献

[1] 中华医学会器官移植学分会, 中国医师协会器官移植医师分会. 中国公民逝世后捐献供器官功能评估和维护专家共识(2016版)[J]. 中华移植杂志(电子版), 2016, 10(04): 145-153.

[2] Meyfroidt G, Gunst J, Martin-Loeches I, et al. Management of the brain-dead donor in the ICU: General and specific therapy to improve transplantable organ quality[J]. Intensive Care Med, 2019; 45(3): 343-353.

[3] 朱明辉, 朱骏昌, 殷珺妹, 等, 心肌缺血患者再灌注损伤的发生机制及临床治疗[J]. 医学信息, 2022, 35(13): 49-52.

[4] Muller E. Management of the potential organ donor in the ICU: Society of Critical Care Medicine/American College of Chest Physicians/Association of Organ Procurement Organizations Consensus Statement[J]. Crit Care Med, 2015, 43: 1291-1325.

[5] 夏欣华, 张紫君, 王宇霞, 等. 预防呼吸机相关性肺炎集束化护理方案的构建[J], 中华护理杂志, 2021, 56(3): 353-359.

[6] 中华医学会器官移植学分会. 尸体器官捐献供体及器官评估和维护规范(2019版)[J]. 器官移植, 2019, 10(03): 253-262.

[7] Nure E, Lirosi M C, Frongil F, et al. Over extended criteria donors: Experience of an Italian Transplantation Center[J]. Transplant Proc, 2015, 47(7): 2102-2105.

[8] Ian Conrick-Martin, Alan Gaffney, Rory Dwyer, et al. Intensive Care Society of Ireland-Guidelines for management of the potential organ donor (2018-2nd edition)[J]. Irish Journal of Medical Science, 2018, 188(4): 1111-1118.

[9] Hirao H, Nakamura K, Kupiec-Weglinski J W. Liver ischemia-reperfusion injury: A new understanding of the role of innate immunity[J]. Nat Rev Gastroenterol Hepatol, 2022, 9(4): 240-256.

[10] 闵小彬, 郭志刚. 重型颅脑创伤患者继发应激性溃疡的机制及治疗研究进展[J]. 医疗装备, 2021, 34(8): 191-192.

[11] 李爽, 包宇实. 缺血再灌注急性肾损伤机制研究进展[J], 医学综述, 2020, 26(19): 3848-3853.

[12] Citerio G, Cypel M, Dobb G J, et al. Organ donation in adults: Acritical Care perspective[J]. Intensive Care Med, 2016, 42(3): 305-315.

[13] 胡晓燕, 叶啟发, 李建国, 等. 公民逝世后器官捐献供者质量控制[J]. 武汉大学学报(医学版), 2021, 42(02): 187-192.

[14] 朱艳平, 蔡常洁, 管向东. ICU器官捐献的供体管理[J]. 中华重症医学电子杂志, 2017, 3(2): 85-90.

[15] 中国医师协会急诊医师分会, 中华医学会急诊医学分会, 中国医疗保健国际交流促

进会急诊分会．血管加压药物在急诊休克中的应用专家共识[J]．中华急诊医学杂志，2021，30(8)：929-936.

[16]中华医学会器官移植学分会，中国医师协会器官移植医师分会．体外膜肺氧合在中国公民逝世后捐献供器官保护中的应用专家共识(2016版)[J]．中华移植杂志(电子版)，2016，10(3)：107-111.

[17]Prodhan P，Casavant D，Medlock M D，et al. Inhaled nitric oxide in neurogenic cardiopulmonary dysfunction：Implications for organ donation[J]. Transplant Proc，2004，36(9)：2570-2572..

[18]Mi Z，Novitzky D，Colins J E et al. The optimal hormonal replacement modality selection for multiple organ procurement from brain-dead organ donors[J]. Clin Epidemiol，2014，7：17-27.

[19]中华医学会呼吸病学分会感染学组．中国成人医院获得性肺炎与呼吸机相关性肺炎诊断和治疗指南(2018年版)[J]．中华结核和呼吸杂志，2018，41(4)：255-280.

[20]中华医学会器官移植学分会，国家肺移植质量管理与控制中心．中国肺移植供体标准即获取转运指南[J]．器官移植，2018，9(5)：325-333.

[21]Mascia L，Pasero D，Slutsky A S，et al. Effect of lung protective strategy for organ donors on eligibility and availability of lungs for transplantation：A randomized controlled trial[J]. JAMA，304(23)：2620-2627.

[22]Dupuis S，Amiel J-A，Desgroseilliers M，et al. Corticosteroids in the management of brain-dead potential organ donors：A systematic review[J]. Br J Anaesth 2014，113(3)：346-359.

[23]MacDonald P S，Aneman A，Bhonagiri D et al. A systematic review and meta-analysis of clinical trials of thyroid hormone administration to brain dead potential organ donors[J]. Crit Care Med，2012，40(5)：1635-1644.

[24]中华医学会器官移植学分会，中国预防医学会医院感染控制学分会，复旦大学华山医院抗生素研究所．中国实体器官移植供者来源感染防控专家共识(2018版)[J]．中华器官移植杂志，2018，39(1)：41-52.

[25]徐智高，薛承彪，熊艳，等．器官移植供体感染状态评估综述[J]．武汉大学学报(医学版)，2021，42(02)：24-29.

[26]Bassetti M，Bassetti M，Poulakou G，et al. The most recent concepts for the management of bacterial and fungal infections in ICU[J]. Intensive Care Med，2018，44(11)：2000-2003.

[27]Gregorio Marchiori，Matteo Berni，Giorgio Cassiolas，et al. Extra-corporeal membrane oxygenation cadaver donors：What about tissues used as allografts？[J]. Membranes，2021，11(7)：545. DOI：org/10.3390/membranes11070545.

[28]Carter T，Bodzin A S，Hirose H，et al. Outcome of organs procured from donors on

extracorporeal membrane oxygenation support：an analysis of kidney and liver allograft data[J]. Clin Transplant，2014，28(7)：816-820. DOI：10. 1111/ctr. 12384.

[29]丁利民，李新长，徐志丹，等.ECMO技术在公民逝世后器官捐献供肝保护中的临床应用[J].器官移植，2019，10(5)：594-598.DOI：10.3969/j.issn,1674-7445.2019.05.021.

[30]中华医学会器官移植学分会.中国心脏死亡器官捐献工作指南(第2版)[J].中华器官移植杂志，2011，32(12)：756-758.DOI：10.3760/cma.j.issn.0254-1785.2011.12.014.

[31]周奇，王琪，俞阳，等.临床实践指南制定中的共识方法[J].药品评价，2016，13(16)：13-17. DOI：10. 3969/j. issn. 1672-2809. 2016. 16. 002.

[32]戴清清，赵红川，王国斌，等.边缘供肝及器官功能维护在肝移植中的应用进展[J].器官移植，2020，11(2)：304-310. DOI：10. 3969/j. issn. 1674-7445. 2020. 02. 020.

[33]谢琴芬，彭传会，郑树森.体外膜肺氧合在器官移植领域中的应用进展[J].中华移植杂志(电子版)，2019，13(2)：156-160. DOI：10. 3877/cma. j. issn. 1674-3903. 2019. 02. 017.

[34]丘小红，刘少儒，许磊波，等.体外膜肺氧合在供者维护中的应用进展[J].器官移植，2020，11(6)：658-662. DOI：10. 3969/j. issn. 1674-7445. 2020. 06. 002.

[35]Wang CC, Wang S H, Lin C C, et al. Liver transplantation from an uncontrolled non-heart-beating donor maintained on extracorporeal membrane oxygenation.[J]. Transplantation Proceedings，2005，37(10)：4331-4333. DOI：10. 1016/j. transproceed. 2005. 11. 013.

[36]安玉玲，易小猛，吕海金，等.体外膜肺氧合辅助心脏死亡器官捐献肝移植九例并文献复习[J].中华肝脏外科手术学电子杂志，2019，8(5)：426-429. DOI：10. 3877/cma. j. issn. 2095-3232. 2019. 05. 011.

[37]欧晏娇，邓永，刘炜，等.体外膜肺氧合技术在心死亡供体肝脏维护中的应用[J].第三军医大学学报，2018，40(17)：1574-1578. DOI：10. 16016/j. 1000-5404. 201802130.

[38]赵明坤.ECMO联合CRRT对脑死亡伴心肺功能不全供者器官功能维护的应用价值[D].青岛：青岛大学，2020.

[39]高伟东，杨龙龙，尹清臣.氧化应激反应在边缘供肝肝移植缺血-再灌注损伤中的作用研究进展[J].器官移植，2022，13(1)：126-131.DOI：10.3969/j.issn.1674-7445. 2022.01.019.

[40]Barrou B，Billault C，Nicolas-Robin A. The use of extracorporeal membranous oxygenation in donors after cardiac death[J]. Current Opinion in Organ Transplantation，2013，18(2)：148-153. DOI：10. 1097/MOT. 0b013e32835e29f5.

[41]秦科，孙煦勇，董建辉，等.体外膜肺氧合对循环不稳定脑死亡器官捐献的肝肾功能修复效果[J].中华器官移植杂志，2017，38(9)：525-530.DOI：10.3760/cma.j.issn. 0254-1785.2017.09.003.

[42]聂峰，孙煦勇，董建辉，等.经心肺复苏中国Ⅲ类心脏死亡器官捐献供肾移植：单中心经验[J].中华移植杂志(电子版)，2017，11(2)：85-89. DOI：10.3877/cma.j.

issn.1674-3903.2017.02.005.

[43] 黄莹，孙煦勇，秦科，等.亚低温结合体外膜氧合在器官捐献供肾肾移植中的应用[J].中华器官移植杂志，2021，42（3）：158-162.DOI：10.3760/cma.j.cn421203-20200527-00168.

[44] 袁润强，宫满成，董文静，等.体外膜肺氧合对非可控型心脏死亡器官捐献供肾的保护作用[J].器官移植，2018，9（1）：74-78.DOI：10.3969/j.issn.1674-7445.2018.01.011.

[45] 郭明晓，高鹰，路春雷，等.体外膜肺氧合支持对猪控制型心死亡模型供体小肠移植术后早期肠功能的影响[J].中华解剖与临床杂志，2022，27（4）：273-280.DOI：10.3760/cma.j.cn101202-20210818-00215.

[46] 中国心胸血管麻醉学会，中华医学会麻醉学分会，中国医师协会麻醉学医师分会，等.不同情况下成人体外膜肺氧合临床应用专家共识（2020版）[J].中国循环杂志，2020，35（11）：1052-1063.DOI：10.3969/j.issn.1000-3614.2020.11.002.

[47] 中国医师协会体外生命支持专业委员会.成人体外膜氧合循环辅助专家共识[J].中华医学杂志，2018，98（12）：886-894.DOI：10.3760/cma.j.issn.0376-2491.2018.12.003.

[48] 中华医学会急诊医学分会复苏学组，成人体外心肺复苏专家共识组.成人体外心肺复苏专家共识[J].中华急诊医学杂志，2018，27（1）：22-29. DOI：10.3760/cma.j.issn.1671-0282.2018.01.006.

[49] 中国肝移植注册中心，国家肝脏移植质控中心，国家人体捐献器官获取质控中心，等.中国移植器官保护专家共识（2022版）[J].器官移植，2022，13（2）：144-160.DOI：10.3969/j.issn.1674-7445.2022.02.002.

[50] 中华医学会器官移植学分会.体外膜肺氧合用于尸体供器官保护的技术操作规范（2019版）[J].器官移植，2019，10（4）：376-382.DOI：10.3969/j.issn.1674-7445.2019.04.006.

[51] 徐智高，薛承彪，熊艳，等.器官移植供体感染状态评估研究进展[J].武汉大学学报（医学版），2021，42（2）：193-198.DOI：10.14188/j.1671-8852.2021.8005.

[52] Desai M，Jing W，Zakaria A，et al. Fixed and dilated pupils，not a contraindication for extracorporeal support：A case series：[J]. Perfusion，2020，35（8）：814-818.DOI：10.1177/0267659120915386.

[53] Anne Willers，Justyna Swol，Mariusz Kowalewski，et al. Extracorporeal life support in hemorrhagic conditions：A systematic review[J]. ASAIO journal，2021，67（5）：476-484. DOI：10.1097/MAT.0000000000001216.

[54] Michael S，Justin F，Yuji K，et al. Obesity is not a contraindication to veno-arterial extracorporeal life support[J]. European Journal of Cardio-Thoracic Surgery，2021（4）：4. DOI：10.1093/ejcts/ezab165.

[55] Parker B M，Menaker J，Berry C D，et al. Single center experience with veno-venous

extracorporeal membrane oxygenation in patients with traumatic brain injury[J]. The American Surgeon, 2021, 87(6): 949-953. DOI: 10. 1177/0003134820956360.

[56] Aoki M, Senoo S, Mori T, et al. Stanford Type A Aortic Dissection caused by veno-arterial extracorporeal membrane oxygenation[J]. The American Journal of Emergency Medicine, 2021(1). DOI: 10. 1016/j. ajem. 2021. 04. 046.

[57] Yoshikawa Marcia Harumy, Rabelo NíCollas Nunes, Welling Leonardo Christiaan, et al. Brain death and management of the potential donor[J]. Neurological Sciences, 2021, 42(9): 3541-3552. DOI: 10. 1007/s10072-021-05360-6.

[58] Lazzeri C, Bonizzoli M, Guetti C, et al. Hemodynamic management in brain dead donors[J]. World J Transplant, 2021, 11(10): 410-420.DOI:10.5500/wjt.v11. i10.410.

[59] Fan X, Chen Z, Nasralla D, et al. The organ preservation and enhancement of donation success ratio effect of extracorporeal membrane oxygenation in circulatory unstable brain death donor[J]. Clinical Transplantation, 2016, 30(10): 1306-1313. DOI: 10. 1111/ctr. 12823.

[60] 窦晓婧, 王清平. 体外膜肺氧合技术在器官捐献供体维护中的应用[J]. 透析与人工器官, 2021, 32(3): 39-41, 55. DOI: 10. 3969/j. issn. 1005-0809. 2021. 03. 018.

[61] De Carlis Riccardo, Buscemi Vincenzo, Checchini Giuliana, et al. Liver transplantation from brain-dead donors on mechanical circulatory support: a systematic review of the literature[J]. Transplant international, 2021, 34(1): 5-15. DOI: 10. 1111/tri. 13766.

[62] Kang J H, Choi B H, Moon K M, et al. Beneficial effect of extracorporeal membrane oxygenation on organ perfusion during management of the unstable brain-dead donor: A case series[J]. Transplantation Proceedings, 2016, 48(7): 2458-2460. DOI: 10. 1016/j. transproceed. 2016. 02. 093.

[63] 霍枫, 汪邵平, 李鹏, 等. 体外膜肺氧合用于脑心双死亡供者器官获取的流程和方法[J]. 中华器官移植志, 2013, 34(7): 396-400.DOI:10.3760/cma.j. issn. 0254-1785. 2013.07.004.

[64] 中华医学会器官移植学分会. 中国公民逝世后器官捐献流程和规范(2019版)[J]. 器官移植, 2019, 10(2): 122-127. DOI: 10. 3969/j. issn. 1674-7445. 2019. 02. 003.

[65] Fletcher-Sandersjoo Alexander, Frenckner Bjorn Broman Mikael. A single-center experience of 900 interhospital transports on extracorporeal membrane oxygenation[J]. The Annals of Thoracic Surgery: Official Journal of the Society of Thoracic Surgeons and the Southern Thoracic Surgical Association, 2019, 107(1): 119-127.DOI:10.1016/j.athoracsur.2018. 07.040.

[66] 危重症患者院际转运专家共识组, 国家急诊专业质控中心. 危重症患者院际转运专家共识[J]. 中华急诊医学杂志, 2022, 31(1): 17-23.DOI:10.3760/cma.j. issn. 1671-0282.2022.01.005.

[67]Labib A, August E, Agerstrand C, et al. Extracorporeal life support organization guideline for transport and retrieval of adult and pediatric patients with ECMO support[J]. ASAIO J, 2022, 68(4), DOI：10.1097/MAT.0000000000001653.

[68]成人体外膜肺氧合患者院内转运护理共识专家组.成人体外膜肺氧合患者院内转运护理专家共识[J].中国临床医学，2021，28(4)：716-722.DOI:10.12025/j.issn.1008-6358.2021.20210575.

[69]中国医药教育协会急诊专业委员会，中华医学会急诊分会复苏学组，中国急诊体外膜肺氧合联盟.成人体外膜肺氧合患者院际转运专家共识[J].中华急诊医学杂志，2020，29(2)：165-170.DOI：10.3760/cma.j.issn.1671-0282.2020.02.007-1.

[70]Niziolek K C, Preston T J, Osborn E C. Transport while on extracorporeal membrane oxygenation support[J]. Critical Care Clinics, 2017, 33(4)：883-896.DOI:10.1016/j.ccc.2017.06.009.

[71]Broman L M, Holzgraefe B, Palmer K, et al. The Stockholm experience：Interhospital transports on extracorporeal membrane oxygenation[J]. Crit Care, 2015, 19(1)：278. DOI:10.1186/s13054-015-0994-6.

[72]梅勇，张劲松，陈旭锋，等.急诊团队主导体外膜肺氧合支持下的院际转运经验[J].中华急诊医学杂志，2020，29(02)：227-230.DOI:10.3760/cma.j.issn.1671-0282.2020.02.0020.

[73]郭锋伟，钟亮，郑幸龙，等.体外膜肺氧合辅助危重患者院际转运27例临床经验[J].临床急诊杂志，2022，23(1)：47-50.DOI:10.13201/j.issn.1009-5918.2022.01.011.

[74]Broman L M, Frenckner B. Transportation of critically ill patients on extracorporeal membrane oxygenation[J]. Frontiers in Pediatrics, 2016. DOI:10.3389/fped.2016.00063.

[75]Labib Ahmed Alinier Guillaume. Transport and retrieval on extracorporeal membrane oxygenation (ECMO)：Setup and activities of an immersive transport and retrieval on ECMO workshop[J]. Journal of Cardiothoracic and Vascular Anesthesia, 2021, 35(6)：1603-1610. DOI：10.1053/j.jvca.2020.11.069.

[76]Mendes P V, Cesar D, Be Sen B, et al. Transportation of patients on extracorporeal membrane oxygenation：A tertiary medical center experience andsystematic review of the literature[J]. Annals of Intensive Care, 2016, 7(1)：14. DOI:10.1186/s13613-016-0232-7.

[77]Vaja Ricky Chauhan Ishaan, Joshi Vijay, et al. Five-year experience with mobile adult extracorporeal membrane oxygenation in a tertiary referral center[J]. Journal of Critical Care, 2015, 30(6)：1195-1198.DOI:10.1016/j.jcrc.2015.07.032.

[78]卢加发，韩伟.无人机在城市突发事件紧急医学救援中的应用进展[J].中华灾害救援医学，2021，9(1)：761-763.DOI:10.13919/j.issn.2095-6274.2021.12.010.

［79］李强，田雨，张旻海，等. 构建基于 5G 通信技术的大型社会活动医疗急救保障系统［J］. 中华急诊医学杂志，2019，28（10）：1231-1236. DOI：10. 3760/cma. j. issn. 1671-0282. 2019. 10. 010.

［80］Gelb A W, Robertson K M. Anaesthetic management of the brain dead for organ donation［J］. Can J Anaesth. 1990. 37（7）：806-812.DOI：10.1007/BF03006543.

［81］Ericsson A, Frenckner B, Broman L M. Adverse events during interhospital transports on extracorporeal membrane oxygenation［J］. Prehosp Emerg Care，2017，21（4）：448-455. DOI：10.1080/10903127.2017.1282561.

［82］Pennefather S H, Bullock R E, Mantle D, etal. Use of low dose arginine vasopressin to support braindead organ donors［J］. Transplantation，1995，59（1）：58-62.DOI：10.1097/00007890-199501150-00011.

［83］Tuttle-Newhall J E, Collins B H, Kuo P C, et al. Organ donation and treatment of the multi-organ donor［J］. Curr Probl Surg，2003，40（5）：266-310. DOI：10. 1016/S0011-3840（03）00011-X.

［84］Frongillo F, Lirosi M C, Sganga G, et al. Graft steatosis as a risk factor of ischemic-type biliary lesions in liver transplantation［J］. Transplant Proc，2014，46（7）：2293-2294. DOI：10.1016/j.transproceed.2014.07.057.

［85］丁利民，徐志丹，李新长，等. 公民逝世后器官捐献供肝保护及功能评估临床分析［J］. 器官移植，2017，8（06），430-434.DOI：CNKI：SUN：QGYZ.0.2019-05-021.

［86］Biscotti M, Agerstrand C, Abrams D, et al. One hundred transports on extracorporeal support to an extracorporeal membrane oxygenation center［J］. Ann Thorac Surg，2015，100（1）：34-40.DOI：10.1016/j.athoracsur.2015.02.037.

［87］Lindén V, Palmér K, Reinhard J, et al. Inter-hospital transportation of patients with severe acute respiratory failure on extracorporeal membrane oxygenation-national and international experience［J］. Intensive Care Med，2001，27（10）：1643-1648. DOI：10. 1007/s001340101060.

［88］Khush K K, Potena L, Cherikh W S, et al. The International Thoracic Organ Transplant Registry of the International Society for Heart and Lung Transplantation：37th adult heart transplantation report-2020；focus on deceased donor characteristics［J］. J Heart Lung Transplant，2020，39（10）：1003-1015.

［89］Khush K K, Cherikh W S, Chambers D C, et al. The International Thoracic Organ Transplant Registry of the International Society for Heart and Lung Transplantation：Thirty-sixth adult heart transplantation report-2019；focus theme：Donor and recipient size match［J］. J Heart Lung Transplant，2019，38（10）：1056-1066.

［90］Kransdorf E P, Stehlik J. Donor evaluation in heart transplantation：The end of the beginning［J］. J Heart Lung Transplant，2014，33（11）：1105-1113.

[91] Tatum R, Briasoulis A, Tchantchaleishvili V, et al. Evaluation of donor heart for transplantation[J]. Heart Fail Rev, 2022, 27(5): 1819-1827.

[92] Sathianathan S, Bhat G. Heart Transplant Donor Selection Guidelines: Review and recommendations[J]. Curr Cardiol Rep, 2022, 24(2): 119-130.

[93] 朱少平, 范林, 刘金平, 等. 供体心脏质量评估研究进展[J]. 武汉大学学报(医学版), 2021, 42(02): 216-219.

[94] Kilic A, Emani S, Sai-Sudhakar C B, et al. Donor selection in heart transplantation[J]. J Thorac Dis, 2014, 6(8): 1097-1104.

[95] Costanzo M R, Dipchand A, Starling R, et al. The International Society of Heart and Lung Transplantation Guidelines for the care of heart transplant recipients[J]. J Heart Lung Transplant, 2010, 29(8): 914-956.

[96] Altshuler P J, Helmers M R, Atluri P. Organ allocation and procurement in cardiac transplantation[J]. Curr Opin Organ Transplant, 2021, 26(3): 282-289.

[97] 刘盛. 中国心脏移植供心获取与保护技术规范(2019版)[J]. 中华移植杂志(电子版), 2019, 13(01): 8-10.

[98] 卫生部医管司. 卫生部办公厅关于启动心脏死亡捐献器官移植试点工作的通知. 卫办医管发[2011]62号[DB/OL]. (2019-01-17)[2011-05-03]. htp://www.nhfpc.gov.cn/yzygj/s3586q/201105/03ddc86c0d974c058832807f7414d596.shtml.

[99] 国家卫生和计划生育委员会脑损伤质控评价中心. 脑死亡判定标准与技术规范(成人质控版)[J/CD]. 中华移植杂志: 电子版, 2015, 9(1): 13-16.

[100] Snell G L, Westall G P. Selection and management of the lung donor[J]. Clin Chest Med, 2011, 32(2): 223-232.

[101] 马春林, 梁道业, 郑福奎. 高呼气末正压在神经源性肺水肿机械通气中的作用[J]. 中华危重病急救医学杂志, 2014, 26(5) 339-342.

[102] 冯艳, 于国东, 王华, 等. 神经源性肺水肿的液体治疗策略探讨[J]. 中华神经医学杂志 2015, 14(2): 176-180.

[103] Minambres E, Rodrigo E, Ballesteros M, et al. Impact of restrictive fluid balance focused to increase lung procurement on renal function after kidney transplantation[J]. Nephrol Dial Transplant, 2010, 25(7): 2352-2356.

[104] Munshi L, Keshavjee S, Cypel M. Donor management and lung preservation for lung transplantation[J]. Lancet Respir Med, 2013, 1(4): 318-328.

[105] Pennefather S, Bullock R, Mantle D, et al. Use of low dose arginine vasopressin to support brain-dead donors[J]. Transplantation, 1995, 59(1): 58-62.

[106] Tuttle-Newhall J, Collins B, Kuo P, et al. Organ donation and treatment of multi-organ donor[J]. CurrProb Surg, 2003, 40(5): 266-310.

[107] Snell CI, Paraskeva M, Westall GP. Donor selection and management[J]. Semin Respir

Crit Care Med, 2013, 34(3): 361-370.

[108] Determann R, Royakkers A, Wolthuis E, et al. Ventilation with lower tidal volumes as compared with conventional tidal volumes for patients without acute lung injury: a preventive randomized controlled trial[J]. Crit Care, 2010, 14(1): R1.

[109] Mascia L, Pasero D, Slutsky A, et al. Effect of a lung protective strategy for organ donors on eligibility and availability of lungs for transplantation[J]. JAMA, 2010, 304(23): 2620-2627.

[110] Howlett T, Keogh A, Perry L, et al. Anterior and posterior pituitary function in brain-stem-dead donors: A possible role for hormonal replacement therapy[J]. Transplantation, 1989, 47(5): 828-834.

[111] Shemie S, Ross H, Pagliarello J, et al. Organ donor management in Canada: recommendations of the forum on medical management to optimize donor organ potential[J]. CMAJ, 2006, 174(6): S13-S30.

[112] Dimopoulou I, Tsagarakis S, Anthi A, et al. High prevalence of decreased cortisol reserve in brain-dead potential organ donors[J]. Crit Care Med, 2003, 31(4): 1113-1117.

[113] Follette D, Rudich S, Babcock W. Improved oxygenation and increased lung donor recovery with high-dose steroid administration after brain death[J]. J Heart Lung Transplant, 1998, 17(4): 423-429.

[114] Macdonald P, Aneman A, Bhonagiri D, et al. A systematic review and meta-analysis of clinical trials of thyroid hormone administration to brain dead potential organ donors[J]. Crit Care Med, 2012, 40(5): 1635-1645.

[115] Armaoutakis G, Allen J, Merlo C, et al. Low potassium dextran is superior to University of Wisconsin solution in high-risk lung transplant recipients[J]. J Heart Lung Transplant, 2010, 29(12): 1380-1387.

[116] Thabut G, Vinatier I, Brugiere O, et al. Influence of preservation solution on early graft failure in clinical lung transplantation[J]. Am J Respir Crit Care Med, 2001, 164(7): 1204-1208.

[117] Sasaki M, Muraoka R, Chiba Y, et al. Influence of pulmonary arterial pressure during flushing on lung preservation[J]. Transplantation, 1996, 61(1): 22-27.

[118] 董冲, 高伟, 马楠等, 儿童劈离式肝移植38例临床效果分析[J]. 中华器官移植杂志, 2017, 38(8): 469-673.

[119] Kilic M, Seu P, Stribling R J, et al. In situ splitting of the cadaveric liver for two adult recipients[J]. Transplantation, 2001, 72: 1853-1858..

[120] Ghobrial R M, Yersiz H, Farmer D G, et al. Predictors of survival after in vivo split liver transplantation: A nalysis of 110 consecutive patients[J]. Ann Surg, 2000, 232: 312-

323.

[121] Zhu J, Zhang L, Yang Z, et al. Classification of the renal vein variations: A study with multidetector computed tomography[J]. Surgical and Radiologic Anatomy. 2015, 37(6): 667-75.

[122] Dogan S M, Dogan G, Simsek C, et al. Transplantation using renal grafts with multiple renal arteries: A putative study on the impact of arterial reconstruction technique and site of implantation on outcomes[J]. Transplant Proc, 2021, 53(3): 920-926.

[123] McLoughlin L C, Davis N F, Dowling C M, et al. Ex vivo reconstruction of the donor renal artery in renal transplantation: A case-control study[J]. Transpl Int, 2014, 27 (5): 458-466.

[124] Michels N A. Newer anatomy of the liver and its variant blood supply and collateral circulation[J]. Am J Surg, 1966, 112(3): 337-347.

[125] Imam A, Karatas C, Mecit N, et al. Anatomical variations of the hepatic artery: A closer view of rare unclassified variants[J]. Folia Morphol (Warsz), 2022, 81(2): 359-364.

[126] Cazejust J, Bessoud B, Colignon N, et al. Hepatocellular carcinoma vascularization: From the most common to the lesser known arteries[J]. Diagn Interv Imaging, 2014, 95 (1): 27-36.

[127] Lam V W T, Pleass H C C, Hawthorne W, et al. Evolution of pancreas transplant surgery[J]. ANZ Journal of Surgery, 2010, 80(6): 411-418.

[128] Fridell J A, Powelson J A, Sanders C E, et al. Preparation of the pancreas allograft for transplantation[J]. Clinical Transplantation, 2011, 25(2): E103-E112.

[129] Nghiem D D. Revascularization of the gastroepiploic artery in pancreas transplant[J]. Transplant International, 2008, 21(8): 774-777.

[130] Matevossian E, Doll D, Sinicina I, et al. Microsurgical technique of simultaneous pancreas/kidney transplantation in the rat: Clinical experience and review of the literature [J]. European Surgical Research, 2009, 43(2): 245-251.

[131] Matsumoto C S, Subramanian S, Fishbein T M. Adult intestinal transplantation [J]. Gastroenterology Clinics of North America, 2018, 47(2): 341-354.

[132] Iyer K, Moon J. Adult intestinal transplantation in the United States[J]. Current Opinion in Organ Transplantation, 2020, 25(2): 196-200.

[133] Clarysse M, Canovai E, Vanuytsel T, et al. Current state of adult intestinal transplantation in Europe[J]. Current Opinion in Organ Transplantation, 2020, 25(2): 176-182.

[134] Ganoza A, Celik N, Mazariegos G V. Intestinal re-transplantation[J]. Current Opinion in Organ Transplantation, 2018, 23(2): 224-228.

[135] Jochmans I, Brat A, Davies L, et al. Oxygenated versus standard cold perfusion

preservation in kidney transplantation（COMPARE）：A randomised，double-blind，paired，phase 3 trial［J］．Lancet，2020，396：1653-1662.

［136］Husen P，Boffa C，Jochmans I，et al. Oxygenated end-hypothermic machine perfusion in expanded criteria donor kidney transplant：A randomized clinical trial［J］．JAMA Surg，2021，156：517-525.

［137］Singh N，Logan A，Schenk A，et al. Machine perfusion of kidney allografts affects early but not late graft function［J］．Am J Surg，2021，S0002-9610（21）00350-0.

［138］Brat A，de Vries K M，van Heurn E W E，et al. Hypothermic machine perfusion as a national standard preservation method for deceased donor kidneys［J］．Transplantation，2021.

［139］Vallant N，Wolfhagen N，Sandhu B，et al. A comparison of pulsatile hypothermic and normothermic ex vivo machine perfusion in a porcine kidney model［J］．Transplantation，2021，105：1760-1770.

［140］Darius T，Vergauwen M，Smith T，et al. Brief O_2 uploading during continuous hypothermic machine perfusion is simple yet effective oxygenation method to improve initial kidney function in a porcine autotransplant model［J］．Am J Transplant，2020，20：2030-2043.

［141］Foucher Y，Fournier M-C，Legendre C，et al. Comparison of machine perfusion versus cold storage in kidney transplant recipients from expanded criteria donors：A cohort-based study［J］．Nephrol Dial Transplant，2020，35：1043-1070.

［142］Bahl D，Haddad Z，Datoo A，et al. Delayed graft function in kidney transplantation［J］．Curr Opin Organ Transplant，2019，24：82-86.

［143］Jochmans I，Moers C，Smits J M，et al. Machine perfusion versus cold storage for the preservation of kidneys donated after cardiac death：A multicenter，randomized，controlled trial［J］．Ann Surg，2010，252：756-764.

［144］Tingle S J，Figueiredo R S，Moir J A，et al. Machine perfusion preservation versus static cold storage for deceased donor kidney transplantation［J］．Cochrane Database Syst Rev，2019，3：CD011671.

［145］Summers D M，Johnson R J，Hudson A，et al. Effect of donor age and cold storage time on outcome in recipients of kidneys donated after circulatory death in the UK：A cohort study［J］．Lancet，2013，381：727-734.

［146］中华医学会器官移植学分会．器官移植病理学临床技术操作规范（2019版）——总论与肾移植［J］．器官移植，2019，10（2）：128-141.

［147］中华医学会器官移植学分会，中华医学会外科学分会移植学组，中国医师协会器官移植医师分会．中国心脏死亡捐献器官评估与应用专家共识［J］．中华移植杂志（电子版），2014，8（3）：117-122.

[148]中华医学会器官移植学分会, 中国医师协会器官移植医师分会. 中国公民逝世后器官捐献供肾体外低温机械灌注保存专家共识(2016版)[J]. 中华移植杂志(电子版), 2016, 10(4): 154-158.

[149]郭晖. 对DCD供肾病理学评估研究的思考[J]. 实用器官移植电子杂志, 2017, 5(6): 417-425.

[150]Haas M. Donor kidney biopsies: Pathology matters, and so does thepathologist[J]. Kidney Int, 2014, 85: 1016.

[151]Goumenos D S, Kalliakmani P, Tsamandas A C, et al. The prognostic value of frozen section preimplantation graft biopsy in the outcome of renal transplantation[J]. Ren Fail, 2010, 32: 434.

[152]Randhawa P. Role of donor kidney biopsies in renal transplantation[J]. Transplantation, 2001, 71: 1361.

[153]Randhawa P S, Minervini M I, Lombardero M, et al. Biopsy of marginal donor kidneys: Correlation of histologic findings with graft dysfunction[J]. Transplantation, 2000, 69: 1352.

[154]Remuzzi G, Grinyò J, Ruggenenti P, et al. Early experience with dual kidney transplantation in adults using expanded donor criteria[J]. J Am Soc Nephrol, 1999, 10: 2591.

[155]Isoniemi H M, Taskinen E, Hayry P. Histologic chronic allograft damage index accurately predicts chronic allograft rejection[J]. Transplantation, 1994, 58: 1195.

[156]KarpinskiJ, Ginette L, Cattran D, et al. Outcome of kidney transplantation form high-risk donors is determined by both structure and function[J]. Transplantation, 1999, 67(8): 1162.

[157]Munivenkatappa R B, Schweitzer E J, Papadimitriou J C, et al. The Maryland Aggregate Pathology Index: A deceased donor kidney biopsy scoring system for predicting graft failure[J]. Am J Transplant, 2008, 8: 2316.

[158]Flechner S M, Campbell S C. The use of kidneys with small renal tumors for transplantation: Who is taking the risk?[J]. American Journal of Transplantation, 2012, 12: 48.

[159]Haas M, Loupy A, Lefaucheur C, et al. The Banff 2017 Kidney Meeting Report: Revised diagnostic criteria for chronic active T cell-mediated rejection, antibody-mediated rejection, and prospects for integrative endpoints for next-generation clinical trials[J]. Am J Transplant, 2018, 18: 293.

[160]Huang G, Wu L W, Yang S C, et al. Factors influencing graft outcomes following diagnosis of polyomavirus—associated nephropathy after renal transplantation[J]. PLoS One, 2015, 10(11): e0142460.

［161］Huang G，Chen L Z，Qiu J，et al. Prospective study of polyomavirus BK replication and nephropathy in renal transplant recipients in China：A single-center analysis of incidence，reduction in immunosuppression and clinical course［J］. Clinical Transplantation，2010，24(5)：599.

［162］Kotton C N，Kumar D，Caliendo A M，et al. The Third International Consensus Guidelines on the management of Cytomegalovirus in Solid Organ Transplantation［J］. Transplantation，2018，102：900.

［163］Scott M H，Sells R A. Primary adenocarcinoma in a transplanted cadaveric kidney［J］. Transplantation，1988，46：157.

［164］Tillou X，Doerfler D，Collon S，et al. De Novo Kidney Graft Tumors：Results from a multicentric retrospective national study［J］. American Journal of Transplantation，2012，12：3308.

［165］Nalesnik M，Woodle E，DiMaio J，et al. Donor-transmitted malignancies in organ transplantation：Assessment of clinical risk［J］. American Journal of Transplantation，2011，11：1140.

［166］Xie L，Xia Q，Zeng X，et al. Interpretation of the Guidelines for The Quality and Safety of Transplanted Organs（6th Edition）—Evaluation and selection criteria for donors and organs［J］. Organ Transplantation，2020，11：487.

［167］Wang Z，Cong W，Guo H. Clinical practice specification for organ transplantation pathology（2019 edition）—Liver transplantation［J］. Organ Transplantation，2019，10：267.

［168］Haas M，Segev D L，Racusen L C，et al. Arteriosclerosis in kidneys from healthy live donors：Comparison of wedge and needle core perioperative biopsies［J］. Arch Pathol Lab Med，2008，132：37.

［169］Jun M J，Shim J H，Kim S Y，et al. Clinical implications of preoperative and intraoperative liver biopsies for evaluating donor steatosis in living related livertransplantation［J］. Liver Transpl，2014，20：437.

［170］Liapis H，Gaut J P，Klein C，et al. Banff histopathological consensus criteria for preimplantation kidney biopsies［J］. Am J Transplant，2017，17：140.

［171］Loinaz C，Gonzalez E M. Marginal donors in liver transplantation ［J］. Hepato-Gastroenterology，2000，47：256.

［172］中华人民共和国国家卫生健康委员会. 临床微生物学检验标本的采集和转运（WS/T 640—2018）［S］，2018.

［173］中华预防医学会医院感染控制分会. 临床微生物标本采集和送检指南［J］. 中华医院感染学杂志，2018，28(20)：3192-3199.

第三章　人体器官获取组织质量控制

为提升人体器官获取组织(OPO)的医疗服务能力,加强医疗质量与安全管理,围绕 OPO 管理与质量控制标准,从 OPO 管理层面和技术层面订立各项指标,作为衡量 OPO 运行管理和业务工作开展效率的标尺,以进一步完善 OPO 建设和监管,促进人体器官获取工作同质化、高质量发展。

第一节　人体器官获取组织(OPO)管理指标

一、核心指标

以捐献获取全流程控制为目标,以各环节完成情况和数据收集报道完整度、及时度为质量控制核心指标,旨在理顺工作流程,保障工作质量,从而考量和提升 OPO 全流程管理能力。

(一)器官捐献知情同意率

定义:器官捐献知情同意率是指器官获取前取得法律要求捐献者家属知情同意的捐献者数占同年度器官捐献者数的比例。计算公式:

$$器官捐献知情同意率(\%) = \frac{年度家属知情同意的捐献者数}{同期器官获取数} \times 100\%$$

意义:无知情同意而获取器官属非法获取器官,相关情况一旦核实,将取消该医疗机构器官获取或移植资质,并追究当事人的法律责任。

(二)OPO 创建捐献者病历及时度

定义:OPO 在器官获取前必须完善器官捐献者病历。OPO 创建捐献者病历及时度是指 OPO 在器官获取前完成病历创建的捐献者数占同期器官获取总例数的比例。计算公式:

$$OPO 创建病历及时度(\%) = \frac{年度获取前完善捐献者病例数}{同期器官获取数} \times 100\%$$

意义:OPO 相关工作人员必须完善捐献者病历资料是相关法律依据,可反映器官获取的规范性。

（三）OPO 器官获取数据完整度

定义：OPO 器官获取数据完整度是指 OPO 在器官获取后所填报数据的完整度总得分占同年度器官捐献者总得分的比例。

OPO 在器官获取后所填报数据（共 20 项，每项 5 分，制表填报）包括：捐献者姓名、性别、年龄、地址、通信方式、血型、死亡标准、ICU 抢救时间、血压、小便量、肝功能、肾功能、电解质、血常规、血行感染、传染病、器官基本状况评估、器官活检、器官获取医疗机构、手术者。计算公式：

$$OPO \text{ 器官获取数据完整度}(\%) = \frac{\text{年度器官捐献者各项数据总得分}}{\text{器官获取例数} \times 100} \times 100\%$$

意义：OPO 器官获取数据完整度反映 OPO 获取器官后数据填报的科学性、规范性、及时性，是 OPO 器官获取质量控制核心标准。

（四）死亡判定符合率

定义：死亡判定符合率是指具有相关资质的死亡判定医务人员对潜在捐献者进行死亡判定结果与中国三类器官捐献死亡标准相符合的捐献者数占同年度公民逝世后器官捐献总例数的比例。计算公式：

$$\text{死亡判定符合率}(\%) = \frac{\text{与死亡判定标准符合捐献者数}}{\text{同期年度总捐献数}} \times 100\%$$

意义：是移植医疗机构重要的伦理书面文书，也是死亡判定法律依据。

（五）器官获取手术记录及时度

定义：器官获取手术记录及时度是指器官获取后 72h 内创建器官获取手术记录的捐献者数占同期获取器官总数的比例。获取的每个实体器官（肝、肾、心、肺等）均必须详细记录器官获取流程与器官修整流程及相关基本数据。计算公式：

$$\text{器官获取手术记录及时度}(\%) = \frac{72h \text{ 内完成手术记录的捐献数}}{\text{同期总捐献数}} \times 100\%$$

意义：反映器官获取、修整及相关基本评估的规范性及真实性。

（六）公民逝世后器官捐献伦理审查通过率

定义：公民逝世后器官捐献伦理审查通过率指 OPO 在器官获取后一周内伦理审查五大科学程序记录总得分占同年度器官捐献者总得分的比例。

器官获取因时间不易控制，获取前伦理讨论一般仅限于亲属活体器官捐献。公民逝世后器官捐献的伦理讨论主要审查程序包括：死亡鉴定的规范性、相关死亡判定设备检测报告的科学性、器官获取前的抢救记录、见证人签字及获取器官前手术者签字，这五大科学程序是器官获取的法律依据。器官获取手术者必须认真阅前续程序书面记录，并在器官获取前与家属沟通、签字。具备规范的五大科学程序报告各记 20 分，相关记录必须在器官获取前完成。伦理委员会审查讨论必须在器官获取后一周内完成。计算公式：

$$器官捐献伦理审查通过率(\%) = \frac{年度捐献者五大科学程序记录总得分}{同期器官捐献数 \times 100} \times 100\%$$

意义：反映器官获取机构捐献与获取流程的规范性和数据真实性；五大科学程序书面记录均应签字，备伦理审查。缺少五大科学程序及伦理审查中任何一项，均一票否决。

（七）器官捐献分类占比

定义：器官捐献分类占比是指脑死亡来源器官捐献者(DBD)、心死亡来源器官捐献者(DCD)、脑-心双死亡来源器官捐献者(DBCD)数量分别占同期器官捐献者总数的比例。计算公式：

$$(DBD/DCD/DBCD)占比(\%) = \frac{年度(DBD/DCD/DBCD)数量}{同期器官捐献者总数} \times 100\%$$

意义：反映获取器官来源占比情况。

（八）亲属活体捐献伦理审查完整度

定义：亲属活体捐献伦理审查完整度是指移植受体亲属捐献伦理审查的各项必备项目的完整度，包括：①捐献者本人身份证；②户口本；③捐献者与受者知情同意书；④血缘家属或亲属身份证；⑤血缘家属或亲属知情同意书；⑥所在地户籍证明；⑦捐献者电话等联系信息；⑧血缘家属或亲属电话等；⑨所在地户籍证明联系电话；⑩捐献者与受者配型资料。上述 10 大项目各 10 分，各移植医疗机构的移植伦理委员会对亲属活体捐献的伦理资料进行审查，报送省级或市级卫生健康行政部门备案。相关管理部门进行定期或非定期督察，发现弄虚作假者将一票否决，取消相关移植机构器官获取或移植资质。计算公式：

$$亲属活体捐献伦理审查完整度(\%) = \frac{年度亲属活体捐献伦理总得分}{同期亲属活体移植例数 \times 100} \times 100\%$$

意义：直接反映移植医疗机构上报资料的完整度，也可体现移植医疗机构亲属活体移植手术的规范性。

（九）亲属活体捐献者死亡率

定义：亲属活体捐献死亡率是指活体捐献者因重大并发症死亡例数占同期移植总例数的比例。计算公式：

$$亲属活体捐献者死亡率(\%) = \frac{年度亲属活体捐献者死亡数}{同期亲属活体捐献者总数} \times 100\%$$

意义：反映移植医疗机构移植技术水平与移植安全性的重要指标。

二、参考指标

以 OPO 队伍建设和工作效率为目标，以工作效率和人员配比为质量控制参考指标，旨在完善 OPO 机构设置、合理配备相应人员，从而提升器官捐献水平。

（一）年捐献量

定义：年捐献量是指一个国家或者地区在年度内 OPO（器官获取组织）完成公民捐献器官获取（包括亲属活体捐献）的捐献者数。计算公式：

$$年捐献量（例数）= 年度内完成器官捐献者的总例数$$

意义：体现或者统计 OPO 年度工作量。

（二）器官年捐献率

定义：器官年捐献率是指一个国家或者一个地区 OPO 服务区内，年度完成器官捐献（包括亲属活体捐献）者占每百万人口数的比例。计算公式：

$$器官捐献率\left(\frac{1}{1000000}\right) = \frac{年度器官获取捐献者数}{同期 OPO 服务区总人数} \times 1000000$$

意义：用于统计年度 OPO 服务区内器官捐献率，体现 OPO 工作成效的指标。

（三）人体器官捐献登记率

定义：人体器官捐献登记率是指移植医疗机构 OPO 服务区内年度报名登记器官捐献者数占每百万人口数的比例。计算公式：

$$人体器官捐献登记率\left(\frac{1}{1000000}\right) = \frac{年度器官捐献者捐献登记数}{同期 OPO 服务区总人数} \times 1000000$$

意义：既体现 OPO 的工作效率，也反映该 OPO 服务区公众对公民捐献的知情度及认知度，并间接反映该区域公众接受器官捐献知识宣传、公众教育、媒体传播的程度。

（四）OPO 协调员配比指标

定义：OPO 协调员配比指标是指在 OPO 服务区内，OPO 协调员数对应的医院 ICU 床位数的比值。计算公式：

$$OPO 协调员配比指标 = \frac{OPO 服务区医院 ICU 床位数}{同期 OPO 协调员数}$$

意义：反映 OPO 协调员工作量的指标。

（五）亲属活体捐献占比

定义：亲属活体捐献占比是指亲属活体捐献者数占同期总捐献例数的比值。

亲属活体捐献是指移植受者有特定的亲缘或血缘关系的亲属（①配偶：仅限于结婚 3 年以上或者婚后已育有子女的；②直系血亲或者三代以内旁系血亲；③因帮扶等形成亲情关系：仅限于养父母和养子女之间的关系，继父母与继子女之间的关系）捐献的单肾和部分肝。计算公式：

$$亲属活体捐献占比(\%)=\frac{亲属活体捐献者数}{亲属活体捐献者数+公民逝世器官捐献者数}\times100\%$$

意义：反映公民捐献的文明程度，亲属活体与公民逝世后器官捐献总数，构成年度公民捐献总例数。

三、绩效指标

以提升 OPO 整体工作效率、提高器官产出为目标，以器官捐献的转化率、产出率、利用率及 OPO 团队的工作效率为质量控制绩效指标，旨在评估 OPO 的工作能力和水平，同时为 OPO 的内部绩效和激励机制的设定提供参考。

（一）器官捐献转化率

定义：器官捐献转化率是指在人体器官获取组织（OPO）服务区内，年度完成器官获取的器官捐献者数量占潜在捐献者总数的比例。计算公式：

$$器官捐献转化率(\%)=\frac{年度获取捐献者数量}{同期潜在捐献者总数}\times100\%$$

意义：体现 OPO 器官获取工作能力。

（二）平均器官产出率

定义：平均器官产出率是指在 OPO 服务区内，年度获取器官数量与器官捐献者总数的比例。计算公式：

$$平均器官产出率=\frac{年度获取器官数}{同期器官捐献者总数}$$

意义：体现器官捐献和 OPO 器官获取工作能力。

（三）获取器官利用率

定义：获取器官利用率是指器官获取后用于移植的器官数量占同期获取器官总数的比例。计算公式：

$$获取器官利用率(\%)=\frac{用于移植的器官数量}{同期获取器官总数}\times100\%$$

意义：评价 OPO 对器官捐献供者维护、器官质量评估及转化为合适移植器官的能力。

（四）器官转出率

定义：器官转出是指器官移植医疗机构在缺乏合适受者的情况下，可向本省市移植医疗机构或通过国家器官分配系统分配器官；器官转出率是指移植医疗机构在其 OPO 服务区获取器官后向其他医疗机构分配的器官数占同期获取器官数的比例。计算公式：

$$器官转出率(\%)=\frac{年度向外分配器官数}{同期获取器官数}\times100\%$$

意义：反映移植医疗机构 OPO 服务区器官捐献与获取的真实数据，用于器官溯源性管理。

（五）OPO 协调员工作效率指数

定义：OPO 协调员工作效率指数是指在 OPO 服务区内，数年度 OPO 完成器官获取的捐献者例数与 OPO 协调员的比例。计算公式：

$$OPO \text{ 协调员工作效率指数} = \frac{\text{年度获取捐献者例数}}{\text{同期 OPO 协调员数}}$$

意义：用于计算平均每位 OPO 协调员完成的器官捐献数量，衡量 OPO 协调员工作效率的指标。

（六）OPO 发生器官获取的天数比

定义：OPO 发生器官获取的天数比是指在 OPO 服务区内，发生器官获取的天数占全年天数的比例。计算公式：

$$OPO \text{ 发生器官获取的天数比} = \frac{\text{发生器官获取的天数}}{365}$$

意义：用于体现 OPO 年度工作量及工作效率的指标。

（七）OPO 器官获取的平均时限

定义：OPO 器官获取的平均时限是指在 OPO 服务区内，从发现潜在捐献者至成功完成器官获取的时间(天数)。计算公式：

$$OPO \text{ 器官获取的平均时限} = \frac{\text{全年各捐献者从发现至器官获取的时间总和}}{\text{全年获取例数}}$$

意义：用于衡量协调员捐献协调工作效率与能力的指标。

（八）OPO 日均获取案例数

定义：OPO 日均获取案例数是指在 OPO 服务区内，平均每日 OPO 获取的捐献案例数。计算公式：

$$OPO \text{ 日均获取例数} = \frac{OPO \text{ 完成器官获取数}}{365}$$

意义：用于体现 OPO 年度工作量及工作效率的指标。

（九）省内日均出动器官获取团队数

定义：省内日均出动器官获取团队数是指在省域内，平均每日出动器官获取团队数。计算公式：

$$\text{日均出动器官获取团队数} = \frac{\text{全年出动器官获取团队数}}{365}$$

意义：用于计算和预测在满足器官获取工作量情况下，省域内对 OPO 数量的需求量，指导省级卫生健康行政部门合理调整及规划省域内 OPO 数量。

第二节　人体器官获取组织(OPO)技术指标

一、器官获取重点检查和检测指标

以提升获取器官的质量为目标，以器官获取前后的重点检查、检验项目为质量控制指标，旨在评估和尽可能避免获取器官的潜在风险，为移植器官的临床应用、分配共享器官的互信提供参考标准。

(一) 器官病理检查率

1. 捐献器官获取前活检率

定义：捐献器官获取前活检率是指捐献器官获取前对捐献器官进行活体组织病理检查的数量占同期获取器官的比例。计算公式：

$$捐献器官获取前活检率(\%) = \frac{获取前活检器官数量}{同期获取器官总数} \times 100\%$$

意义：反映捐献器官获取前器官质量评估情况。

2. 捐献器官获取后快速病检率

定义：捐献器官获取后快速病检率是指捐献器官获取后移植前对捐献器官进行活体组织病理检查的数量占同期获取器官的比例。计算公式：

$$捐献器官获取后快速病检率(\%) = \frac{获取后移植前快速病检器官数量}{同期获取器官总数} \times 100\%$$

意义：反映捐献器官获取后器官质量评估情况。

(二) 边缘供器官比率

定义：边缘供器官比率是指边缘供器官(定义和标准见备注)数量占同期获取器官总数的比例。计算公式：

$$边缘供器官比率(\%) = \frac{边缘供器官数量}{同期获取器官总数} \times 100\%$$

意义：评估 OPO 产出器官质量。

(三) 器官保存液病原学送检率

定义：器官保存液病原学送检率是指 OPO 获取的器官其保存液病原学送检例数占器官捐献者总数的比例。计算公式：

$$器官保存液病原学送检率(\%) = \frac{器官保存液病原学送检例数}{同期器官捐献者总数} \times 100\%$$

意义：反映器官获取手术操作的规范性、安全性。

（四）器官保存液病原培养阳性率

定义：器官保存液病原培养阳性率是指 OPO 获取的器官其保存液中病原菌培养阳性数占病原学送检例数的比例。计算公式：

$$器官保存液病原菌培养阳性率(\%) = \frac{器官保存液病原菌培养阳性例数}{同期病原学送检例数} \times 100\%$$

意义：反映器官获取手术操作的规范性、安全性。

（五）器官保存液病原标本宏基因组检测率

定义：器官保存液病原标本宏基因组检测率是指 OPO 获取的器官其保存液中病原菌标本宏基因组检测例数占器官捐献者总数的比例。计算公式：

$$器官保存液病原标本宏基因组检测率(\%) = \frac{器官保存液病原标本宏基因组检测例数}{同期器官捐献者总数} \times 100\%$$

意义：反映器官获取手术操作的规范性、安全性。

二、获取器官临床应用的重点评判和回顾性指标

以提升获取器官的临床应用质量为目标，以获取器官移植后患者的恢复情况为质量控制指标，旨在评判和回顾获取器官的质量，为回顾性分析 OPO 器官维护、评估和获取的能力，同时提升器官移植质量提供数据参考。

（一）移植器官原发性无功能发生率(PNF 发生率)

定义：移植器官原发性无功能发生率(PNF 发生率)是指同年度捐献器官移植术后 PNF 并发症发生比例，包括总 PNF 发生率、DBD 来源器官 PNF 发生率、DCD 来源器官 PNF 发生率、DBCD 来源器官 PNF 发生率。计算公式：

$$总 PNF 发生率(\%) = \frac{年度 PNF 病例数}{同期移植病例总数} \times 100\%$$

$$(DBD/DCD/DBCD) PNF 发生率(\%) = \frac{年度(DBD/DCD/DBCD) PNF 病例数}{同期(DBD/DCD/DBCD) 移植病例总数} \times 100\%$$

意义：反映 OPO 器官维护、质量评估能力。

（二）移植器官术后功能延迟性恢复发生率(DGF 发生率)

定义：移植器官术后功能延迟性恢复发生率(DGF 发生率)是指同年度捐献器官移植术后 DGF 并发症发生比例，包括总 DGF 发生率、DBD 来源器官 DGF 发生率、DCD 来源器官 DGF 发生率、DBCD 来源器官 DGF 发生率。计算公式：

$$总 DGF 发生率(\%)=\frac{年度 DGF 病例数}{同期移植病例总数}×100\%$$

$$(DBD/DCD/DBCD)DGF 发生率(\%)=\frac{年度(DBD/DCD/DBCD)DGF 病例数}{同期(DBD/DCD/DBCD)移植病例总数}×100\%$$

意义：反映 OPO 器官维护、质量评估能力。

（三）公民逝世后器官捐献移植术后 1 周血行微生物感染发生率

定义：公民逝世后器官捐献移植术后 1 周血行微生物感染发生率是指针对公民逝世后器官捐献者实施抢救/维护时间超过 1 周，移植术后受者 1 周内并发血行感染的发生比例。计算公式：

$$血行感染发生率(\%)=\frac{年度血行感染病例数}{同期移植病例数}×100\%$$

意义：反映移植医疗机构器官维护、评估及受者术前评估技术，用于移植医疗机构供受体医疗管理质量的评估。

第三节　人体器官获取组织质量控制指标的应用

国家卫健委印发的《人体器官获取组织基本要求和质量控制指标》（国卫办医函〔2019〕197 号）、《三级医院评审标准（2020 年版）》（国卫医发〔2020〕26 号），均已纳入器官捐献转化率、平均器官产出率、器官捐献分类占比、获取器官利用率、器官病理检查率、边缘供器官比率、器官保存液病原菌培养阳性率、PNF 发生率、DGF 发生率 9 项指标，面向全国发布执行。

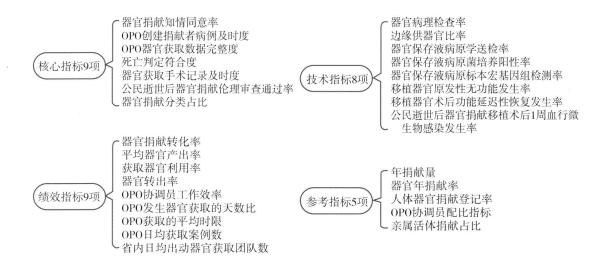

　　国家人体捐献器官获取质量控制中心在 OPO 质量改进目标的提出和施行，以及对 OPO 机构的能力评估和现场质量控制中，也将以各项质控标准为原则和准绳，并在 OPO 的发展建设过程中结合实际工作不断修订和完善，切实推进 OPO 质量控制标准的应用，为全面规范 OPO 管理、提升 OPO 技术水平和业务能力、促进全国 OPO 同质化建设做出积极贡献。

（范晓礼，叶啟发，王海波，黄伟，范林，杜冰，马旭东，郭燕红）

第四章　人体器官捐献者质量控制

第一节　公民逝世后器官捐献供者质量控制

一、公民逝世后器官捐献的分类

《中国公民逝世后捐献供器官功能评估和维护专家共识(2016版)》提出了我国现阶段的三类公民逝世后器官捐献：中国一类(C-Ⅰ)，即国际标准化脑死亡器官捐献(donation after brain death，DBD)；中国二类(C-Ⅱ)，即国际标准化心脏死亡器官捐献(donation after cardiac death，DCD)；中国三类(C-Ⅲ)，即中国过渡时期脑-心双死亡标准器官捐献(donation after brain death awaiting cardiac death，DBCD)。

"不可逆昏迷"概念由法国医生 Mollarent 等于1959年首次提出，在此之后，"不可逆昏迷"逐渐被转化成"脑死亡"。脑死亡是多个国家、地区已用法律、法规和指南等所界定的"死亡"，即一种以中枢性自主呼吸完全停止为主要特征的状态。危重病医学协会、美国胸科医师学会及美国器官获取组织供体管理协会共识提出两种判定死亡的标准：一种是循环-呼吸系统标准，即患者永久性失去循环、呼吸及其响应性；另一种是神经系统标准，即患者的大脑功能(包括脑干)不可逆性终止，大脑功能改变为临床皮质功能、脑干反射缺乏及呼吸暂停。当神经系统标准满足时，即为脑死亡。我国判定标准参考《中国成人脑死亡判定标准与操作规范(第二版)》。

DCD 的分类标准国际上通常采用1995年荷兰 Maastricht 国际会议提出的 Maastricht 分类。

由于目前供体器官严重缺乏的现状，使扩大标准供体(expanded criteria donors，ECD)广泛应用于临床，这类供体器官的临床应用不可避免会增加受体术后并发症的发生，严重威胁患者近远期生存率。目前，尚没有明确的对于 ECD 的评定标准，临床上主要通过以下指标进行评估：①年龄≥60岁；②肥胖：体质量指数(BMI)>30kg/m^2的供体，但 BMI>35kg/m^2为相对禁忌；③合并其他疾病：如肝功能不全，中重度大泡性脂肪变性；糖尿病；肾功能不全，血尿，蛋白尿，24h 总蛋白>300mg，或尿微量白蛋白与肌酐(mg/g)比值>300(即 30mg/mL)，血清肌酐>106μmol/L；④ICU 停留时间>7d；⑤血钠浓度>165mmol/L。

二、供体的评估

移植前，对供体的评估非常重要，通过评估，可以明确供体是否可以进行捐献，从而降低移植术后并发症和移植失败的风险。

（一）一般评估

1. 供体年龄、性别、身高、体质量

随着年龄的增长，供体器官的质量也会有所下降，研究表明，高龄供肾活检更易发现大动脉硬化或肾小球硬化，且随着年龄的增大，肾小球的滤过率降低，肾的代偿功能下降。但是老年供肾在青年受体发挥作用后，其形态学结构有所改善。对于肝移植，有相关研究表明，接受高龄供肝移植的受者，术后并发症的发生与标准供肝无统计学差异，因此，年龄不是供体选择的绝对禁忌证，但对于供受匹配度、手术过程以及移植术后的管理提出了更高的要求。一项研究发现，女性供肝给男性受体，移植物 2 年存活率为 55%，明显低于其他三种组合；美国开展了一项 2 万例肝移植大数据显示，相对于白人供肝，黑人供肝受体移植物死亡风险增加了 19%。另有研究表明，供体身高每增加 10cm，移植物死亡风险增加 7%，而体质量与移植预后则无明显关系。

2. 供体的原发病以及既往史

侵袭性或血液系统恶性肿瘤、人类免疫缺陷病毒（human immuno deficiency virus，HIV）血清学阳性及存在 HIV 感染高风险病史、未经控制或治疗的败血症，未知感染源的败血症、阴性患者接受 HBV 感染器官、最近有静脉注射吸毒、血型播散性肺结核、严重弥散性血管内凝血（DIC）、镰状细胞贫血或其他血红蛋白血症、破伤风、狂犬病是供体捐献的绝对禁忌证，此外，已经控制的中枢神经系统或皮肤恶性肿瘤、已经治愈的感染性疾病、长期使用胰岛素控制血糖的糖尿病患者、各种原因导致捐献器官功能低下者、供者患有内科疾病（高血压合并肾病、糖尿病合并肾病、系统性红斑狼疮）是供体捐献的相对禁忌证。

1）中枢系统肿瘤

Desai 等（2014）认为，供体相关肿瘤转移风险与肿瘤的性质、无瘤生存时间、干预措施等多种因素有关，仔细筛选供体可以做到减少肿瘤转移的可能性，使得癌症传播的风险与等待新移植的死亡风险相平衡甚至更低。器官获取过程中应全面探查胸腹盆腔各脏器的情况，若发现疑似肿瘤组织，应立即进行活检，明确其病理类型。

2）原发高血压病

有研究发现，与年龄相关的高血压病史及其肾小球滤过率降低是影响供肾质量的两项独立危险因素。从基因表达角度看，高血压供体移植物中促炎介质的 mRNA 表达在移植前上调，并随时间逐渐增加。

3）糖尿病

糖尿病的供体活检标本显示有不同程度的组织损伤，因此长期使用胰岛素控制血糖的糖尿病患者是相对禁忌。

4）病毒感染

重点关注的是 HBV、丙型肝炎病毒（hepatitis C virus，HCV）、HIV 感染。所有的供体均应进行乙型肝炎全套检测及乙型肝炎高敏 DNA 检测，乙型肝炎表面抗原阳性并不是供体捐献的禁忌证，但必须联合抗病毒及定期监测乙型肝炎相关指标，且需征得受者同意。同样，所有供体均需进行 HCV 抗体及 HCV RNA 检测，HCV 感染的供体可匹配 HCV 血清学阳性且 HCV PCR 检测阳性受体。移植前，供受双方均应接受 HIV 血清学筛查，对于有感染高危风险史但血清学为阴性的供体，核酸检测是必须的。对于供肾，由于术后易发生巨细胞感染性肺炎，因此供体也需要排除巨细胞感染，EB 病毒是肾移植术后发生移植后淋巴增殖紊乱的主要原因，因此 EB 病毒检测也应列为常规检测。

3. 供体现病史以及院外重要检查结果

包括血清学及影像学检查，甚至病理学检测结果，院外抢救行心肺复苏史，住院期间检查结果，使用机械通气的时间及呼吸机参数，在重症监护室治疗的时间长短，发生并发症的时间及治疗方案、效果，是否发生心律失常、血流动力学不稳定等严重并发症。

（二）移植免疫学评估

包括 ABO 血型、Rh 血型、人类白细胞抗原（human leukocyte antigen，HLA）配型、供受体之间的淋巴细胞毒试验等。

（三）供体来源的感染

1. 细菌感染

对于住院时间长的病人，尤其是在重症监护室时间久的病人，细菌感染的风险增加，特别是多重耐药菌（multi-drug-resistant bacteria，MDR）。此外，应用血管活性药物、需要心肺支持，均为 MDR 发生的危险因素。对于有细菌感染的供体，经过药物抗生素治疗后，可用于器官移植，且移植后仍需要相关治疗。

2. 真菌感染

对于住在重症监护室时间过久的供体，真菌感染的风险也随之增加，供体来源的真菌感染会显著增加受者围手术期发生感染风险及移植物失功率甚至死亡率。一旦发生真菌感染，需立即进行抗真菌治疗，且若移植入受体，受体也应当进行抗真菌治疗，同时进行真菌指标监控。若真菌指标为阴性，则预防性治疗 2 周；若培养出真菌感染，结合其临床表现及影像学表现，需要治疗 4~6 周甚至更长时间，直至真菌转阴。建议存在上述感染情况的患者，确定用于捐献前，取血样等标本进行培养，明确供体的抗生素使用方案，术后根据患者临床表现及生化检验、影像学等监测结果使用药敏抗生素治疗一定周期。

3. 寄生虫感染

若有寄生虫感染，一般不建议用于捐献。

（四）器官功能评估

包括血、尿、粪三大常规，血脂、血糖、血电解质、动脉血气分析、肝肾功能、微生物病原学检查(细菌、真菌、寄生虫、梅毒螺旋体等)，肿瘤标志物、病毒感染学指标(甲、乙、丙、丁、戊肝病毒，EB病毒，巨细胞病毒等)检测，血、尿、痰、脑脊液、渗出液等病原微生物检测。

1. 肝脏评估

根据血生化、肝功能相关指标、凝血功能、肝脏彩超、CT等进行评估，若有脂肪肝，建议进行肝穿刺活检。

1)肝脏脂肪变性

不同性质(小泡、大泡)及程度(轻、中、重度)脂肪变性的供肝对于移植术后有着不同的影响，因此，疑似有脂肪变性时，建议行病理学检查，对其进一步评估。

2)高钠血症

电解质紊乱是影响供体质量的一个重要指标，其中脑损伤供者常伴有高钠血症，供者Na^+水平在161~180mmol/L极大程度增加了受体早期移植肝功能不全的风险，因此，在评估过程中要严密监测血清钠离子水平，一旦发生，应尽量在短时间内将其降至正常水平。

3)供肝热缺血时间(warm ischemia time，WIT)

由于热缺血时间与移植物预后存在直接关联，功能性热缺血时间(FWIT)一般从收缩压(至少2min)<50mmHg和/或氧饱和度<70%时开始计算。FWIT>2h不考虑作为供体。供肝热缺血时间应确保在30min之内。

4)供肝冷缺血时间(cold ischemia time，CIT)

从获取开始，用冰灌注液灌洗器官，到器官在受体内再灌注结束。CIT>12h是影响移植物生存率的独立危险因素。

5)供肝体外保存

目前临床上常用于保存肝脏方法有单纯冷保存(static cold storage，SCS)和机械灌注，随着DCD及ECD应用于临床，机械灌注在DCD及ECD的保存维护方面展现出了优势。机械灌注主要有低温机械灌注(hypothermic machine perfusion，HMP)、低温携氧机械灌注(hypothermic oxygenated perfusion，HOPE)、亚低温机械灌注(subnormothermic machine perfusion，SMP)和常温机械灌注(normothermic machine perfusion，NMP)。Guarrera等(2010)首次证实HMP可降低移植术后并发症的发生。NMP因更符合生理，可促进术后移植肝功能恢复，降低弃肝率。HOPE可降低移植术后胆道并发症的发生。目前常用的供肝灌注指标有灌注参数、胆汁生成量、转氨酶、腺苷酸、透明质酸、炎症介质等。

2. 肾脏评估

1)肾功能

尿液常规分析尤其是尿蛋白的含量对于供肾质量的判断非常重要，通过肾脏彩超评估肾脏大小、血流、是否有结石、囊肿、肿瘤、积水等，以及评估肾脏外表及质地，必要时行肾脏零点活检。需要注意的是，很多供体在抢救过程中都会出现血肌酐上升，甚至要辅以血液透析治疗，需要尽早鉴别肌酐升高的原因并进行干预，确定其是否为可逆性损伤，若肾脏本身发生器质性病变，则应弃用。

2）供者肾脏预后指数（kidney donor profile index，KDPI）

KDPI 值反映了移植物的存活时间，KDPI 值越高，表明移植物寿命越短。KDPI 是基于肾脏风险指数（kidney donor risk index，KDRI）与其他供肾质量比较所得百分比，目前认为 KDPI>80%，移植物存活率偏差。

3）供肾热缺血时间

WIT 大于 30min，加重供肾缺血再灌注损伤，会对供肾造成不可逆的损害，因此应尽量缩短热缺血时间。

4）供肾冷缺血时间

CIT>18h 移植肾存活率开始下降，CIT>36h 移植肾存活率更低。

5）供肾病理学评估

随着 ECD 供体广泛应用，病理学评估显得尤为重要，较为常用的有 Banff、Remuzzi 等评分标准。Banff：慢性病变评分定量，即分别从肾小球硬化、肾小球系膜基质增生、肾小管萎缩、肾间质纤维化、动脉分支硬化和动脉分支管壁透明样变进行评分；Remuzzi：以肾小球硬化、肾小管萎缩、肾间质纤维化、肾血管病变程度来评估，0~3 分建议单肾移植，4~6 分建议行双肾移植，7 分以上建议丢弃供肾。

6）供肾机械灌注参数评估

临床上最常用的保存方式有机械灌注（MP）和冷保存（CS）。传统常采用 CS 方式储存器官，肾脏机械灌注主要包括 HMP、NMP、SMP、HOPE、控制性携氧复温（controlled oxygenated rewarming，COR）等，HMP 即用灌注设备（lifeport）将灌注液以脉冲的方式灌注肾动脉，维持 0~4℃ 的环境温度，持续不断地提供营养成分的同时，清除代谢过程中产生的废物。并且，机械灌注可通过评估灌注过程中的阻力指数以及分析灌注液中的酶类指标来评估供肾的质量，必要时还可以通过机械灌注手段进行药物干预治疗。研究表明，在移植肾原发性无功能（PNF）或功能延迟恢复（DGF）发生率上，HMP 组和 CS 组有统计学差异，提示供肾通过 HMP 的方式保存确实可以降低术后 PNF、DGF 发生率，有助于维持肾脏功能。NMP 因接近于人体生理环境，已有研究证实 NMP 有助于恢复供肾功能，具有一定安全性，广泛使用的评估机械灌注供肾活力标准是 Newcastle。常作为灌注肾脏的指标有灌注参数、心脏型脂肪酸结合蛋白、乳酸脱氢酶、脂质过氧化产物、N-乙酰基-β、天冬氨酸氨基转移酶、谷胱甘肽-s-转移酶、中性粒细胞明胶酶相关性脂质运载蛋白、丙氨酸氨基转移酶、肾脏损伤分子-1、白细胞介素-1β、总体抗氧化状态、氧化还原的铁离子以及蛋白质组学等。

3. 心脏评估

供体大多伴有心律失常，因此需要密切评估供者的心肌酶谱、肌钙蛋白、心电图、胸部 X 线、彩超等。CS、HMP 以及常温不停跳是目前常见的几种供心保存技术。HMP 可通过其灌注系统保护心肌细胞，而其导致器官的缺血状态和再灌注损伤的特点也容易导致移植后心脏损伤。常温不停跳机械灌注通过其接近生理状态的保存原理，可使离体供心保存时间长达 12h。该系统的原理是在供体运输过程中维持供体的温度和灌注，使其最接近生理状态，有临床试验证实常温不停跳机械灌注效果优于 CS。

4. 肺脏评估

需要了解供者不吸氧情况下氧饱和度情况，若上呼吸机，则观察呼吸机使用参数，必要时辅以纤维支气管镜检查等。肺脏的体外保存离体肺常用的方式有 CS 与常温灌注离体肺脏，灌注设备都是非便携式，典型代表是离体肺灌注修复系统（ex vivo lung perfusion，EVLP），有试验证实，其对于高风险供肺的保护可获得与理想供肺相似的效果。OCS Lung（organ care system lung）是一种先进的离体肺灌注系统，旨在评估和改善边缘肺，并可能改善常规供体肺的状况。OCS Lung 可以大大减少冷缺血时间，特别是在运输过程中，可以持续进行器官评估和监测。

5. 胰腺评估

动态血糖、血淀粉酶脂肪酶情况、胰腺彩超等。理想的胰腺捐献者应没有胰腺炎、糖尿病、胰腺外伤、高血脂等病史，常规血淀粉酶、尿淀粉酶、糖化血红蛋白应正常。冷缺血时间<12 h，热缺血时间<10min。胰腺常用的保存方式包括 CS、MP 和双层保护法，CS 仍是其主要保存方式，其他技术仍在探索中。

三、总结

随着器官移植事业的发展，供体短缺成了限制移植事业发展的主要问题，促使 ECD 供体越来越多地应用于临床，导致移植患者的预后受到影响。制定供体质量控制标准，在器官移植工作中非常重要，准确评估各脏器功能，并能尽早地对供体器官进行维护，是器官移植成功的重要前提。随着医学技术的不断进步，通过器官移植工作者的不懈努力，相信供体的废弃率会逐渐下降，器官捐献成功率会逐渐升高，供体短缺的形势也会得到缓解。

（胡晓燕，叶启发，李建国，周威）

第二节　器官移植供者感染状态评估

供体来源性感染（donor-derived Infection，DDI）指的是供体感染的病原体通过其捐献的器官使得器官移植术的受体发生感染。目前器官捐献供体大多数为心脏或脑死亡的捐献者，活体器官捐献移植占少数。绝大部分的器官移植供体是在进行三四级手术、治疗失败和放弃治疗后，需在重症监护室进行供体的养护。器官移植供体养护常需要一些生命支撑治疗措施，包括气管插管、气管切开行机械通气、放置深静脉导管及导尿管、血液透析以及体外膜肺氧合（extracorporeal membrane oxygenation，ECMO，简称膜肺），院内感染的发生率高。器官移植供体可能携带病原但无明显的感染症状或者处于潜伏感染状态，供体器官内也可能携带定植菌，这些病原可通过器官移植在受者体内导致感染发生。

DDI 与受体移植术后感染的发生率显著相关，对移植患者的生存率有很大的影响。DDI 出现的时间取决于两个因素：病原体的种类和移植捐献器官种类。大部分 DDI 出现在移植术完成到术后 6 周，而一些处于潜伏期或潜在感染的病原体导致的 DDI 则可能在术后几个月甚至几年之后才会在移植受体中表现。为保证移植安全，统一供体器官质量感染评估标准，规范评估流程尤为重要。

一、器官移植供体感染的种类

（一）细菌感染

1. 普通细菌

临床上绝大多数的供体感染与细菌相关，以病原菌感染为主，包括肺炎链球菌、脑膜炎奈瑟菌、屎肠球菌、粪肠球菌等。被传染性强的细菌感染的供体一般需要接受至少 1~2 天的针对性抗感染治疗。这些抗感染治疗的方法必须基于客观的评价指标，包括白细胞数量、C-反应蛋白等炎性指标，并结合临床症状。针对供体感染病原菌敏感的抗生素治疗疗程一般不少于 7~14 天。

2. 多重耐药菌感染

多重耐药菌的感染是移植的绝对禁忌证。供体中感染多重耐药的病原体中大多是革兰阴性菌，其中以肺炎克雷伯菌、鲍曼不动杆菌为主，且耐药性逐渐增强。对多重耐药菌（multi-drug-resistant organism，MDRO）感染者的器官捐献需提高警惕。如供体感染的病原菌对碳青霉烯敏感，则应选择高敏感性抗菌药物进行治疗，治疗后转阴者可以考虑器官捐献。然而，当供体局部感染的病原菌为碳青霉烯耐药的革兰阴性杆菌时，则应在进行规范治疗后排除血行感染，才能使用非感染部位的捐献器官。

以耐万古霉素肠球菌（vancomycin resistant en-terococcus，VRE）和耐甲氧西林金黄色葡萄球菌（methicillin-resistant Staphylococcus aureus，MRSA）为代表的耐药革兰阳性球菌导致受体感染的比例为常见，其中 VRE 相对更容易由供体传播至受体。因此，被 VRE 感染的供体应进行规范化临床治疗，并在治疗后病原检测转阴后才可以进入捐献流程。

中华医学会器官移植分会感染学组调查了全国范围内具有代表性的 11 家移植中心 2015 年 1 月 1 日至 2016 年 12 月 31 日的数据后发现，引发我国 DDI 严重不良事件的最主要的病原体是占感染比例 85.4% 的 MDRO，其排名前 3 位分别为耐碳青霉烯肺炎克雷伯菌（carbapenem-resistant Klebsiella pneumoniae，CRKP）、耐万古霉素肠球菌（vancomycin resistant enterococcus，VRE）以及耐碳青霉烯铜绿假单胞菌（carbapenem-resistant pseudomonas aeruginosa，CRPA）。对于感染此类病原菌的供体要求如下：①应明确耐药菌分离株的表型及基因型；②供体定植及受体定植并不一定是移植的禁忌；③对于感染耐碳青霉烯类细菌的供体无需预防性使用抗生素；④检查供体是否有病原菌携带，且做好隔离控制、手卫生以及抗生素使用；⑤目前为止还没有充足证据证明肠道去污染治疗的疗效；⑥肺移植受者若为铜绿假单胞菌感染，则可通过雾化吸入抗生素来预防；⑦定植受者应根据感染严重程度调整敏感抗生素的治疗方案，对于多重耐药菌感染的供者，移植科医生需要先与同科传染病小组讨论并评估风险，从而决定是否接受移植组织，更重要的是要制定清楚且具有针对性的移植围手术期抗感染方案。

3. 结核分枝杆菌感染

活动性结核是器官移植的绝对禁忌证。

结核分枝杆菌能够借由供体器官传染至受体，使受体患结核病。Abad C.L.R.，Razonable R.R.（2018）对公共数据库（Medline、Ovid、EMBASE 等）中 DDI 肺结核病例进行了回顾性分析，发现结核病流行地区的居住条件为 DDI 结核感染的主要原因，其常见症状是发热和受累同种异体的移植物。移植术后早期便会出现 DDI 引起的结核感染症状，因结核感染导致的死亡病例数占 1/4。因此，供体的感染病史应在术前进行严格的质控，包括详细的病史、皮肤结核菌素试验和 γ-干扰素释放试验等。对于脑死亡或心脏死亡辅助循环的供体，应对其进行皮肤结核菌素试验，除此之外的死亡供体则主要依靠临床资料（病史、体格检查、肺部 CT 等）进行评估。尽可能收集供体的呼吸及泌尿系统分泌物送检。器官获取术中若发现肿大淋巴结，应送病检和结核杆菌培养等实验室检查，早期诊断对于避免并发症、采用适当的治疗至关重要。若供体存在潜在结核感染，则受体在移植术后应接受 9 个月的预防性抗结核治疗。如诊断为活动性结核感染，则不能进行移植。有结核残余病灶的器官也不能作为供体。无活动性结核感染证据的供体可进行移植。

4. 其他特殊类型的细菌

诊断带有强毒性病原体的供体不能进行器官捐献。部分感染病原体为肺炎链球菌、脑膜炎奈瑟菌、流感嗜血杆菌或 B 群链球菌的细菌性脑膜炎供体，在临床行抗感染治疗、实验室检查结果转阴后，可以谨慎选择捐献。

（二）病毒感染

1. 肝炎病毒

在取得受体知情同意的前提下，乙型肝炎表面抗原（hepatitis B surface antigen，HBsAg）阳性的供体所捐献的器官可移植给 HBsAg 阳性的受体，受体术后必须长期接受抗病毒治疗。目前认为，乙型肝炎病毒（HBV）阳性供者可进行器官捐献，需根据供体病毒感染及免疫水平、受者接种预防情况和不同移植器官的类别来制定不同的治疗方案。

目前，对于丙型肝炎病毒（hepatitis C virus，HCV）阳性供体的捐献器官能否供移植术使用尚无定论。对于 HCV RNA 阳性供体，由于 HCV 复制活跃，并具备较强的传播能力，禁止其进行捐献。对于 RNA 阴性但病毒抗体阳性的供体，尚未有证据说明其传播能力，可以谨慎选择捐献。临床对受体使用直接抗病毒药物（direct-acting antiviral agents，DAAS）来预防 HCV 感染的效果，但目前没有明确的循证医学证据。因此，HCV 阳性的供体捐献器官必须在受体被充分告知并签署知情同意书之后进行移植。与 HBV 供体捐献原则类似，血清 HCV 阳性的供体器官可用于 HCV 阳性的受体。部分中心临床数据表明，HCV 阳性供体的肾脏和心脏移植到 HCV 阴性受体的体内后立即开始应用针对丙型肝炎的抗病毒药物来预防 HCV 感染是行之有效的，但这一结论仍缺乏临床循证医学的数据支持。

2. HIV

存在病毒传播风险，非 HIV 阳性受者禁止使用 HIV 阳性供者的器官。

3. 疱疹病毒感染

巨细胞病毒(cytomegalovirus，CMV)感染是常见的移植术后机会感染。临床上可以使用更昔洛韦或缬更昔洛韦等药物来预防受体的 CMV 感染，但要注意，过长的疗程可能会导致病毒的耐药。Andrei 等(2019)报道了 1 例出现多重耐药 CMV 感染的肾移植受者，各种抗病毒替代治疗均没有明显疗效，最后选择切除移植肾。移植后严重并发症为新发恶性肿瘤。致瘤病毒[EB 病毒(EBV)、人类疱疹病毒(HHV-8)等]的感染可以引起淋巴瘤等恶性肿瘤的发生，因此这类疱疹病毒在供体感染状况的评估中应被纳入。

4. 其他病毒感染

除了上述病毒以外，引起 DDI 的常见病毒还包含寨卡病毒(Zika virus，ZIKV)、狂犬病毒(rabies virus，RV)以及基孔肯雅病毒(Chikungunya fever，CHIKF)。对供体这类病毒进行感染质控的关键是结合流行病学特征及传染源接触情况，进而完善感染质量评估。BK 多瘤病毒(BK polyomavirus)感染造成的 DDI 会导致严重的肾移植术后并发症，使受体移植成功率降低 1%~15%。目前临床还没有抗 BK 多瘤病毒的特效药，因此，供体捐献器官前，应检查其是否存在 BK 多瘤病毒的感染。

(三)真菌感染

供体来源的真菌感染发病率低，但有严重的并发症。供体来源的真菌感染中，活动性念珠菌血症及由新型隐球菌、毛霉、曲霉和肺孢子引起的活动性感染是移植的绝对禁忌证。临床可联合血培养、G 试验和 GM 试验等实验室检查进行诊断是否存在真菌感染，排除可能会出现的假阳性结果。对于接受血培养阴性，G 试验和(或)GM 试验阳性供器官的受体，术后使用预防性抗真菌药物治疗并加强监测。

1. 假丝酵母菌感染

未经治疗的假丝酵母菌感染是供体捐献的绝对禁忌证，但当供体存在以下情况时，临床上可以根据具体情况决定供体能否进行捐献：①供体无假丝酵母菌血症或感染临床症状，但呼吸道分泌物培养假丝酵母菌阳性时；②已知供体有肠穿孔或肠破裂，且器官保存液涂片可见假丝酵母菌或假丝酵母菌属培养阳性时，需谨慎使用供体器官，并对受体进行预防性临床干预；③由于各种原因移植伴假丝酵母菌血症供体器官的受体，供体有假丝酵母菌菌尿时，需对受体进行临床干预。

2. 新型隐球菌感染

未经治疗的新型隐球菌感染是器官捐献的绝对禁忌证。对于怀疑有新型隐球菌感染的供体，应当进行脑脊液常规检查、血清及脑脊液新型隐球菌加抗原检测，血液、脑脊液以及其他临床感染部位的墨汁负染色、真菌培养、鉴定和药物敏感性实验，头颅、肺部影像学检查，必要时还可以考虑通过细针抽吸或其他方式进行感染部位的活检、微生物培养以及病理学检查评估。对于存在新型隐球菌感染高危因素的受体，也应进行适当的临床干预。

3. 丝状真菌感染

曲霉、毛霉以及帚霉是最常见于供体来源性丝状真菌感染(donor-derived-fil-ametous fungal infection，DDFFI)的病原体，其中，曲霉感染占所有丝状真菌感染的71%。对于高度怀疑丝状真菌感染的供体，为了明确诊断，应尽量采取所有有效的检查手段，如测真菌生物标志物如半乳甘露聚糖(GM)试验、移植物影像学评估、经皮移植物穿刺组织的真菌培养和病理诊断，甚至是早期外科手术探查。若怀疑受体存在丝状真菌感染，则应尽早进行临床干预。

(四)寄生虫感染

未经治疗的寄生虫感染(枯氏锥虫、杜氏利什曼原虫、粪类圆线虫)是器官捐献的绝对禁忌证。虽然弓形虫感染是影响心脏移植术后疗效的重要因素，但由于甲氧苄胺嘧啶/磺胺甲噁唑(TMP/SMX)能有效预防弓形虫感染，使弓形虫感染经临床干预后可进行心脏移植。供体的弓形虫血清学试验不必在其患病率低的地区开展，仅心脏移植术需要对供体进行全面的弓形虫筛查。

二、器官移植供体感染评估程序

(一)基本情况评估

全面了解供体的身体情况，包括现病史、既往史、手术史和创伤史等，尤其需要注意是否存在传染性疾病和恶性肿瘤，重点关注供体血制品和非法药物的使用情况，疫苗的接种情况，职业环境，以及其旅游史是否存在地方性感染的风险，必要时需对供体进行筛查和预防。另外，还需要供体结核分枝杆菌、HIV等传染性疾病的接触史以及动物接触史等，为进一步对供体进行实验室筛查提供依据。

(二)临床评估

供体住院期间应关注生命体征检测指标的变化，重点关注供体会出现的感染体征，身体出现脓肿、溃疡、淋巴结肿大、生殖器或肛门外伤等，如出现可能感染的情况，应对相应部位进行留样检查。对于有手术史或外伤史的供体，应确保其没有肠内容物溢出，没有出现感染的器官、血管以及伤口脓液等感染征象。此外，若发现供体体表存在纹身、针孔、耳洞或其他身体部位穿洞等情况，应立即排查HIV、HBV、HCV感染等血源性传播疾病。定期对供体可能发生感染的部位进行影像学检查。

三、潜在捐献者在维护期间感染的预防与控制

完全杜绝DDI是不可能的，只有通过适当的方法对DDI进行防控。为保证稳定的供体维护和安全的器官移植，对潜在感染供体，在捐献器官前，应接受有效的预防或抗感染治疗。对潜在供体的治疗原则应遵循无菌原则，合理运用抗生素，对供体进行病原微生物检查，抗菌药物使用的预防和治疗，接触隔离，单独病房，环境卫生监控。病原微生物检

查是防控感染的关键。

（一）病原微生物检查

（1）直接涂片染色镜检，能快速提供可疑病原微生物的基本情况；
（2）微生物培养，必要时进行血培养；
（3）病原微生物宏基因组检测，供体内的致病性病原体可以通过该方法全部检出。

（二）抗菌药物使用预防和治疗

如存在感染，应及时诊断，并使用有效的药物治疗，以提高器官的可利用率。

1. 革兰阴性杆菌

感染非耐药菌的供体，在经过 24 小时以上的广谱抗菌药物治疗后可进行捐献。临床医生必须谨慎对待感染 MDRO 的供体捐献，感染耐碳青霉烯类肠杆菌的供体禁止进行器官捐献，感染碳青霉烯敏感的 MDR 革兰阴性菌的供体在经过足量的敏感抗菌药物治疗且复查转阴后才可以进行捐献。

2. 革兰阳性球菌

供体常常在器官获取前被检出耐药的革兰阳性球菌，检出的病原体包括 VRE 和 MRSA，其中 VRE 很容易由供体传染给受体。对于感染 VRE 的供体可以依照相应的规范进行治疗，并在治疗后再评估捐献情况。

3. 其他特殊类型的细菌

供体诊断带有高毒性的病原体，则不能进行器官捐献，不明原因的中枢神经系统感染是捐献的绝对禁忌证。感染病原菌为肺炎双球菌、流感嗜血杆菌、脑膜炎奈瑟菌、B 群链球菌或大肠杆菌的细菌性脑膜炎供体，在接受相关抗菌药物治疗后，若病情好转，可根据检查结果谨慎选择捐献。诊断是活动性结核感染，则不能进行移植。有结核残余病灶的器官也不能作为供体。无活动性结核感染证据的潜伏结核感染（LTBI）供体可进行移植。

4. 真菌处理

供体真菌感染中属于器官捐献绝对禁忌证的有：活动性假丝酵母菌血症和由新型隐球菌、曲霉、毛霉、球孢子菌等引起的活动性感染。某些地域性真菌病缺少特异的临床表现，缺乏统一的诊断标准和治疗方案，因此没有规范的针对真菌性感染的供体捐献的质控标准。针对供体中常见的真菌感染，有如下处理原则：

（1）假丝酵母菌属：若在移植供体的尿液或支气管分泌物发现假丝酵母菌阳性，必须在抗真菌治疗且真菌培养转阴后才能考虑捐献。

（2）新型隐球菌：新型隐球菌感染的供体必须在临床治愈后才可以进行捐献。若供体存在新型隐球菌感染的高危因素，如血液系统肿瘤、接受糖皮质激素治疗、细胞免疫功能障碍等，同时发现有神经系统症状或肺结节，临床应鉴别诊断新型隐球菌感染。

（3）丝状真菌：侵袭性丝状真菌感染是供体器官捐献的绝对禁忌证。

（三）病房管理

严格执行医院感染预防与控制的基本要求。

四、结语

总之，供体来源的感染已成为我国实体器官移植术后亟待解决的难题，建立供体器官受者的系统化监测体系是精准化治疗的基础，通过高危感染供体弃与用的选择，尽早发现及正确诊断、及时采用恰当的防治措施，供体来源性感染的发生率及危害性有望大幅度降低。

（徐智高，熊艳，叶啟发，代永安，朱有华）

第三节　潜在器官捐献者的肿瘤筛查流程

供体短缺使边缘供体的应用标准逐渐扩大，这类供体器官的临床应用会增加受体术后并发症的发生风险。为进一步严格把控供体质量，肿瘤筛查应纳入潜在器官捐献评估，在保证边缘供体应用的同时提高移植预后，减少肿瘤转移和传播风险。

一、临床病史的采集

供体基本信息采集包括年龄、性别、民族、身高、体质量、体温、心率、呼吸、血压等，常规病史包括现病史、既往病史、个人史和家族史。

对于潜在肿瘤供体的评估内容还包括：①被诊断的时间、肿瘤类型及良恶性、肿瘤分化程度及分级、肿瘤病理学资料是否可查阅、治疗方案、是否复发等；②若为 CNS 肿瘤时还应考虑肿瘤为原发性或转移性，初发或复发，治疗方案、发生颅外转移的可能性；③基于现有临床资料是否需要进一步筛查。

目前，临床认为已控制的中枢神经系统肿瘤和一些早期的恶性肿瘤在经过成功的治疗后可以考虑编入供体选择。但对于存在恶性肿瘤的潜在供体可能导致的肿瘤传播风险，美国 OPTN 设立了恶性肿瘤专委会，并对此提出了相应的风险评估意见，尽管未成为正式方针，目前仍在不断修正中，但它定量地评估了肿瘤传播的风险，对国内器官移植的临床实践具有一定的指导作用。

移植相关性供-受肿瘤传播风险分级

肿瘤特征	风险分级			
	极低	低	中	高
皮肤鳞状细胞癌(无血行转移)	×			
小细胞癌(任何部位)				×
滤泡性甲状腺癌，≤1.0cm，侵袭性极小	×			
滤泡性甲状腺癌，>1.0cm，≤2.0cm，侵袭性极小		×		

续表

肿瘤特征	风险分级			
	极低	低	中	高
乳头状甲状腺癌，孤立性，≤0.5cm	×			
乳头状甲状腺癌，孤立性，>0.5cm，≤2.0cm		×		
声带原位癌	×			
静止期肿瘤				
非治愈性肿瘤				×
肿瘤病史 5 年或以上，治愈的可能性小于 90%				×
肿瘤病史 5 年或以上，治愈的可能性小于 90%～99%			×	
肿瘤病史 5 年或以上，治愈的可能性大于 99%		×		
未进行充分随访不清楚肿瘤活动				×
白血病史				×
淋巴瘤史				×
黑色素瘤史				×
小细胞/神经内分泌肿瘤病史				×

捐献者恶性肿瘤传播风险分级标准

风险等级	传播概率(%)	建议的临床使用(经过知情同意)
无风险(无肿瘤，或存在良性肿瘤无恶性风险)	0	可以使用
极低风险	>0，≤0.1	需要临床判定
低风险	>0.1，≤1	考虑移植给已经存在高肿瘤风险的受体
中等风险	>1，≤10	原则上不推荐器官捐献；但偶尔可以用于急需器官捐献的危重器官衰竭病人(如果不进行器官移植仅能存活数天或更短)
高风险	>10	不建议器官捐献，除非极少数特别的情况
未知风险	未知	根据临床判定决定是否使用

　　评估潜在器官捐献者时，应该考虑到隐匿性肿瘤的可能性，尤其对于非创伤性脑出血，没有常见的高危因素、发病过程不典型，或以前有肿瘤史。存在恶性肿瘤的潜在捐献

者不一定不能进行捐献,但是必须尽可能准确地明确肿瘤的类型和程度,在器官捐献时加以限制,才是最佳的临床决策。

二、体格检查

体格检查是了解机体健康状况最基本的检查方法,包括视诊、触诊、叩诊、听诊、嗅诊。体格检查可辅助推断疾病部位和性质,为临床诊断提供直观依据。全身体格检查的顺序应遵循的原则为:先整体后局部、从上到下、由前到后、自外向内、先左后右。具体检查部位顺序如下(以卧位患者为例):一般情况和生命体征—头颈部—前、侧胸部(心、肺)—(患者取坐位)后背部(包括肺、脊柱、肾区、骶部)—(卧位)腹部—上肢、下肢—肛门直肠—外生殖器—神经系统(最后为站立位)。

首先,视诊可纵观供体全身皮肤状况,可以发现一些不连续的病变以及既往手术干预的迹象。检查应该特别关注色素病变,要想到除了明显的部位,黑色素瘤可以出现在掌心、足底或者指甲下的区域。对进行过广泛皮肤切除、皮肤移植、皮肤结节切除,甚至眼摘出术情况者,应注意既往出现黑色素瘤的可能,应详细调查。

头皮检查时,应仔细检查头发掩盖的部位是否存在异常,若了解到供体有脑出血史,则应考虑到存在中枢神经系统原发性或转移性肿瘤的可能,后续检测中应注意进一步排除。对于四肢的肿块,也应该进行评估,必要时可进行冰冻病理切片活检。

对于女性,对存在乳房切除史的,应该警惕存在乳腺癌病史的可能,若发现有腋窝淋巴结切除,则意味着病情更严重。由于乳腺癌容易复发,如果有这种怀疑,要将预期生存率和风险告知等待移植的潜在受体。

触诊时,应特别注意腹部及盆腔脏器是否存在包块,以及位置、大小、硬度等。若明显感知到肝、脾、肾等部位存在肿块,或者怀疑胃肠病变,则应进一步影像诊断,必要时进行病理穿刺活检。

叩诊时,若出现浊音和实音,则应考虑肺炎、肺实变或胸部肿瘤的情况,建议行胸部CT检查,以排除肺癌的可能。

三、实验室检查

实验室检查指标包括三大常规、肝肾功能、血糖、血脂、电解质、凝血功能、病原体感染、肿瘤标志物、移植免疫学评估等。

潜在供体应特别注意肿瘤标志物检测,以排除肿瘤存在的可能。目前临床对于肝癌和前列腺癌的诊断有较明确的推荐,分别为甲胎蛋白(AFP)和前列腺特异性抗原(PSA),其他肿瘤一般选用多种广谱型或相关性较高的血清肿瘤标志物进行联合检测。

随着肿瘤标志物的研究进展,肿瘤新型分子标志物逐渐被应用于临床。相比于常规的血清学标志物,这些新型肿瘤标志物的敏感性和特异性会更高,与肿瘤相关性更好,尤其对于部分常规肿瘤标志物水平正常的供体筛查具有重要意义。临床上发现存在约30%肝癌患者AFP水平正常,则应检测异常凝血酶原(PIVKA Ⅱ、DCP)、血清甲胎蛋白异质体

（AFP-L3）和血浆游离微 RNA（microRNA）等新型分子标志物。

常见的血清肿瘤标志物与不同肿瘤的相关性

常见的血清肿瘤标志物	相　关　性
CEA	广谱型肿瘤标志物，与结肠癌、胃癌、胰腺癌、肺癌、乳腺癌、卵巢癌、子宫癌等普遍相关
AFP	原发性肝癌，≥400ng/mL
PSA	前列腺癌
CA125	与卵巢癌高度相关，其他如宫颈癌、乳腺癌、胰腺癌、胃癌、肺癌、结直肠癌等
CA15-3	与乳腺癌高度相关，其他如肺癌、结直肠癌、胰腺癌、卵巢癌、子宫颈癌、原发性肝癌等
CA19-9	与胰腺癌、胃癌、结直肠癌、胆囊癌高度相关，其他如卵巢癌、肝癌、乳腺癌、肺癌等
CA72-4	与胃癌高度相关，其他如结直肠癌、胰腺癌、肝癌、肺癌、乳腺癌、卵巢癌等
CA24-2	与胰腺癌、结直肠癌高度相关，其他如肺癌、乳腺癌等
CA50	与胃肠肿瘤如胰腺癌、结直肠癌、胃癌、胆囊癌相关性高，其他如肝癌、卵巢与子宫癌等
SCC	鳞癌标志物，包括宫颈、头颈部、食管、肺和气管、泌尿生殖道和肛管部位的鳞癌
CYFRA21-1	与 NSCLC 高度相关，其他如食管癌等
ProGRP	与 SCLC 高度相关
NSE	与 SCLC 高度相关，其他如神经母细胞瘤、脑肿瘤等
NMP-22	与膀胱癌高度相关

　　其中，"液体活检"标志物包括循环肿瘤细胞（CTC）、循环肿瘤 DNA（ctDNA）、外泌体等在肿瘤早期诊断、复发转移监测、预后和疗效评价中展现出重要价值。有研究显示，CTC 阳性是影响肝移植患者长期生存的独立因素，可提示预后不良和更高的复发风险。因此，有条件的单位建议选择性进行此类新型分子标志物检测，对未经确诊的肿瘤供体进行更为准确全面的排查。

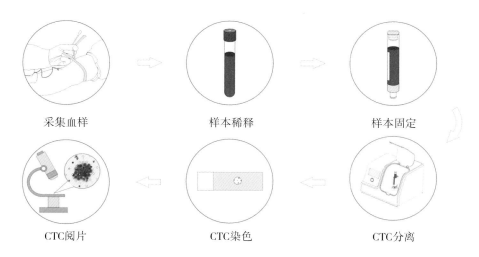

采集血样　　　　　　样本稀释　　　　　　样本固定

CTC阅片　　　　　　CTC染色　　　　　　CTC分离

循环肿瘤细胞检测流程图

尽管肿瘤标志物适用于几乎所有肿瘤的筛查，但不能作为肿瘤确诊的依据，若检测结果异常，则应进一步结合影像学检查进行评估，必要时行组织器官活检。

四、影像学检查

影像学检查对于肿瘤的临床诊断和分期至关重要，常见方式包括 CT、MRI、胸部 X片、腹部彩超、PET-CT、内镜超声、全身骨扫描等。

一般供体建议常规行胸部 CT、腹部彩超或 CT、盆腔 CT 检查，以排除主要脏器的肿瘤可能，根据病情需要和器官评估的需要行增强 MRI 或增强 CT。查体和实验室检查结果异常的供体，还应针对性地进行相应部位的影像学检查，以明确异常部位的肿瘤情况。对于缺乏典型的影像学特征的脏器占位病变或难评估的状况，应进行病理穿刺活检，以明确排除携带有恶性肿瘤的器官作为供体。

在胸部肿瘤排查时，疑似肺癌的供体，应综合查体和肿瘤标志物结果进一步行胸部增强 CT 进行诊断；怀疑产生脑转移者，可行头部增强 MRI 检查；疑似乳腺癌者，可行乳腺超声检查。活检时，若病灶和区域淋巴结存在难以穿刺的散在钙化灶等情况，或影像学不可见的肿物，可选择肿物切取活检；一些簇状分布的可疑钙化灶，可采取 X 线引导下金属丝或放射性粒子定位性病灶切除活检。

在腹部肿瘤排查时，肝脏超声检查阳性的供体，应行腹部动态增强 CT 和/或 MRI，必要时行肝穿刺活检；若供体的胃镜反复活检无法确定病理诊断，腹水/胸腔积液细胞学检测或转移灶的病理学检测可作为定性诊断依据。若供体存在临床显性肠梗阻，原则上禁止行结肠镜检查，建议清洁肠道后进行腹部/盆腔增强 CT 检查。怀疑为前列腺癌的男性供体，若直肠指诊正常，PSA 水平在 2~10ng/mL，可采用 mpMRI 帮助决策是否需要活检。

五、器官获取术中检查

潜在捐献者存在胸腹部的疤痕，可能表明之前进行过内脏器官手术，应该在胸腹器官获取阶段对潜在可能部位给予专门的检查。如果发现做过胃肠道和肺部分切除手术，则应积极探求原因，必要时可行冰冻切片检查。

如发现或触诊到肿块或异常，如淋巴结肿大，应建议病理冰冻切片检查。应仔细评估胸纵隔淋巴结和腹盆腔、主动脉周围、肠系膜、肝和髂窝结节。还应仔细检查骨盆区域，特别要注意女性的子宫和卵巢。

临床上大多数可疑病变是良性病变，在以往经验中，最常见到的情况如：肝脏表面的结节通常为反应增生或胆管腺瘤，触诊发现肺内孤立的肿块通常为的淋巴结，盆腔中大体外观类似转移癌有可能是绝经后的卵巢，等等。

肾脏和胰腺的临床评估需要特别注意，肾细胞癌是最常见具有潜在传播风险的肿瘤，因此肾脏获取时应切取其周围的脂肪，使其彻底暴露，以确认是否存在肿瘤，如果发现孤立的或多个囊性以及实性结节，则应该考虑到肾癌的可能。胰腺癌有别于其他肿瘤，多数患者起病隐匿，查体无明显体征，当疾病出现进展期时，可出现黄疸、肝脏增大、胆囊增大、上腹部肿块以及腹水等特征。因此，在手术获取时，对胰腺及临近脏器的观察评估非常重要。正常胰腺大小长度为 15~20cm，外观呈淡黄色，胰头部扁平，体尾部略呈三棱形，质地软滑。如果供者胰腺局部或弥漫性肿胀、胰周脂肪变性坏死或包裹性积液，往往提示急性胰腺炎，胰腺周围粘连，胰腺被膜增厚或者见斑片状钙化，胰腺质地硬实或呈结节状，触及结石或囊肿均提示慢性胰腺炎，均不适于作为供胰。若肉眼难以判断胰腺是否可用，可进行胰腺零点活检，以协助判定是否适合用于移植。

总之，在行器官获取手术时，若发现任何异常的病变，都需立即活检行病理学检测，并在决定移植前确认其报告。若在器官获取过程中出现急性死亡者，应小心留存标本，以便于后续循证鉴定。

（徐智高，樊嘉，何晓顺，陈忠华）

第四节　移植病理学在捐献器官质量评估中的应用

供体来源短缺一直是制约器官移植发展的主要原因。自 2015 年中国器官捐献移植全面实行公民逝世后器官捐献（citizen donation after cardiac death，CDCD）移植（又称尸体捐献，deceased donor，DD），移植例数也开始稳步增长，使得更多终末期疾病的患者获得救治的机会。因 DD 供者年龄偏高，有高血压、糖尿病、脂肪肝等基础性疾病，导致供者器官的质量存在差异。因此，在移植前对供者器官进行科学的质量评估非常必要，以保证供者器官资源和移植效果。供者器官质量的评估是一项综合评估，包括供者捐献时的各项临床指标的评估、器官获取时的肉眼判断、机械灌注参数、器官活组织检查（活检）等评估。

其中，供者器官活检病理学诊断是移植供者器官综合评估中不可或缺的重要部分，是对前述临床评估的有效补充。

一、供者器官病理学评估的主要流程

完整的移植过程包含供受者评估、供者器官切取、器官灌注与保存、移植手术、术后并发症的治疗以及长期复查与随访等几个主要环节。供者器官质量评估作为其中一环节，是一项系统的、全面综合的评估，包括供者器官获取前的供者临床实验室生化指标评估、供者器官获取后的肉眼观察评估和供者器官活检后的组织病理学评估。供者器官的组织病理学评估是综合评估中不可缺少的重要组成部分，是在供者临床评估后的重要补充。尤其在扩大标准供者（ECD）器官的评估更是尤为重要。武汉大学中南医院（以下简称本中心）对 200 多例供者肝、肾病理评估的经验的基础上进行了总结。下面将进一步针对供肝、供肾以及扩大标准供肝、供肾的病理学评估进行详细描述。

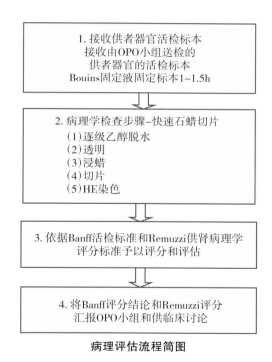

病理评估流程简图

二、供肝的病理学评估

供肝质量的评估是肝移植中一项基本环节，需结合临床各项资料、获取供肝的肉眼大体判断和供肝活检病理结论予以综合判定。

（一）供肝病理学评估的方法

供肝病理学评估的主要方法为供肝快速石蜡活检。通常建议在供肝修整时和供肝门静脉血流开放后(零时)两个时机取供肝组织活检。经过实践发现,取供肝门静脉血流开放之后肝组织活检风险较高,通常采用供肝修整时同一部位楔形活检,取材大小约为 1.0cm×1.0cm,进行肝穿刺组织快速石蜡包埋和制片,尽量在 2h 内完成病理学评估。

(二)肝穿刺组织满意度评估

楔形活检肝组织大小需达到约为 1.0cm×1.0cm 大小,或肝穿刺组织条长≥1.5cm 各 2 条。镜下最基本的病理诊断要求是活检组织中应含有≥10 个结构完整的门管区。根据本中心的实践经验,无论是楔形活检或者组织穿刺均会因穿刺部位或者其他因素影响导致镜下结构完整的门管区数目不足,因此,需在供肝活检描述报告中须注明肝活检组织的满意度,使得诊断结果更为真实、准确。

参考《器官移植病理学临床技术操作规范(2019 版)》中肝移植规范章节,对满意度的评分如下:满意,含≥10 个门管区,较好满足需求;基本满意,含 5~9 个门管区,基本满足需要;不满意,≤4 个门管区,勉强评估,但会影响病理诊断的可靠性与准确性,建议临床及时再次肝活检。

三、扩大标准后供肝的组织病理学标准

扩大标准后供肝的病理学标准主要包括 5 个方面:肝细胞脂肪变性、坏死、肝炎肝纤维化、肝细胞胆汁淤积程度和肝脏占位性病变。

(一)供肝脂肪变性的病理学标准

脂肪变性是影响供肝质量的一个常见因素,根据文献报道(Busutti R. W., Tanaka K., 2003)在供肝活检病理检查中脂肪变性占 9%~26%。本中心团队针对 2013—2019 年供肝病理学评估数据进行了整理分析,本中心数据中脂肪变性约占 26.7%。针对供肝脂肪变性的评估主要评价侧重于大泡性脂肪变性。既往的研究均显示出单纯小泡性脂肪变性一般不影响移植肝的功能,因此实际工作中不针对单纯新小泡脂肪变性进行评估。但是,当小泡性脂肪变混合存在中至重度的大泡性脂肪变性,则被列为肝移植的相对禁忌证,这可能会增加肝移植术后并发症的发生风险。

临床研究表明,对于轻度(大泡型脂肪变性 0~30%),如果在供受者没有任何和移植相关的不利的危险因素时,供肝轻度脂肪变性可以作为供肝放心使用。目前大部分研究支持当供肝为轻度脂肪变性(BAR 评分小于 18 分)和中度脂肪变性(BAR 评分小于 9 分)时可用于肝移植。而轻度大泡性脂肪变性的供肝,移植后肝功能可保持正常,但较易发生出血和纤维蛋白溶解,所以对此类供肝的移植仍需持谨慎。

相比轻度脂肪变,中度和重度脂肪变的临床应用结果相对复杂。Adam 等(1991)研究显示中度和重度脂肪肝中度(大泡型脂肪变性 30%~60%)和重度(大泡型脂肪变性>60%)脂肪变性供肝的原发性移植物无功能(primary graft dysfunction,PGD)发生率分别为 25%和 57%。本中心先前报道的 64 例脂肪变性供肝肝移植临床疗效中,包括轻度脂肪变性 22 例、中度 25 例、重度 17 例,供肝肝移植术后发生移植物功能延迟恢复(delayed graft function,

DGF)的发生率分别是 9.1%、20% 和 29.41%。但目前显示临床数据仅参照了脂肪变程度，暂未考虑供肝其他因素，如年龄、冷热缺血时间和 ICU 治疗时间等重要因素，所以不排除有其他因素的影响或者叠加作用。2019 年我国移植肝病理临床技术操作规范规定：大泡性脂肪变肝细胞 20%~30% 为中度脂肪变性，当合并存在高龄供者(>70 岁)、冷缺血时间>11h 和热缺血时间>30min 等危险因素时，会明显增加移植肝 PNF 的风险；大泡性脂肪变性>30% 为重度脂肪变性，其分布以小叶为主，是导致移植肝 PGD 的独立危险因素。

综上所述，当供肝出现中度和重度大泡性脂肪变性的供肝不宜贸然行肝移植术，应全面评估所有影响因素。

(二)供肝缺血损伤

供肝缺血损伤(ischemia reperfusion injury，IRI)风险贯穿了肝移植的整个过程。若供肝在获取和保存时发生了热缺血和冷缺血损伤，病理检查时会发现明显的肝脏细胞病理改变，包括肝细胞、胆管上皮细胞、毛细胆管以及肝窦内皮细胞，其表现为中央静脉周围肝细胞气球样变和水变性及小泡性脂肪变性、毛细胆管胆汁淤积、肝细胞坏死或凋亡以及小胆管炎。

根据具体的病理学特征性表现，最早 Suzuki 等制定了评分标准细则，其与 2019 年我国移植肝病理临床技术操作规范(以下简称指南)的不同之处在于关于肝细胞坏死的描述，Suzuki 等采用坏死的范围界定轻度、中度和重度，但 2019 年指南中指出肝坏死主要以累及部位和范围界定轻度、中度和重度，指南提出坏死主要累及范围分布在中央静脉周围肝细胞，轻度为肝细胞点状坏死及少量凋亡，评分 1 分，中度为肝细胞灶性坏死及较多凋亡，评分 2 分，重度为肝细胞融合性或带状坏死，评分 3 分。以上 3 种病变可单独或合并出现，以分级最重者作为评价标准。

Suzuki 等肝脏缺血再灌注损伤病理学评分标准

评　分	病　理　改　变		
	淤血(%)	空泡样(%)	坏死(%)
0	无	无	无
1	极轻度(10)	极轻度(10)	单个细胞坏死
2	轻度(11~30)	轻度(11~30)	~30
3	中度(31~60)	中度(31~60)	~60
4	重度(>60)	重度(>60)	>60

目前针对供肝缺血再灌注损伤的程度对肝移植术后的影响没有统一的标准，Jun 等(2014)建议把 10% 的肝细胞出现弥漫性坏死定为肝移植术后发生肝功能衰竭的下限。

(三)供肝占位病变和感染病变的病理学评估

供肝占位病变的评估主要借助供者捐献前对供肝详细的影像学检查和供肝获取后的肉

眼观察以发现占位病变，结合针对性活检取材后急性冷冻切片或快速石蜡切片病理诊断，以明确排除携带有恶性肿瘤的供者肝脏作为供肝。

对于发现的局灶性感染病变部位也应进行针对性活检，以观察明确感染的性质，协助临床判断供肝的取舍以及移植后抗感染治疗的方案。此部分在供肝病理学评估中应用较少，因此不进行详细描述。

四、供肾的病理评估

供肾质量的评估遵循供者器官综合评估的基本原则，即包括捐献时供者的临床指标评估、供肾获取时的肉眼评估、应用机械灌注维护时的机械灌注参数评估和活检病理学评估，针对以上结果综合判断和决定取舍。

（一）供肾病理评估的方法

1. 供肾活检的方法

供肾病理学评估的方法包括穿刺检（core needle biopsy）和楔形活检（wedge biopsy）两种。楔形活检主要是在供肾修整的时候用手术尖刀在肾脏皮质浅层切取楔形的肾组织以供病理学观察，组织块大小为 3~5mm 的等边三角形，厚度为 2~3mm。楔形活检的取材部位多集中在肾被膜下比较表浅的位置，因部位特殊处于被膜下，容易高估肾小球硬化的程度；另一方面，因组织相比穿刺而言面积更大一些，可以获取更多的肾小球，需根据供肾其他信息，例如年龄等因素综合进行判断。穿刺活检利用专用肾活检穿刺针/穿刺枪穿刺进入肾皮质部位取材，其活检肾组织为长条形，长为 1~2cm，直径为 0.5~1mm。对于穿刺活检，需依据 Banff 标准至少应达到 10 只肾小球数并至少含有 2 支动脉血管分支。

2. 供肾活检组织的病理学技术方法

供体肾脏的病理学检测方法包含冷冻切片和快速石蜡切片，两者在操作、时间和效果均有差异。冷冻切片存在肾小管-间质的形态保存有欠缺而导致难以准确分辨肾小管间质的病理变化，而快速石蜡切片则能够分辨肾小球和血管的病理变化差异并且避免冷冻切片的不足，同时兼具操作所需的时间较短的优点，更推荐大规模的应用。鉴于此，Banff 移植肾活检诊断标准建议将楔形活检和冷冻切片相结合。

（二）供肾急性损伤病变的评估

通过评估缺血原因导致的急性肾小管坏死（acute tubular necrosis，ATN）程度，是供体肾脏急性损伤的评价方法之一。肾小管上皮坏死可引起肾移植术后移植肾功能延迟恢复（DGF）和移植肾原发性无功能（PNF）。ATN 包括上皮细胞水变性和核消失、肾小管上皮刷状缘消失，甚至出现上皮细胞完全瓦解、脱落、小管基底膜裸露等。肾间质出现水肿，大部分肾小球仍可正常，少部分则表现为囊内蛋白渗出增加。

（三）供肾慢性预存性病变的评估

本评估方法是通过评估肾小球和小动脉硬化、透明样变、肾小管萎缩和间质纤维化等改变进行观察和半定量评分，亦称为预存性病变（preexisting disease）。主要依据 Banff 诊断标准中建立的复合性组织病理学评分系统（comprehensive histopathologic scoring sys-tem）来评估。Banff 慢性病变总体计分（total chronic Banff score）、Remuzzi 评分（Remuzzi score）、慢性移植肾损伤指数（chronic allograft damage index，CADI）、Pirani 评分（Pirani score）、马里兰病理汇总指数（Maryland aggregate pathology index，MAPI）均为目前临床使用比较广泛的，通过参考以上评分系统，可综合判断出临床上供体肾脏的质量，以及评估实行单个肾脏或者 2 个肾脏移植。

Banff 活检诊断评分

评分	评分细则
肾小球慢性病变评分（cg）	
cg0	无肾小球病，在多数病变的肾小球内其肾小球血管襻外周毛细血管基底膜呈双轨状变化<10%
cg1	在多数非硬化肾小球内，肾小球血管襻外周毛细血管基底膜呈双轨状变化的接近 25%
cg2	在多数非硬化肾小球内，肾小球血管襻外周毛细血管基底膜呈双轨状变化的达到 26%～50%
cg3	在多数非硬化肾小球内，肾小球血管襻外周毛细血管基底膜呈双轨状变化的超过 50%
肾组织间质纤维化的量化评分（ci）	
ci0	间质纤维化累及肾皮质组织的 5%
ci1	间质纤维化累及肾皮质组织的 6%～25%
ci2	间质纤维化累及肾皮质组织的 26%～50%
ci3	间质纤维化累及肾皮质组织的 50%以上
肾小管萎缩的量化评分（ct）	
ct0	无肾小管萎缩
ct1	肾皮质组织内 25%的肾小管萎缩
ct2	肾皮质组织内 26%～50%的肾小管萎缩
ct3	肾皮质组织内 50%以上的肾小管萎缩
动脉内膜增厚的量化评分（cv）	
cv0	动脉血管无慢性血管病变
cv1	动脉内膜增生导致 25%的管腔狭窄，动脉内弹力膜的损伤或内膜泡沫细胞形成以及炎性细胞浸润
cv2	cv1 的病变进一步进展，动脉内膜增生导致 26%～50%的管腔狭窄
cv3	严重的慢性动脉血管病变导致 50% 以上的管腔狭窄

评分	评分细则
肾小球毛细血管系膜基质增生（mm）	
mm0	肾小球内无系膜基质增生
mm1	25%的非硬化的肾小球内出现系膜基质增生（至少为中度增生）
mm2	26%~50%的非硬化的肾小球内出现系膜基质增生（至少为中度增生）
mm3	50%以上的非硬化的肾小球出现系膜基质增生（至少为中度增生）

Remuzzi 供肾活检组织病理学评估系统

病　　变	评分细则
肾小球的球性硬化病变 （基于连续切片的前、中、后 3 个 连续切片断面的观察，且计数呈 全小球硬化的肾小球的百分比）	0：无全小球性的肾小球硬化 1+：<20%的全小球性的肾小球硬化 2+：20%~50%的全小球性肾小球硬化 3+：>50%的全小球性肾小球硬化
肾小管萎缩病变	0：无肾小管萎缩 1+：<20%的肾小管出现萎缩 2+：20%~50%的肾小管出现萎缩 3+：>50%的肾小管出现萎缩
肾间质的纤维化病变	0：无肾组织间质的纤维化 1+：<20%的肾组织被纤维组织取代 2+：20%~50%的肾组织被纤维组织取代 3+：>50%的肾组织被纤维组织取代
小动脉和细小动脉管腔狭窄病变 （如果病变为局灶性则应以病变最为严重的部位 作为计分依据）	0：无动脉管腔的狭窄 1+：轻度动脉管壁增厚，增厚内膜未超过固有管腔的半径 2+：中度动脉管壁增厚，增厚内膜接近或略微超过固有管腔的半径 3+：重度动脉管壁增厚，致动脉管腔近乎完全狭窄和闭塞
总积分及其移植建议（总积分为 0~12） 0~3：轻度病变 4~6：中度病变 7~12：重度病变	适用于单肾移植 适用于双肾移植 不适于移植

　　注：活检肾组织中至少因含有 25 只肾小球才适合评估；活检组织内具有急性肾小管坏死表现者不适于进行双肾移植；活检组织总分为 0~3，表示病变为轻度且提示其任一病变类型中的计分均小于 3；活检组织总分为 4~6，表示病变为中度，且提示其病变类型中仅能有一项的计分为 3。

CADI 移植肾组织病理学变化指标

CADI 移植肾组织	病变部位
肾组织间质[a]	肾小球
间质炎症	肾小球数量
淋巴细胞	肾小球系膜细胞增生
中性粒细胞	肾小球系膜基质增生
巨噬细胞	毛细血管基底膜增厚
嗜酸粒细胞	毛细血管基底膜双轨
多形核白细胞	毛细血管内微血栓
间质水肿	包曼囊增厚
出血	肾小球炎
纤维素沉积	肾小球硬化
纤维化	肾小球坏死
肾小管[b]	血管[c]
肾小管上皮细胞肿胀	血管内皮细胞肿胀
肾小管上皮细胞细小等大空泡变	血管内皮细胞增生
肾小管上皮细胞大小不一的空泡变	内膜增生增厚
肾小管萎缩	血管炎
肾小管坏死	血管硬化
肾小管管型	血管闭塞
肾小管炎	—
肾小管扩张	—
肾小管基膜增厚	—

注：所有病变均应用半定量评分 0~3：0＝无相应病变；1＝轻度；2＝中度；3＝重度；并且分别注明；a：注明弥漫性或局灶性病变；b：注明为近曲或远曲小管；c：注明为动脉、小动脉或静脉。

改进的 Pirani 供肾组织病理学评估方法

病 变	评分细则
肾小球的球性硬化病变	0：无全小球性的肾小球硬化 1+：<20%的全小球性的肾小球硬化 2+：20%~50%的全小球性肾小球硬化 3+：>50%的全小球性肾小球硬化

续表

病　　变	评分细则
肾小管萎缩病变	0：无肾小管萎缩 1+：<20%的肾小管出现萎缩 2+：20%~50%的肾小管出现萎缩 3+：>50%的肾小管出现萎缩
肾间质的纤维化病变	0：无肾组织间质的纤维化 1+：<20%的肾组织被纤维组织取代 2+：20%~50%的肾组织被纤维组织取代 3+：>50%的肾组织被纤维组织取代
血管病变 （小动脉血管狭窄或透明样硬化）	0：无动脉管腔的狭窄 1+：轻度动脉管壁增厚，增厚内膜未超过固有管腔的半径 2+：中度动脉管壁增厚，增厚内膜接近或略微超过固有管腔的半径 3+：重度动脉管壁增厚，致动脉管腔近乎完全狭窄和闭塞
动脉硬化 （动脉内膜纤维性增生增厚）	0：无动脉硬化 1+：轻度动脉管壁增厚，增厚内膜未超过固有管腔的半径 2+：中度动脉管壁增厚，增厚内膜接近或略微超过固有管腔的半径 3+：重度动脉管壁增厚，致动脉管腔近乎完全狭窄和闭塞
总积分及其移植建议（总积分为0~12） 0~3：轻度病变 4~6：中度病变 7~12：重度病变	适用于单肾移植 适用于双肾移植 不适于移植

注：对于血管病变，动脉和小动脉分支病变应予以分别评估计分；且两者中的最严重部位的病变将共同决定整体的血管病变程度。

四、供肾其他病变的评估

其他病变评估主要通过肉眼观察供体肾脏的形态、质地和大小等变化，其观察内容具体包括感染、出血、梗死灶和占位性肿块等。如出现上述改变，则需要进一步通过病理活检，以进一步分析和明确诊断。

另外，该评估方法和供体肝脏肿块的评估相像，因此，应该通过以下措施降低肿瘤细胞通过移植肾传到受体的风险：①全面掌握供体既往史，尤其是各项辅助检查的和肿瘤相关的异常指标；②对供体肾脏上的可疑病变，均通过活检切片分析良恶性；③在供体获取手术时，如发现其他部位存在恶性肿瘤，则停止获取该供体。

五、供者心、肺、胰和小肠的病理学评估

除上述实质性供者器官以外，其他供体器官包括心脏、肺脏、胰腺和小肠等，目前进行活检病理学评估较少，应根据其各自的生理和解剖结构特点，主要依据移植术前的功能指标评估予以判断。

供体心脏主要通过供者年龄、心脏超声检查左室射血分数指标、瓣膜结构是否正常、供心缺血时间和血清学排查 HCV 及 HIV 感染因素、有无严重的供者心脏外伤损伤和长时间的心肺复苏等临床指标予以判断，不需进行供者心脏病理学检查。

供肺的选择和评估也主要依据供者各项临床指标，包括供者年龄、有无吸烟史、持续机械通气指标、动脉血氧分压指标、肺胸片显示肺野是否清晰、支气管镜检查气道腔内是否洁净以及痰液病原学检查结果等。

供体胰腺的临床评估较其他供者器官更为严格，除包括供者年龄、有无高血压、糖尿病史、BMI<25 kg/m^2、有无胰腺外伤、血淀粉酶、脂肪酶等各项生理指标以外，在获取供者胰腺时，对供者胰腺进行肉眼判断也非常重要，获取胰腺后，应仔细观察胰腺大小、形态、颜色、质地，其中正常胰腺大小长度为 15~20cm，外观呈淡黄色，胰头部扁平，体尾部略呈三菱形，质地软滑。如果供者胰腺局部或弥漫性肿胀、胰周脂肪变性坏死或包裹性积液，往往提示急性胰腺炎，胰腺周围粘连，胰腺被膜增厚或者见斑片状钙化，胰腺质地硬实或呈结节状，触及结石或囊肿，均提示慢性胰腺炎，则均不适于作为供胰。必要时，可在供者胰腺体尾部切取楔形小块胰腺组织进行冷冻切片或快速石蜡切片，观察其组织病理学改变，以判断供者胰腺是否有炎症和坏死改变。

供体小肠的评估也主要基于供者的临床评估，包括供者年龄、是否乙型和丙型肝炎血清学阳性、既往小肠疾病的病史、供者捐献前是否有应用大剂量血管收缩素、长时间的低血压、心脏停跳和心肺复苏的病史，以及有无肠系膜血管病变、恶性肿瘤、严重腹腔创伤、未治愈的细菌性脓毒症、HIV 阳性和活动期梅毒等。

（熊艳，郭晖，岳朋朋，王彦峰，叶啟发）

◎ **参考文献**

[1] 中华医学会器官移植学分会，中国医师协会器官移植医师分会. 中国公民逝世后捐献供器官功能评估和维护专家共识(2016 版)[J]. 中华移植杂志，2016，10(4)：145-153.

[2] 中国成人脑死亡判定标准与操作规范(第二版)[J]. 中华医学杂志，2019(17)：1288-1292.

[3] Kootstra G，Daemen J H，Oomen A P. Categories of non-heart-beating donors [J]. Transplant Proc，1995，27(5)：2893-2894.

[4] 孟海鹏，高晶晶，董汉光，等. 边缘性供体肝移植的研究进展[J]. 中华肝胆外科杂志，2019，25(10)：789-794.

[5] Nure E，Lirosi M C，Frongillo F，et al. Overextended criteria donors：Experience of an Italian transplantation center[J]. Transplant Proc，2015，47(7)：2102-2105.

[6] Routh D，Sharma S，Naidu C S，et al. Comparison of outcomes in ideal donor and extended criteria donor in deceased donor liver transplant：A prospective study[J]. Int J Surg，2014，12(8)：774-777.

[7] Briceno J，Ciria R，de la Mata M，et al. Prediction of graft dys function based on extended criteria donors in the model for end stage liver disease score era[J]. Transplantation，2010，90(5)：530-539.

[8] Grutadauria S，Pagano D，Echeveri G J，et al. How to face organ shortage in liver transplantation in an area with low rate of deceased donation[J]. Updates Surg，2010，62(3-4)：149-152.

[9] 方佳丽，陈正，马俊杰，等. 老龄供肾在青年受者体内的病理学改变[J]. 器官移植，2015，6(5)：335-339.

[10] Rustgi V K，Marino G，Halpern M T，et al. Role of gender and race mismatch and graftf ailure in patients undergoing liver transplantation[J]. Liver Transp，2002，8(6)：514-518.

[11] Feng S，Goodrich N P，Bragg-Gresham J L，et al. Characteristics associated with liver graft failure：The concept of a donor risk index[J]. Am J Transplant，2006，6(4)：783-790.

[12] Desai R，Neuberger J. Donor transmitted and de novo cancer after liver transplantation[J]. World J Gastroenterol，2014，20(20)：6170-6179.

[13] Schillaci G，Pirro M，Mannarino M R，et al. Relationbetween renal function within the normal range and central and peripheral arterial stiffness in hypertension [J]. Am J Hypertens，2006，48(4)：616-621.

[14] 李天智，刘致中，岳长久. 边缘供体肾移植术后对受体预后的相关因素研究[J]. 包

头医学院学报，2019，35（10）：121-123.

[15]江苏省医学会泌尿外科学分会肾移植学组.DCD 供体选择及供肾质量评估—— 江苏专家共识[J].江苏医药，2017，43(9)：652-657.

[16]Wu T J，Lee C F，Chou H S，et al.Suspect the donor with potential infection in the adult deceased donor liver transplantation[J].Transplant Proc，2008，40(8)：2486-2488.

[17]Hohy J E，Sista R R.Mycobacterium tuberculosis infection in transplant recipients：Early diagnosis and treatment of resistant tuberculosis[J].Curr Opin Organ ransplant，2009，14（6）：613-618.

[18]Roseman D A，Kabbani D，Kwah J，et al.Strongyloides stercoralis transmission by kidney transplantation in two recipients from a common donor[J].Am J Transplant，2013，13（9）：2483-2486.

[19]中国医院协会器官获取与分配管理工作委员会，中国医师协会移植器官质量控制专业委员会.供体肝脏的质量控制标准(草案)[J].武汉大学学报(医学版)，2017，38（6）：954-960.

[20]中华医学会器官移植学分会.尸体器官捐献供体及器官评估和维护规范（2019版)[J].器官移植，2019，10(3)：253-262.

[21]中国肝移植注册中心，国家肝脏移植质控中心，国家人体捐献器官获取质控中心，等.中国移植器官保护专家共识(2022 版)[J].器官移植，2022，13(2)：144-160.

[22]Guarrera J V，Henry S D，Samstein B，et al.Hypothermic machine preservation in human liver transplantation：The first clinical series[J].Am J Transplant，2010，10(2)：372-381.

[23]Van Rijn R，Schurink I J，De Vries Y，et al.Hypothermic machine perfusion in liver transplantation—A randomized trial[J].NEngl J Med，2021，384(15)：1391-1401.

[24]杨倩，赵永恒，李立.供者肾脏指数简介[J].中华器官移植杂志，2019，40(10)：638-640.

[25]Liapis H，Gaut J P，Klein C，et al.Banff histopathological consensus criteria for preimplantation kidney biopsies[J].Am J Transplant，2017，17(1)：140-150.

[26]Remuzi G，Grinyò J，Ruggenenti P，et al.Early experience with dual kidney transplantation in adults using expanded donor criteria.Double Kidney Transplant Group（DKG)[J].J Am Soc Nephrol，1999，10(12)：2591-2598.

[27]Moers C，Smits J M，Maathuis M H，et al.Machine perusion or cold storage in deceased donor kidney transplantation[J].N Engl J Med，2009，360(1)：7-19.

[28]Rijkse E，D E Jonge J，Kimenai H J A N，et al.Safety and feasibility of 2h of normothermic machine perfusion of donor kidneys in the Eurotransplant senior program[J].BJS Open，2021，5(1)：zraa024.

[29]Parikh C R，Hall I E，Bhangoo R S，et al.Associations of perfusate biomarkers and pump

parameters with delayed graft function and deceased-donor kidney allograft function[J]. Am J Transplant, 2016, 16(5): 1526-1539.

[30] Sponga S, Vendramin I, Bortolotti U, et al. Ex vivo donor heart preservation in heart transplantation[J]. J Card Surg, 2021, 36(12): 4836.

[31] Tian D, Wang Y, Shiiya H, et al. Outcomes of marginal donors for lung transplantation after ex vivo lung perfusion: A systematic review and meta-analysis[J]. J Thorac Cardiovasc Surg, 2020, 159(2): 720-730.

[32] Loor G, Warnecke G, Villavicencio M A, et al. Portable normothermic ex-vivo lung perfusion, ventilation, and functional assessment with the Organ Care System on donor lung use for transplantation from extended-criteria donors (expand): A single-arm, pivotal trial[J]. Lancet Respir Med, 2019, 7(11): 975-984.

[33] 中华医学会器官移植学分会. 实体器官移植术后感染诊疗技术规范(2019版)——总论与细菌性肺炎[J]. 器官移植, 2019, 10(4): 343-351.

[34] 中华医学会器官移植学分会. 器官移植术后结核病临床诊疗技术规范(2019版)[J]. 器官移植, 2019, 10(4): 359-363.

[35] 陈松, 张伟杰, 陈刚, 等. 新型冠状病毒感染器官移植受者临床诊疗及移植工作的指导意见[J]. 中华器官移植杂志, 2020, 41(3): 136-139.

[36] 中华医学会器官移植学分会. 中国实体器官移植供者来源感染防控专家共识(2018版)[J]. 中华器官移植杂志, 2018, 39(1): 41-52.

[37] Aguado J M, Silva J T, Fernándezruiz M, et al. Management of multidrug resistant gramnegative bacilli infections in solid organ transplant recipients: SET/GESI-TRA-SEIMC/REIPI recommendations [J]. Transplant Rev (Orlando), 2018, 32(1): 36-57.

[38] 魏绪霞, 易慧敏. 器官移植供者来源性感染防治的研究进展[J]. 器官移植, 2020, 11(1): 115-120.

[39] Abad C L R, Razonable R R. Donor derived mycobacterium tuberculosis infection after solidorgan transplantation: A comprehensive review [J]. Transpl Infect Dis, 2018, 20(5): e12971.

[40] Morris M I, Daly J S, Blumberg E, et al. Diagnosis and management of tuberculosis in transplant donors: A donor-derived infections consensus conference report [J]. Am J Transplant, 2012, 12(9): 2288-2300.

[41] 中华医学会器官移植学分会. 器官移植术后乙型肝炎病毒感染诊疗规范(2019版)[J]. 器官移植, 2019, 10(3): 243-248.

[42] Echenique I A, Ison M G. Update on donor-derived infections in liver transplantation [J]. Liver Transpl, 2013, 19(6): 575-585.

[43] Molnar M Z, Nair S, Cseprekal O, et al. Transplantation of kidneys from hepatitis Cinfected donors to hepa-titis C-negative recipients: Single center experience [J]. Am J

Transplant，2019，19(11)：3046-3057.

［44］Durand C M，Chattergoon M A，Desai N M. Lessons from the real world：HCV infected donor kidndy transplantation as standard practice ［J］. Am J Transplant，2019，19(11)：2969-2970.

［45］Andrei G，Van Loon E，Lerut E，et al. Persistent primary cytomegalovirus infection in a kidney transplant recipient：Multidrug resistant and compartmentalized infection leading to graft loss ［J］. Antiviral Res，2019，168：203-209.

［46］石炳毅，范宇. 中国实体器官移植受者BK病毒感染临床诊疗指南(2016版) ［J］. 中华移植杂志(电子版)，2017，11(2)：65-69.

［47］Singh N，Huprikar S，Burdette S D，et al. Donor-derived fungal infections in organ transplant recipients：Guidelines of the American Society of Transplantation，infectious diseases community of practice ［J］. Am J Transplant，2012，12(9)：2414-2428.

［48］Ison M G，Grossi P，AST Infectious Diseases Community of Practice. Donor-derived infections in solid organ transplantation ［J］. Am J Transplant，2013，13 (Suppl 4)：22-30.

［49］杜安通，周兆婧，郭天阳，等. 实体器官移植术后隐球菌感染诊治的研究进展[J]. 微生物与感染，2015，10(2)：122-126.

［50］Fishman J A，Grossi P A. Donor-derived infection—The challenge for transplant safety ［J］. Nat Rev Nephrol，2014，10(11)：663-672.

［51］Ison M G，Nalesnik M A. An update on donor-derived disease transmission in organ transplantation ［J］. Am J Transplant，2011，11(6)：1123-1130.

［52］Garzoni C，Ison M G. Uniform definitions for donor-derived infectious disease transmissions in solid organ transplantation ［J］. Transplantation，2011，92(12)：1297-1300.

［53］中华医学会器官移植学分会. 中国心脏死亡器官捐献工作指南(第2版)[J]. 中华移植杂志(电子版)，2012，6(3)：221-224.

［54］中华医学会器官移植学分会，中国医师协会器官移植医师分会. 中国公民逝世后捐献器官功能评估[J]. 中华移植杂志(电子版)，2016，10(4)：145-153.

［55］黄水文，刘宁，等. 公民逝世后器官捐献供体的评估和功能维护临床分析[J]. 福建医药杂志，2021，43(6)：12-15.

［56］熊艳，郭晖，岳朋朋，等. 移植病理学在器官移植供者器官评估中的应用[J]. 武汉大学学报(医学版)，2021，42(2)：199-205.

［57］陈正，张磊. 胰肾联合移植尸体供者器官获取质量控制标准[J]. 武汉大学学报(医学版)，2021，42(2)：228-232.

［58］中华医学会器官移植学分会，中华医学会外科学分会移植学会，中国医师协会器官移植医师分会. 中国心脏死亡捐献器官评估与应用专家共识[J]. 中华移植杂志(电子版)，2014，8(3)：117-122.

［59］谢良波，夏秋翔，曾宪鹏，等.《移植器官质量与安全指南(第6版)》解读—— 供者及器官的评估和选择标准［J］. 器官移植，2020，11(4)：487-491.

［60］Op Den Dries S，Westerkamp A C，Karimian N，et al. Injury to peribiliary glands and vascular plexus before liver transplantation predicts formation of nonanastomotic biliary strictures［J］. J Hepatol，2014，60：1172-1179.

［61］王政禄，丛文铭，郭晖. 器官移植病理学临床技术操作规范(2019版)—— 肝移植［J］. 器官移植，2019，10：267-277.

［62］Busuttil R W，Tanaka K. The utility of marginal donors in liver transplantation［J］. Liver Transpl，2003，9：651-663.

［63］D'Alessandro A M，Kalayoglu M，Sollinger H W，et al. The predictive value of donor liver biopsies on the development of primary nonfunction after orthotopic liver transplantation［J］. Transplantation，1991，51(1)：157-163.

［64］Loinaz C，González E M. Marginal donors in liver transplantation［J］. Hepatogastroenterology，2000，47(31)：256-263.

［65］Ureña MA，Ruiz-Delgado F C，González EM，et al. Assessing risk of the use of livers with macro and microsteatosis in a liver transplant program［J］. Transplant Proc，1998，30：3288-3291.

［66］Fishbein T M，Fiel M I，Emre S，et al. Use of livers with microvesicular fat safely expands the donor pool［J］. Transplantation，1997，64(2)：248-251.

［67］Kakizoe S，Yanaga K，Starzl T E，et al. Frozen section of liver biopsy for the evaluation of liver allografts［J］. Transplant Proc，1990，22(2)：416-417.

［68］Markin R S，Wisecarver J L，Radio S J，et al. Frozen section evaluation of donor livers before transplantation［J］. Transplantation，1993，56(6)：1403-1409.

［69］Adam R，Reynes M，Johann M，et al. The outcome of steatotic grafts in liver transplantation［J］. Transplant Proc，1991，23(1 Pt 2)：1538-1540.

［70］叶启发，明英姿，赵杰，等. 64例脂肪变性供肝临床肝移植疗效分析［J］. 中华肝胆外科杂志，2013，19(2)：105-107.

［71］丛文铭. 肝脏移植临床病理学［M］. 北京：军事医学科学出版社，2011.

［72］丛文铭，步宏，陈杰，等. 原发性肝癌规范化病理诊断指南(2015版)［J］. 临床与实验病理学杂志，2015，31(3)：241-246.

［73］Haas M，Segev D L，Racusen L C，et al. Arteriosclerosis in kidneys from healthy live donors：Comparison of wedge and needle core perioperative biopsies［J］. Arch Pathol Lab Med，2008，132(1)：37-42.

［74］Jun M J，Shim J H，Kim S Y，et al. Clinical implications of preoperative and intraoperative liver biopsies for evaluating donor steatosis in living related liver transplantation［J］. Liver Transpl，2014，20(4)：437-445.

［75］Wang H J, Kjellstrand C M, Cockfield S M, et al. On the influence of sample size on the prognostic accuracy and reproducibility of renal transplant biopsy ［J］. Nephrol Dial Transplant, 1998, 13(1): 165-172.

［76］Liapis H, Gaut J P, Klein C, et al. Banff histopathological consensus criteria for preimplantation kidney biopsies ［J］. Am J Transplant, 2017, 17(1): 140-150.

［77］Goumenos D S, Kalliakmani P, Tsamandas A C, et al. The prognostic value of frozen section preimplantation graft biopsy in the outcome of renal transplantation ［J］. Ren Fail, 2010, 32(4): 434-439.

［78］Gaber L W, Moore L W, Alloway R R, et al. Glomerulosclerosis as a determinant of posttransplant function of older donor renal allografts ［J］. Transplantation, 1995, 60(4): 334-339.

［79］Matas A J, Smith J M, Skeans M A, et al. OPTN/ SRTR 2012 annual data report: Kidney ［J］. Am J Transplant, 2014, 14(Suppl1): 11-44.

［80］Wang C J, Wetmore J B, Crary G S, et al. The donor kidney biopsy and its implications in predicting graft outcomes: A systematic review ［J］. Am J Transplant, 2015, 15(7): 1903-1914.

［81］De Vusser K, Lerut E, Kuypers D, et al. The predictive value of kidney allograft baseline biopsies for longterm graft survival ［J］. J Am Soc Nephrol, 2013, 24(11): 1913-1923.

第五章 人体捐献器官质量控制

第一节 供心获取质量控制指标

虽然各种针对心力衰竭药物治疗方案不断优化，心室辅助装置在国内已开始面世，但从远期疗效来看，同种异体心脏移植仍然是治疗各种难治性心力衰竭的最佳选择。然而，供体心脏（供心）的缺乏制约了心脏移植的发展。目前，心脏移植供者主要选择 DBD 供者和 DBCD 供者，单纯的 DCD 供心多局限于动物实验阶段和个别临床报道。探讨供心质量的主要影响因素，阐明供心质量与心脏移植受体预后之间的关系，有助于临床对供心进行评估与质量控制。

一、供心质量影响因素

（一）供体年龄

国际心肺移植学会（ISHLT）认为，45 岁以下的供体心脏耐受力强，最宜选择；45~55 岁供体的心脏在缺血时间≤4h 条件下，建议应用于情况稳定、合并外科情况少的受者；55 岁以上的供体心脏不建议选用，或仅用于挽救生命或边缘受者等特殊情况。研究表明（Messer S. 等，2016），供体年龄为移植术后远期死亡率的独立危险因素，供体年龄除与移植预后密切相关以外，对于术前供心质量评估也有指导意义，一些移植中心建议年龄>40 岁或/和合并高血压、糖尿病、高脂血症等基础疾病的供体术前考虑行冠脉造影检查指导供心的取舍。虽然有报道供体年龄不影响远期生存率或排斥反应的概率，但却与移植相关性冠心病（transplant-related coronary artery disease，TCAD）相关。

（二）供心缺血时间

目前公认供心热缺血时间控制在 6min 以内、冷缺血时间小于 4h 为理想的供心，更长的缺血时间与移植术后死亡风险增加密切相关。由于长期以来供体严重短缺的现状一直存在，目前对于 DCD 心脏移植的研究从未中断，但相关研究主要集中在实验阶段。ISHLT 建议供心冷缺血时间应控制在 4~6h；缺血时间延长与移植物功能衰竭密切相关，增加近期死亡率，降低远期存活率；缺血时间越长，术后心功能的恢复越慢，冠状动脉病变的概率越大；冷缺血时间延长可能造成供心 LVEF 降低、右心衰竭、心肌缩短率降低及术后心脏移植物血管病的发生率增高。在成人患者，采用冷缺血时间超过 6h 的供心，移植术后

48h 内正性肌力药物使用增加，但对这类患者的远期生存率不造成影响，这可能与供心长时间缺血造成的严重缺血再灌注损伤有关。

(三)供-受体匹配

供心质量并非决定预后的唯一关键因素，供受体的匹配程度同样应该重视。采用体质量指数(body mass index，BMI)比体质量决定供体-受体匹配程度可能更精确。对于近期有大面积心肌梗死、既往正中开胸手术史或行左心室辅助装置的受体，供体质量不宜超过受体 30%。如果女性供体移植给男性受者，则女性供者体质量不低于男性受者体质量的80%。平均体质量 70kg 的男性供体能安全应用于各类受者。小体质量供心术后很快会产生肺动脉高压、右心衰竭。因每搏量减少，而不能很好地维持足够的循环血量，因此术后需使用正性肌力药物和(或)心脏辅助装置，以维持有效的循环血量，心外膜起搏的概率也增加。单纯靠体质量决定供体-受体匹配与否，存在不少质疑。

(四)供体感染状况

供体由于处于长时间卧床、气管插管或气管切开状态，且多留置侵入性管道，感染问题较常见，以呼吸道感染最为多见。国际上对于合并感染的供体取舍问题尚未达成广泛一致性意见。革兰阴性菌感染的供体，长久以来被视为器官捐献的绝对禁忌证，但近年来陆续有成功的案例报道。移植器官最常见的感染病原菌有葡萄球菌、链球菌和革兰阴性菌，这些感染的发生可能与供体器官的感染有关，经过术前或术后积极干预，部分患者可取得与非感染供体相似的远期效果。

有文献(夏穗生，陈孝平，2011)表明，巨细胞病毒感染(供体阳性，受体阴性)可使1 年死亡率增加 20%。ISHLT 提出，有严重感染的供体只要符合以下情况，也可用于移植：①社区获得性感染，且供体很快发生了死亡(96h 以内)；②器官捐献前反复血标本培养结果均为阴性；③供体已接受病原特异的抗感染治疗；④供体心功能正常；⑤直视检查供心无心内膜炎证据。上述情况，应监测受者移植后第 1 天血标本培养并在一定时间内给予病原特异的抗生素治疗。

(五)供心功能

供心若存在以下情况则应该弃用：①合并顽固的室性心律失常；②需大剂量正性肌力药物支持，如多巴胺剂量>20μg/(kg·min)或相似剂量的其他肾上腺素能药物；③心脏超声检查提示室壁活动异常或 LVEF<40%。

(六)药物对供心质量的影响

①可卡因：传统观念认为，可卡因可引起冠状动脉血栓形成，增加心肌耗氧，收缩冠状动脉血管，加剧粥样硬化，增加心律失常的风险和心肌毒副反应，心室肥厚和心肌病是可卡因滥用后最常见的心脏异常。由于静脉注射可卡因对心脏毒害大，ISHLT 不推荐使用静脉注射可卡因的供体器官。②酒精：有研究表明，慢性酒精中毒者的骨骼肌和心肌病变

常见。与非慢性酒精中毒供体相比较，两组排斥反应的发生率没有显著差别，但致命性的排斥反应在饮酒组发生更频繁，且与严重的心室功能异常有关。目前普遍认为，供体长期饮酒是心脏移植患者术后死亡的独立危险因子，但酒精对供体器官的影响及对移植术后受体预后的影响争论较大，还需大样本量的观察。③一氧化碳：慎用死于一氧化碳中毒的供体心脏。选用条件包括：心电图及心脏超声检查结果正常、心肌标志物仅轻度升高、应用正性肌力药物少、心脏缺血时间短、良好的供受者体质量比和受者肺动脉阻力正常。

（七）供心基础疾病对供心质量的影响

（1）冠心病：对于年龄 40 岁以上或/和合并高血压、糖尿病、高脂血症等基础疾病的供体，术前尽可能行冠脉造影检查筛查冠状动脉病变，单支病变者可做 MD 用，但建议行冠状动脉旁路移植术（CABG）或经皮冠状动脉腔内血管成形术（PTCA）。供心如有 2 支或 3 支冠脉病变，则有术后早期发生移植物功能衰竭的严重风险。

（2）左心室肥厚：既往有高血压病史的脑出血供体，往往合并左心室肥厚，有证据表明，供心左心室肥厚将增加心脏移植术后并发症发生的风险，尤其是心律失常风险。但心室肥厚供心不能作为弃用的唯一标准，Forni 等（2010）认为，轻中度左心室肥厚特别是心电图正常且缺血时间短的供心可以使用，但对于有心肌肥厚家族史供心的持保守态度。合并左心室肥大的供心，若无心电图改变、左心室壁厚度<14mm 仍可以使用。

（3）瓣膜病和先天性心脏病：瓣膜病和先天性心脏病曾被认为是作为供体的禁忌证，但这一禁忌也正在被打破。心功能正常、合并主动脉瓣二瓣化畸形瓣膜功能正常的心脏仍可选用；简单的先天性心脏病如房间隔缺损、小型室间隔缺损在修复后可继续作为供体。在供体极度短缺或受体情况紧急的前提下，合并主动脉瓣、二尖瓣病变且血流动力学不正常者可先行修补或置换术，再用作移植心脏。

二、小结

随着心脏移植相关基础和临床研究的不断进展，越来越多的终末期心脏病患者有望通过心脏移植获得长期生存。而供体的稀缺在未来相当长时期内将成为制约心脏移植发展的瓶颈，目前仍有大量终末期心脏病患者无法获得心脏移植的机会。在保证优质供心充分合理利用的前提下，如何从边缘供心中充分发掘潜在可用的供体，从而最大限度利用死亡供体器官对挽救终末期心脏病患者具有重要意义，相关研究有待进一步深入，尽快达成共识，指导临床实践。

（朱少平，范林，刘金平，董念国，赵金平）

第二节　供肺获取质量控制指标

肺移植是终末期肺病公认的治疗方案，但供肺数量严重不足，是制约肺移植发展的主要因素。尽管我国肺移植数量近年来逐渐增加，且供肺的利用率也在不断增加，但有研究表明，这种现象可能是因为更多的边缘供肺被用于移植。供肺质量与肺移植预后息息相关，低风险的供肺即使为高风险的受体进行肺移植，其预后也能够得到改善。因此，合理地对供肺进行评估与质控，使符合应用标准的边缘供肺得以临床应用，不仅可以改善我国供肺紧缺的局面，也可以改善肺移植患者的预后。本节对供肺质量的主要影响因素进行综述，探讨供肺与肺移植受体预后之间的关系，为各肺移植中心对供肺进行评估与质量控制提供理论依据。

一、供肺质量影响因素

(一)年龄

通常认为，供体年龄大于 50 岁是肺移植预后不良的危险因素之一，而供体年龄大于 60 岁则是肺移植预后不良的高危因素。回顾性队列研究显示，18～64 岁供者供肺移植术后 1 年内受者死亡率并未显著增加，因此目前倾向于供者年龄为 18～64 岁。但对于不在此年龄段的供者，仍应进行相应评估。建议可接受的供者年龄<70 岁。在一项 11835 例肺移植病例的研究中发现，供肺者年龄大于 50 岁是肺移植术后患者生存率下降的独立危险因素，而供体年龄超过 60 岁则会降低患者的长期生存率，这类患者的 5 年生存率仅为 42%。与此同时，还有一项针对 454 例供肺的回顾性分析显示，供体年龄大于 55 岁是导致肺移植患者死亡、慢性移植肺失功的危险因素。

但年龄因素并不是绝对的，例如高龄供肺给予不同原发病的受体，预后也不尽相同。Auraen 等(2019)在一项 913 例肺移植受体的回顾性分析中发现，与原发病为间质性肺病和慢性阻塞性肺疾病的受体相比，患有囊性纤维化肺病的受体在接受 55 岁以上供肺时，生存率更低，ICU 住院时间更长，预后更差。在一项对 3227 例高龄肺移植受体的研究中发现，这类高龄受体的中位存活年限与供肺年龄无相关。因此，对于条件合适的高龄肺移植受体，可以适当选择稍高龄的边缘供肺，以便增加这类患者肺移植的可能性。因此，肺移植中心在考虑供肺年龄的同时，也应该考虑到受体的年龄和原发病。

(二)吸烟史

与无吸烟史供者相比，有吸烟史供者供肺移植术后受者 3 年存活率略有降低，移植后发生 BOS 可能增加；但吸烟指数<200 支/年的供者供肺，对受者存活率并无显著影响；如果供者既往吸烟指数<400 支/年，或捐献前戒烟≥10 年，则既往吸烟史不是供肺的排除标准；供体每年吸烟超过 400 支，是肺移植受体预后不良的危险因素，可以导致受体 1 年、5 年生存率的下降，这类受体中位生存年限是 4.8 年，而接受没有吸烟史供肺的肺移植受体的中位生存年限则是 7.6 年。针对既往吸烟史供者，应着重评估供者肺气肿改变情况和恶性肿瘤存在风险。

(三)纤维支气管镜检查及呼吸道微生物学检测

确定为潜在供者后应常规行纤维支气管镜检查，及时有效清理气道分泌物，防止发生肺部感染或肺不张，并行痰培养。若痰培养阳性，应根据药敏试验结果给予敏感抗菌药物控制感染。若痰培养发现多重耐药、广泛耐药或全耐药细菌，则应弃用该供肺。国外研究提示，使用抗铜绿假单胞菌和金黄色葡萄球菌药物预防供肺感染，供者来源感染的传播风险可忽略不计。因此，纤维支气管镜下可吸净的痰液和微生物培养阳性，不是弃用供肺的标准。若纤维支气管镜检查发现严重的气管-支气管炎，特别是脓性分泌物被吸出后仍从段支气管的开口涌出，则提示供肺感染严重，无法使用。

（四）胸部影像学检查

肺移植供体一般要求获取前 24 小时内胸部 X 线检查肺野相对清晰，排除严重感染、误吸及严重胸部外伤。胸部 CT 排除明显占位或严重感染，判断肺移植供-受体肺体积匹配。由于潜在器官捐献者脑死亡或心脑死亡状态，卧床依赖呼吸机机械通气，易发生下叶肺不张，部分肺不张不作为弃用依据，评估时应加以鉴别。

（五）动脉血气分析

动脉血气能基本反映供肺氧合情况，导致氧合下降的原因包括肺挫伤、肺水肿、肺部感染及肺不张等。因此，一般在潮气量 8～10mL/kg（吸气峰值压低于 25cmH$_2$O）、吸入氧浓度（fraction of inspiration oxygen，FiO$_2$）为 1.0、呼气末正压（positive end expiratory pressure，PEEP）为 5cmH$_2$O（1cmH$_2$O = 0.098kPa，下同）、呼吸频率 15～18 次/分的呼吸机支持条件下，通气约 20 分钟，外周动脉血氧分压（partial pressure of arterial oxygen，PaO$_2$）>300mmHg（1mmHg = 0.133kPa，下同），即氧合指数（PaO$_2$/FiO$_2$）>300mmHg 是供肺可用的理想标准。尤其须注意，在宣布供肺不合格之前，应确保气管内插管位置正确，经气管导管吸痰或纤维支气管镜检查排除大气道内分泌物阻塞，进行充分的肺复张，在潮气量足够条件下（8～10mL/kg），维持最佳体液平衡等措施后，供肺获取前应每 2 小时进行 1 次动脉血气分析，连续检测氧合指数仍<250mmHg，有条件的应当考虑进行体外肺灌注（ex vivo lung perfusion，EVLP）评估，或做出供肺不适合移植的结论。

（六）供肺容积评估

肺是人体内唯一随着所在空间变化而塑形的器官。相对来说，肺纤维化受者膈肌位置上提，胸廓容积显著减少；而肺气肿受者膈肌下移，肋间隙增宽，胸廓容积显著增加。因此，供肺的选择需要综合考虑原发病。尽管术后早期（2 周内），受者膈肌、胸壁会在一定范围内逐渐与移植肺达到一定程度的适应（一般供受体胸腔预估容积相差在 25% 以内是可以接受的），但仍不建议超大容积供肺匹配小胸腔受者，否则应当考虑肺叶移植。

（七）缺血时间

热缺血时间的延长，除了增加移植肺无功能的风险，还加大了肺移植术后排斥反应的严重性。而冷缺血时间的延长，则可以导致缺血再灌注损伤（ischemia-reperfusion injury，IRI）时细胞坏死的增加，并导致肺移植术后原发性功能障碍（primary graft dysfunction，

PGD）。随着肺移植技术的发展，目前供肺冷缺血时间一般在 12h 内，少数可延长至 12h 或以上。

（八）供体基础疾病

供体患有糖尿病并非肺移植的禁忌证，但也可能是肺移植受体预后的影响因素之一。一项对 17839 位肺移植受体的回顾性研究发现，对于没有糖尿病的受体，接受既往有糖尿病史的供肺会降低肺移植术后 5 年生存率。但是对于患有糖尿病的受体，供体是否存在糖尿病病史对肺移植术后 5 年生存率则没有影响。其他研究也认为，供体糖尿病史导致了肺移植患者术后 1 年、5 年生存率的降低。因此，对于患有糖尿病的受体而言，供体是否患有糖尿病无明显意义，而对于没有糖尿病的受体而言，供体患有糖尿病对肺移植预后的影响更大。

二、讨论

Smits 等（2020）在一项多国研究发现，与器官捐献率较高的国家相比，低捐献率国家的移植中心因为供体的缺乏而更倾向于使用质量较差的供体肺。因此，供肺的质量控制标准不应该进一步下调，否则可能会导致肺移植的预后进一步变差。尽管如此，由于供体器官的严重不足，考虑到终末期肺病患者的死亡率较高、难以等到适合的肺源，这类死亡风险较高的患者与普通移植患者相比，更愿意接受边缘供体的移植。因此，对于这类患者而言，移植中心可以考虑适当下调供体标准，使这类患者得以接受移植手术。而其他的因素，如供体高钠血症与心脏、肝脏、肾脏和胰腺移植后移植物和受体存活率降低有关，但在肺移植的研究中却表明，供体高钠血症与肺移植的预后并没有相关性。

本节探讨了肺移植受体的预后与供肺影响因素之间的关系，作者认为，在对供体进行质量评价时，除了考虑供肺本身的因素，也需要考虑受体的年龄、原发病、手术风险等因素。因此，为了增加我国肺移植手术数量，使更多终末期肺病的患者得以进行肺移植，同时改善我国肺移植患者的预后，本中心认为不能仅凭供体的数据就做出供肺使用或弃用的决策，还需结合受体情况进行综合考虑。

（周大为，叶啟发，陈静瑜，董念国，刘金平，赵金平）

第三节　供肝获取质量控制指标

肝脏移植是治疗终末期肝病唯一有效的根治手段，近年来，随着中国公民捐献与移植手术技术及免疫抑制剂等进展，肝移植发展迅速，已成为各种不可逆急性和慢性肝衰竭的标准治疗方案。高质量的供肝是肝移植成功的重要先决条件。自 2015 年 1 月 1 日起，公民逝世后捐献器官（donation after cardiac death，DCD）已成为我国器官移植唯一合法来源。心脏死亡或脑死亡供体均不可避免经历更长的热缺血损伤，合并有更复杂的病变，对低温

147

损伤更为敏感，这是制约肝移植疗效的重要因素。因此，亟待制定相关质量控制标准，以确保供体肝脏获取工作更规范、有效、安全地开展。有鉴于此，我们综合了国内多家移植中心的经验，并借鉴国外的标准，制定了供体肝脏质量控制标准，重点阐述供体维护、器官获取及器官保存等内容。

一、供体质量评估与维护

(一)边缘供体定义

边缘性供体作为一种可以谨慎使用的供肝来源，其特征包括：年龄>65 岁，体重指数（BMI）>30kg/m²，血钠浓度>165mmol/L，血清肌酐>106μmol/L，ICU 停留时间>7d，脂肪变性肝体积>40%，血清丙氨酸氨基转移酶（ALT）>105U/L，天冬氨酸氨基转移酶（AST）>90U/L，胆红素>3mg/dL。

(二)供体选择

1. 老年供肝

年龄是供肝评估需要考量的重要因素，但老年供肝不应被列为器官移植的绝对禁忌。移植器官供需矛盾成为制约器官移植事业的瓶颈，因而也促进了移植界对老年供肝的利用和探索。2015 年，美国年龄≥50 的供体肝脏使用率达到了 32.31%；西班牙≥60 岁的供体肝脏的使用率则高达 50.78%。相关临床数据证实：接受老年供肝的受体移植术后血管、胆道并发症的发生率及再次手术率较标准供肝无显著差异，但合适的供、受体选择及恰当的移植术后管理，是保证老年供肝移植术后良好疗效的关键。Chedid 等（2014）发现丙型肝炎病毒(hepatitis C virus，HCV)阳性的老年供体比年轻供体肝纤维化演变进程更为迅速，接受老年供肝的 HCV 阳性受体肝移植术后移植物无功能发生率及死亡率均显著升高，但接受老年供肝的 HCV 阴性受体移植术后移植物及受体远期生存率较普通供肝无明显差别。

2. 脂肪供肝

轻度（<30%）大泡型脂肪变性的供肝移植相对安全，中度大泡型脂肪变性的肝脏（30%~60%）可以在紧急情况下有选择性地使用；重度大泡型脂肪变性（>60%）的供体肝脏不建议用于移植；由于对脂肪变性严重程度的大体观难以准确评判，一旦怀疑存在明显脂肪变性，应进行病理学评估测定其体积百分比。DCD 供者 BMI>25kg/m²时，可行肝脏冷冻切片活组织病理学检查，以明确脂肪变性的类型和程度。

3. 供肝缺血时间

目前认为，当供体收缩压持续（至少 2min）<50mmHg 和/或血氧饱和度<70mmHg 时，即可开始进行器官"功能性热缺血"时间统计，供肝热缺血时间应确保在 30min 之内。冷缺血时间是指从器官获取开始用冰灌注液灌洗器官到该器官在受体内再灌注结束的这段时间。研究表明，冷缺血时间>12h 是影响受体器官生存率及移植术后疗效的独立风险因素。

目前认为，理想的供肝冷保存时间应不超过 8h，临床实践中供肝的保存时限一般不超过 12~15h。

4. 供体感染

人类免疫缺陷病毒（human immunodeficiency virus，HIV）、丁型肝炎病毒、朊病毒阳性患者及肝包虫病患者均是器官移植供体的绝对禁忌证；巨细胞病毒、人类疱疹病毒、弓形虫感染患者可作为器官移植供体来源。局部感染(比如肺炎、尿路感染、软组织感染)不属于捐献禁忌证，但是感染的器官不能进行器官移植。在器官获取前，建议对可获取的体液进行培养（如血培养、尿培养、支气管分泌物培养等）。有肺结核史或胸部 X 线证实存在陈旧性肺结核病灶以及结核性损伤的患者均不是器官移植供体的禁忌证，但需进行相关的微生物检测(痰、支气管分泌物培养)排除活动性肺结核。如供体近期存在活动性感染，则必须完成治疗并且微生物测试结果阴性才能纳入器官捐献。选择性细菌感染的供体可应用于器官移植，但在供体器官获取前和受者移植后需给予恰当的治疗。孤立的真菌感染供体可以常规应用。有病毒或寄生虫病供体的移植物，应根据感染的类型和受者肝病的严重程度来使用。存在由多种耐药细菌、急性真菌或微生物引起的无法控制感染(无论血流动力学是否稳定)的患者，不能作为供体。

5. 恶性肿瘤史

既往患有恶性肿瘤的供体需根据既往肿瘤的部位和分期来决定供体肝脏是否可用；原发性颅内恶性肿瘤极少浸润播散至中枢神经系统之外，故患有原发性颅内肿瘤的供体供肝可谨慎使用，但既往进行过颅骨切开术、脑室腹腔分流术及中枢神经系统的放疗或化疗的供体，因可能存在血脑屏障的破坏，不建议使用；此外，恶性胶质瘤、多形性细胞瘤、绒毛膜癌、黑色素瘤及肺癌均是供体肝脏捐献的绝对禁忌证。

6. HCV 感染

HCV(+)的供肝可用于 HCV(+)受体，但应避免用于 HCV(-)受体。自 2010 年以来，美国已成功利用了 2065 例 HCV(+)供体肝脏，相关的临床结果表明，接受了 HCV(+)供肝的 HCV(+)受体移植术后移植物及受体近远期生存率较接受了 HCV(-)供肝的 HCV(-)受体无显著差异。血清学检测技术一直是判断供体是否存在 HCV 感染的主要方法。近年来，随着核酸检测技术(nucleic acid testing，NAT)的发展及应用，HCV 检测技术更加精确而高效。HCV 抗病毒药物及相关检测技术的发展将进一步促进 HCV(+)供体的临床应用。

(三)供体维护

供肝维护技术的发展直接影响供肝质量及受体术后疗效。药物预处理、缺血预处理等多种供肝维护技术虽得到了部分动物试验及临床研究的证实，但目前尚无充足循证医学证据支持。供体的维护措施应着重于支持、保护供体，以改善供体质量。脑死亡会不可逆地进展成为心脏死亡，但是通过适当合理的维护措施可以延长窗口期，确保在最适宜的时机进行供体器官获取。脑死亡后供体各项生理指标参考范围如下：

脑死亡后供体各项生理指标参考范围

类　　别	参　考　值
平均动脉压（MAP，mmHg）	60~110
中心静脉压（CVP，mmHg）	4~12
射血分数（EF,%）	≥50%
pH值（动脉血气分析）	7.3~7.5
血钠（mmol/L）	135~150
血糖（mg/dL）	80~140
尿量[mL/(kg·h)]	≥0.5
心率（次/min）	60~120
体温（℃）	36~37.5
血红蛋白（g/L）	>8.9

注：若患者既往存在高血压病史，MAP参考值为70~110mmHg。

1. 低血压

定义：低血压是指MAP<60mmHg或70mmHg（针对既往存在高血压病史患者）的状态。动脉血压降低是供体最常见的生理紊乱，是由脑死亡后儿茶酚胺释放减少，外周循环阻力降低等多种因素造成。供体血液动力学管理的目标是维持适量的循环血量、正常的心输出量和良好的灌注压，以确保组织获得最佳血供。肝脏对缺血性损伤敏感极高，收缩压低于80mmHg，则移植失败率显著增高。因此，收缩压维持在100mmHg以上，是保障全身器官足够灌注的关键环节。用于治疗供体血压过低的主要药物如下：

常见血管活性药物

药物名称	起始剂量	最大剂量
左旋甲状腺素（μg/h）	10	30
血管加压素（U/h）	0.6	5
多巴胺[μg/(kg·min)]	5	30
去甲肾上腺素[μg/(kg·min)]	5	30
多巴酚丁胺[μg/(kg·min)]	5	30

2. 血流动力学监测

对于血流动力学不稳定和心功能不全（心脏超声显示左心室功能不全，射血分数低于45%）的供体，建议使用肺动脉导管监测左心室充盈压和心输出量。对于血流动力学状态难以控制的供体（对常用方法无效以及有慢性心脏病病史），可以使用右心漂浮导管、排出量监测仪、血流动力学监测和经食道超声心动图监测肺动脉压和心室充盈程度，根据监测值调整治疗方案。

3. 尿崩症

尿崩症是由于下丘脑-神经垂体病变引起抗利尿激素（antidiuretic hormone，ADH）不同程度的缺乏，或由于多种病变引起肾脏对 ADH 敏感性缺陷，导致肾小管重吸收水的功能障碍的一组临床综合征。脑死亡发生 3h 后，血浆中的血管升压素低至无法检测（低于 $0.1 \sim 0.5 \text{pg/mL}$），从而导致不可控的尿崩症[多尿 $>4 \text{mL/(kg · h)}$，尿比重 <1.005，血浆渗透压 $>300 \text{mmol/kg}$，尿渗透压 $<300 \text{mmol/kg}$]、高钠血症、低镁血症、低钾血症、低钙血症和低磷酸血症的产生。在补液和纠正电解质紊乱的基础上，供体尿量超过 $200 \sim 250 \text{mL/h}$ [$3 \sim 4 \text{mL/(kg · h)}$]就应使用 ADH 类似物，血管升压素（$0.2 \sim 5 \text{U/h}$）及去氨加压素（$1 \sim 4 \mu\text{g/(8} \sim 12\text{)h}$）是治疗尿崩症的首选药物。

4. 凝血障碍

高达 55% 的严重脑创伤供体表现出凝血功能障碍，某些严重病例还会出现弥散性血管内凝血。脑组织缺血性坏死释放的纤维蛋白溶解剂（促凝血酶原激酶、脑源性神经节苷脂）可能是激发并维持凝血障碍的重要因素。发生弥漫性血管内凝血（disseminated intravascular coagulation，DIC）时，必须输入血浆和浓缩血小板，以维持凝血因子正常水平。

5. 血糖异常

脑死亡供体血糖异常与肾上腺素高分泌、含糖静脉输液、糖皮质激素和儿茶酚胺的应用、低体温、胰腺微循环改变等因素相关。虽然高血糖供体胰腺移植后存活率降低，但并不能将高血糖作为器官捐献的禁忌证。供体高糖血症应及时使用胰岛素治疗，静脉输入为佳，速效胰岛素以 $0.5 \sim 7 \text{U/h}$ 给予。

6. 机械通气

供体脑死亡后，儿茶酚胺骤升及其他一系列脑死亡病理生理变化过程可以引发儿茶酚胺风暴，改变毛细血管渗透性，导致肺毛细血管内流体静脉压升高，损伤肺泡-毛细血管壁，引起神经源性肺水肿；此外，中枢神经系统损伤激活的炎症介质亦可促进神经源性肺水肿的产生。

PO_2 的理想值是 100mmHg 以上，FiO_2 和呼气末正压通气（positive end expiratory pressure，PEEP）应尽可能低。脑死亡供体脑血流量、交感神经活性降低，肌肉紧张度消失，导致 CO_2 产量低，因此通气量设定应低于传统通气量以维持血 CO_2 正常。每一个 ICU 病人都应密切监测通气功能，积极实施肺泡复张，通过纤维支气管镜及早、精确地诊断呼吸道感染，使用保护性毛刷灌洗支气管肺泡和取样，同时使用通气保护模式保护肺实质细胞（潮气量降低和低气道压等），改善供体质量和增加潜在可移植器官数量。

脑死亡时促炎症介质释放入血，启动严重的全身性炎症反应，尤以急性肺损伤为重。高潮气量和呼气末低气道压会加剧全身及肺部的炎症反应。保护性治疗计划中，机械通气应设置为低潮气量（$6 \sim 8 \text{mL/kg}$，按理想体重计算），PEEP8-10cmH$_2$O，并使用封闭性吸痰系统。并在持续正压通气（continuous positive airway pressure，CPAP）模式下行呼吸暂停试验。一旦脱离呼吸机，应立即进行肺复张。建议使用皮质醇激素降低炎症反应，逆转临床前期的肺损伤，增加潜在肺脏捐赠者数量。研究表明，甲强龙 15mg/kg 可改善气体交换，并提高肺移植成功率。建议供体转移至手术中心前，先予 100% FiO_2 行 20~30min 的机械通气。供体动脉血气分析参考值、供体各项机械通气指标分别如下：

供体血气分析 (ABG) 参考范围

ABG	参考范围
pH	7.3~7.5
PaO_2(mmHg)	>120
$PaCO_2$(mmHg)	35~45
HCO_3(mmol/L)	22~26

供体各项机械通气指标参考范围

参　数	目　标
潮气量	8~10mL/PBW，+5cmH₂O PEEP 男性：PBW(kg)=50+2.3(身高/2.54-60) 女性：PBW(kg)=45.5+2.3(身高/2.54-60)
吸气压力峰值(PIP, cmH₂O)	<35
吸气平台压(cmH₂O)	<30
PEPP(cmH₂O)	5~10
峰值流量	确保 I：E 比为 1：1~1：2
SpO_2	>97%

注：PBW：体重预测值，男女性身高单位为 mm。

二、供体器官获取质量控制标准

器官获取是器官捐献过程中一个很复杂且十分重要的环节。正确的供肝获取和修整技术是肝移植成功的重要组成部分，对移植手术和患者术后恢复均有直接影响。

(一)确认器官捐献供体

根据《中国心脏死亡器官捐献工作指南(第 2 版)》，心脏死亡的判定标准即呼吸和循环停止，反应消失。由于循环停止后心电活动仍可能存在，建议采用有创动脉血压检测和多普勒超声检查协助确认判定死亡，不应完全依赖于心电监测。DCD 器官获取时，需要快速而准确地判断循环停止。应至少观察 2min 再宣布死亡，确认循环停止的不可逆性或永久性；死亡诊断必须由非移植团队的相关专业医师完成。

（二）撤除生命支持系统前的准备

非移植团队的相关专业医师可依据患者既往相关检查结果，如头部 CT 或 MRI 检查，确认患者存在不可逆转的极重度脑损伤。推荐在手术室撤除生命支持，但终止治疗的整个过程必须由来自非移植团队并具有相关资质的医师监督；器官获取团队应充分了解供者病史及相关医疗记录，尤其是供者的血型和感染性病原体检测报告等。移植外科医师在内的整个器官获取团队须了解终止治疗的过程。负责器官获取的移植外科医师，须在终止治疗前于相邻的手术室中做好准备。

（三）器官获取

腹部供肝获取目前都采用快速腹部多器官获取技术和原位体内灌洗法。在器官表面冷却的同时行主动脉插管，然后采用 2～4℃ 保存液进行器官灌洗，灌洗压力一般为 100mmHg 左右，灌洗液 3000～6000mL；随后同时进行门静脉插管，采用 2～4℃ 肝脏保存液进行供肝灌洗，灌洗保存液用量为 3000～6000mL。不同器官根据其可耐受冷缺血时间依次取出。耐受缺血损伤时间最短脏器需最先取出。首先是心脏，仅能耐受 4h，其次依次是：肺，最长可耐受 6h，肝，可耐受长达 12h，胰腺 14h，肾脏最长可达 24h；器官获取时应轻柔操作，注意保护胆管血供，避免机械损伤，器官获取后应尽快移植。

三、供体肝脏维护质量控制标准

供肝保存、转运方式的改进仍是目前移植界研究的重点与难点。静态冷保存是目前最常用的肝脏保存方式，但随着对 DCD 及边缘供体的应用，移植界对器官保存方式提出了更高的要求。低温、低温携氧及常温机械灌注技术作为供肝保存、转运方式的安全性及有效性已得到了相关临床试验的证实，机械灌注技术在 DCD 及边缘供肝保存、维护等方面亦显示出了优势。此外，供肝保存过程中产生的多种生物标志物也可作为评价供肝质量的潜在评价指标。

（一）静态冷保存（static cold storage，SCS）

静态冷保存是目前肝脏保存的最常用方式。常用供肝的冷保存液为 UW 液、HTK 液和 Celsior 液等。UW 液是目前国际上应用最广泛的冷保存液，UW 液的问世使肝脏冷保存时间延长了 3 倍。应用 UW 液保存的肝脏冷缺血时间一般不超过 24h，而 HTK 液和 Celsior 液保存肝脏的时间不超过 12h。因 UW 液黏稠度高、灌洗速度缓慢、费用比较昂贵，因此国内部分中心先采用 HC-A 等溶液灌洗，然后采用 UW 液保存供肝。由于 UW 液中含钾高，因此在开放血流前，常采用 4℃ 白蛋白林格液 300～500mL 或 Carolina 液先灌洗，其目的是冲洗掉肝脏内的 UW 液，以防受者开放后出现高钾血症。在欧洲、日本和中国，HTK 液已被常规应用于供体肝脏保存。研究表明，HTK 液与 UW 液对短时间保存供肝的效果无统计学差异，但长时间保存时，HTK 液与移植物失活正相关，尤其针对 DCD 供肝或冷缺血时间超过 8h 的供肝。Celsior 保存液最初为心脏保存而设计，它是一种高钠、低钾、低黏滞度仿细胞外液型保存液，易于均匀扩散至组织间隙，改善灌注效果，可使保存器官在短时间内降温。既往研究证实，Celsior 液与 UW 液保存的供肝移植术后受体失功（PGNF）发生率及 3 年生存率均并无统计学差异。此外，Celsior 液与 HTK 液保存的供肝在PGNF、移植术后并发症及 1 年生存率上亦无显著差别。

（二）机械灌注

机械灌注对 DCD 供肝具有潜在的优势。Guarrera 等首次进行了低温机械灌注（hypothermic machine perfusion，HMP）保存供肝的临床研究，其结果证实，HMP 可显著降低供肝保存过程中的缺血损伤程度，降低移植术后受体胆道并发症的发生率，是一种安全、有效的供肝保存、转运方式。随后 Henry、Tulipan 等的研究进一步证实了 HMP 在供肝保存中的保护作用。但 HMP 灌注选择的途径、灌流压力及流量、灌流液氧合程度、温度等主要参数目前尚无统一标准。瑞士苏黎世大学研究团队选用基于 ECOPS 设备（Organ Assist©）的低温携氧灌流系统（hypothermic oxygenated perfusion，HOPE）对 DCD 供肝行低温携氧机械灌注，其研究证实 HOPE 对 DCD 供肝有较好的保护作用。亚低温治疗在肾脏、心脏移植中已取得了良好疗效，并得到了相关临床试验的证实。但亚低温机械灌注应用于供肝保存的研究目前尚处于起步阶段，灌注选择的具体温度、灌注压力等相关参数仍需进一步论证；我们前期的研究证实，32℃亚低温灌注可显著诱导冷诱导 RNA 结合蛋白（cold inducible RNA-binding protein，CIRP）的生成，减轻供肝的损伤。常温机械灌注（normothermic machine perfusion，NMP）在供肝保存应用研究较少，大部分为临床前期试验阶段，牛津大学常温机器灌注 OrganOx 系统（OrganOx Ltd.，Oxford，UK）是较早进入临床试验的肝脏常温机械灌注装置。Ravi-kumar 等（2016）首次开展了不同保存方式（NMP 与 SCS）供肝移植术后疗效比较的 I 期临床试验，其结果表明，NMP 保存的供肝移植术后 7d 内血清 AST、胆红素水平及移植肝原发性无功能的发生率均显著降低，但其可行性仍需多中心、大样本临床随机对照试验来证实。

（三）供肝保存过程中用于评价供肝活力的标志物

1. 胆汁

机械灌注过程中供肝胆汁排出量及成分与供肝细胞、胆管细胞分泌功能密切相关，可作为评价供肝活力的指标之一。Op den Dries 等（2013）利用废弃的供肝行 NMP 并发现，1h 后 NMP 胆汁分泌量是衡量供肝活力的重要指标之一。Boehnert 等（2013）研究发现：供肝 NMP 后分泌的胆汁中胆汁盐与磷脂的比例增高预示着供肝移植术后缺血性胆道疾病的发生率大大增加。

2. 转氨酶

丙氨酸氨基转移酶（ALT）、天冬氨酸氨基转移酶（AST）主要存在于肝细胞质内，其细胞内浓度高于血清中 1000~3000 倍，肝细胞损伤后即可从肝细胞中释放，是肝功能损害最敏感的检测指标之一。Guarera 等（2010）研究发现，HMP 灌注液中 ALT 及 AST 含量与移植术后受体 1 周内血清 ALT、AST 峰值正相关，说明 HMP 期间灌注液中 ALT、AST 的含量可作为预测供肝损伤的重要标志物之一。

3. 腺苷酸

腺嘌呤核苷酸含量直接反映细胞的能量储备状态。Minor 等（2013）研究发现，NMP 后供肝 ATP 的含量较 SCS 组供肝显著上升，提示 NMP 可促进供肝细胞内 ATP 的恢复。Kamike 等（1988）利用术前肝组织活检证实，移植前供肝细胞 ATP 及总腺苷酸含量的降低与移植术后受体 PGNF 发生率密切相关。

4. 透明质酸

肝窦内皮细胞（sinusoidal endothelial cells，SEC）是肝网状内皮系统的主要成员，对冷刺激最为敏感，也是供肝保存过程中最易损伤的细胞。透明质酸（hyaluromie acid，HA）是一种高分子黏多糖，是结缔组织基质的重要成分。肝窦内皮细胞是摄取分解 HA 的重要场所，在肝脏受损时，灌注液内 HA 升高。Bronsthe（1993）及 Rao（1996）的研究发现，供肝灌注液中 HA 含量超过 $400\mu g/L$，受体移植术后血清 ALT 水平、PGNF 发生率显著升高，移植物存活率显著降低。

5. 炎症介质

炎症介质在供肝再灌注损伤过程中发挥着重要作用。Henry 等（2012）回顾性分析了 HMP 对供肝的影响并发现，HMP 结束后供肝内 TNF-Q 及其下游的多种炎症介质及黏附分子含量较 SCS 组显著降低。Berberat 等（2006）研究证实，供肝再灌注后肝脏内 TNF-α 等炎症介质含量的升高提示着移植术后 PGNF 发生率显著增高。上述研究结果表明：TNF-Q 亦可以作为预测供肝活力及受体移植术后疗效的指标之一。

（郑树森，董家鸿，窦科峰，叶啟发，徐骁，张行健，范晓礼）

第四节　亲属活体供肝获取质量控制指标

亲属活体供肝与公民逝世后捐献供肝在捐献前评估方面有很大区别。亲属活体捐献是择期进行的，能够完成更为充分的捐献前评估，可为供体安全、供肝质量和伦理方面的分析提供客观依据。因此，亲属活体供肝的质量可以通过规范的手术前评估得到控制，主要包括对供者健康情况的普查、潜在疾病或生理功能减退的评估、肝脏的解剖学分析以及潜在感染的判定。通过这些方面的评估，可以增加供者捐献手术的安全，初步判定受者接受供肝后可能面临的特殊风险，从而给予针对性的处置，改善亲属活体肝移植预后。

一、术前评估的主要项目

在进行供肝评估之前，供者需要通过问询病史、家族史等进行潜在疾病的初步评估，完善血常规、肝肾功能、心脏功能、肺功能相关检查，排除严重的合并疾病。随着年龄增长，供者的生理机能减退，肝脏累积损伤增加，但这些并不构成亲属活体肝脏捐献的绝对禁忌。目前综合考虑供者安全和供肝功能，通常可以接受年龄不超过 65 岁供者的捐献。

评估过程中，供者与受者的血型是否符合输血原则需要特殊关注，而肝脏移植的 HLA 配型不是必需的。

一般情况和检查项目的建议：

（1）根据《人体器官移植条例》供者必须年满 18 周岁，而供者年龄上限通常控制在 65 岁以内，年龄较大的供者，应适当增加残肝体积和移植物-受者体质量比（GRWR）的标准，降低移植后供受者肝脏功能不良的风险。

（2）推荐供者体质量指数（BMI）小于 $<30kg/m^2$，对于 BMI 较大的供者也可通过体脂含量等更为精细的检查评估供者捐献风险，然而，严重肥胖则应该视为捐献的禁忌。

（3）供者的医学检查开始前，应除外供者严重肝病、心肺等主要器官重大疾病病史，明确供者是否存在生理功能异常和疾病状态的表现。此外，供者需要接受心理健康评价，并签署知情同意书。

（4）供者的常规检查包括：血常规、电解质、肝肾功能指标、血糖（或糖化血红蛋白）、血脂、人体免疫缺损病毒（HIV）、梅毒、乙型肝炎病毒（HBV）、丙型肝炎病毒（HCV）、EB 病毒（EBV）检测、巨细胞病毒（CMV）检测、尿常规、便常规、心电图、腹部超声、超声心动、妇科超声（女）、胸部 X 线（或胸 CT）。肝脏评估包括：吲哚菁绿 5min 滞留率检查、腹部强化 CT+肝血管重建（CTA）、磁共振胆管重建（MRCP）。

（5）供受者血型尽可能符合输血原则，供受者血型不相容时，应该检测受者相应血型抗体水平，可通过血液净化治疗和/或 B 细胞清除治疗降低风险，使得血型抗体水平不高于 1∶64。低龄幼儿受者接受血型不相容肝移植后，发生抗体介导排斥反应的风险较低。

二、肝脏损伤和病变的评估

亲属活体肝移植中，供者肝脏的功能和潜在病变的评估，是决定捐献是否可行的重要依据。当供者存在肝脏疾病，导致肝脏功能受损或可能出现进行性功能下降时，肝移植后供受者的安全均受到影响。存在肝脏硬化、活动性的病毒性肝炎、自身免疫性肝病等肝脏疾病的患者不能作为供者。轻度的肝纤维化、脂肪变性的供者，可能不存在明确的病因，肝脏功能指标可在正常范围内，其影像检查的表现也可能不够典型。因此，一部分供者需要肝脏活检，明确肝脏组织改变，推测这些变化的发展趋势，以及可能对亲属活体肝移植供受者产生的影响。

（一）肝脏脂肪变性

亲属活体供肝的脂肪变性评估标准与公民逝世后捐献供肝相似，但评估方法更全面，而且过程可以是动态的。供者在多个时间点可以依据影像和病理的结果进行判断。脂肪变性可能是既往肝脏损伤的结果，也可能是肥胖和代谢异常的结果，因此，在供肝评估时，应该对导致肝脏脂肪变性的原因进行初步判断。最终确定这些问题是否会持续进展，是否会威胁供者或受者的肝脏功能。通过影像检查评估肝脏脂肪变性可能不够敏感，但可以初步判断脂肪变性是否超过 30%。病理检查可以进一步明确肝脏脂肪变性的程度，但是对于不均质的脂肪变性难以全面评估，拟捐献肝段叶无疑是评估的重点区域。

潜在供者肝脂肪变性评估的基本原则：

（1）原则上 BMI 大于 $>25\mathrm{kg/m^2}$ 或者肝脏功能指标存在异常的供者，建议进行肝脏活检明确肝脏病变或受损情况。

（2）供者脂肪变性需要结合病史和病理特征进行判断，肥胖以外的病因需要除外，酒精等肝损伤因素导致的肝脏脂肪变性应该充分判断疾病控制的情况和预后，慎行亲属活体捐献。

（3）供者存在脂肪性肝炎时，不能进行亲属活体捐献。

（4）供者存在脂肪肝不合并肝脏损伤时，应排除合并的代谢疾病，当代谢疾病控制不理想，存在肝脏脂肪变性持续进展和肝损伤风险时，不建议进行亲属活体捐献。

（5）单纯性非酒精性脂肪肝的供者，大泡型肝脏脂肪变性大于 10% 的供者慎行捐献手术，肝脏脂肪变性大于 30% 的供者原则上不进行亲属活体捐献。

（6）单纯性非酒精性脂肪肝的供者，通过饮食控制和锻炼减少体脂后，须再次针对肝脏脂肪变性的严重程度进行评估，肝脏脂肪变性下降至理想范围时，可以进行亲属活体捐献。

（二）肝脏纤维化

肝脏纤维化提示了肝脏既往持续的损伤。有学者认为，供者肝脏存在任何程度的纤维化，均不应该进行捐献。然而，在影像检查结果阴性的供者中，也存在一部分轻度纤维化的个例，考虑到目前供肝活检并非强制性检查，一些轻度纤维化的供者很可能已经成功进行了捐献。从供受者安全的角度分析，已经去除纤维化病因，纤维化程度较轻且停止进展，并不对供受者的安全造成严重威胁。因此，对于纤维化程度较轻的供者，判断纤维化的原因和疾病进展的情况非常重要。

潜在供者肝纤维化评估的基本原则：

（1）影像检查可能会漏诊一部分轻度纤维化的供者，对于存在高危病史、临床表现或实验室相关检查结果异常的供者，应进行肝脏活检予以明确。

（2）病理检查发现供者肝脏存在轻度纤维化表现时，应该首先明确纤维化原因，包括病毒性肝炎、自身免疫性肝病、药物、饮酒和毒物、寄生虫等，对于原发疾病已经治愈，纤维化停止进展，且肝功能储备正常的供者，仍可继续进行评估，在充分保障供受者安全的前提下可以进行捐献。

（3）供者存在原因不明的纤维化，或者纤维化程度较重时，即使未导致其肝脏功能储备明显降低，仍不应该进行亲属活体捐献。

（三）潜在遗传疾病

亲属活体供者可能存在潜在的尚未发现的遗传代谢问题，或者携带致病基因。儿童代谢性疾病患儿接受亲属活体肝移植时，其父母常作为患儿的亲属活体供者，此时患儿父母携带致病基因的可能性较大。目前仅有少量研究资料显示，一些隐性遗传疾病的致病基因携带者可以较为安全地作为供者，供者和受者术后未发现遗传疾病发病。但这一经验无法广泛推广，因为不同个体遗传病的发病与病情受到多种因素影响。而且一些遗传疾病的杂合子个体虽未发病，但确实存在生理功能的降低，例如，有研究发现，一名瓜氨酸血症Ⅱ型杂合子个体，其组织中精氨琥珀酸合成酶活性仅为正常人的30%。因此，这些潜在的遗传缺陷可能在一定程度上增加预后的风险，特别是在合并严重创伤、感染、供肝体积不足等不利因素的背景下。

遗传疾病杂合子供者评估的基本原则：

（1）存在遗传疾病家族史或疑似表现的供者，必须通过基因检测确认。

（2）在遗传代谢性疾病患者家庭内选择供者的原则为：尽量不选择携带者作为供者；由于客观条件的限制，只能选择携带者作为供者时，需要详细评估致病基因对供者的影响。

（3）隐性遗传疾病的携带情况（杂合子），需要明确供者是否存在该疾病对应的生理功能减退或功能储备降低。结合目前对该疾病的认识，判断该遗传病可能存在的影响。从基因表达、功能异常表现、底物水平等角度综合判断生理功能储备降低的程度。

（4）显性遗传疾病的杂合子、隐性遗传疾病的纯合子原则上不作为供者，特殊病例需要根据具体情况进行多学科讨论。

（5）如供者存在生理功能储备降低，应慎行肝脏捐献。如需捐献，残肝和供肝体积均应在一定程度上高于临界值，且受者不应存在其他影响预后或者该遗传病的高危因素。

三、供肝的解剖学评估

随着目前影像技术的发展，以及肝胆外科和肝移植的大量临床实践开展，肝脏的血管和胆道解剖认识已经较为完善。目前，亲属活体供者可以接受全面的影像评估，临床医生可以依据三维影像确定详细的手术方案。亲属活体肝移植需要劈分肝脏，该过程中应该保护供受者双方肝脏血流和功能。在肝脏体积相对较小、小肝综合征风险较高的背景下，对肝脏劈分提出更高的要求。对于血管和胆道分支较多的供者，应该针对每个血管和胆道的分支制定处置方案，计算该操作影响的肝脏体积，充分评估手术后并发症的潜在风险。肝脏解剖变异会影响手术操作的具体环节，对此尚无统一处置规范。腹腔镜供肝获取已经成功开展，解剖变异复杂的供者可能增加手术不确定因素，然而并不构成腹腔镜供肝切取的禁忌。对于熟练程度高的中心，腹腔镜供肝切取是安全的。

供肝解剖学评估的基本原则：

（1）亲属活体肝移植供者应该进行充分的肝动脉、门静脉、肝静脉和胆管的解剖评估，主要评估方式包括：利用对比剂进行CT血管重建或磁共振血管重建、磁共振胰胆管造影（MRCP）。需要评估每个受到肝脏劈分影响的主要血管或胆管的影响范围，确定重建的必要性。当劈分肝脏导致重要血管损伤的风险高、威胁供者安全或供肝功能时，亲属活体捐献不能进行。

（2）需要确定所有需要重建的血管和胆管的吻合方式，是否需要显微外科，需要的血管材料来源。利用受者自体血管移植物进行血管重建前，需要评估切取血管部位的血流情况、血管通畅程度和血管切取对局部造成的影响。

（3）需要重建的肝动脉或胆道断端超过 2 支时，需要讨论术后出现并发症的风险。对于风险较高的肝移植，需要权衡利弊，并履行告知家属义务。

（4）婴幼供肝 GRWR 的理想范围为 2%~4%，成人受者的 GRWR 控制在 0.8% 以上或者移植肝体积和标准肝体积比 GV/SLV≥40%。当受者情况稳定［（终末期肝病模型（MELD）评分较低，门静脉高压不严重］，且供者情况理想（年龄小于 40 岁）可考虑降低 GRWR 的标准，以 0.6% 为理论下限（或者 GV/SLV≥35%）。GRWR 小于 0.6% 的供肝可用于一部分患者的辅助性肝移植。

（5）常规供肝获取手术允许的供肝解剖变异，同样不构成腹腔镜供肝切取的禁忌。腹腔镜供肝切取需要由技术熟练的医生开展。腹腔内存在严重粘连的供者，不宜接受腹腔镜供肝切取。

四、供体来源感染

供体来源感染是指存在于供体中并传播给受者的任何感染。亲属活体肝移植与公民逝世后捐献肝移植在供体源性感染的控制方面存在一定的区别。因为亲属活体供者为健康成人，隐匿的潜在感染和可复发的既往感染成为主要的监测目标。除常规的检验和检查项目以外，供者的既往史、家族史和预防接种史须详细评估。供者与受者通常存在密切的长期接触，一些移植供者可能与受者存在共同的感染史，这也为供体来源感染的筛查提供了一个方向。在已有的报道中，结核可能成为供受者间传播的疾病。供者可能存在慢性的病毒感染或病毒携带状态，EB 病毒、巨细胞病毒、肝炎病毒等均可能感染受者，在免疫抑制的背景下发展成为严重的疾病，因而，无论在亲属活体供肝，还是公民逝世后捐献供肝移植中，均受到重视。目前的预防原则较为相似。由于亲属活体供者通常有相对充足的评估时间，一些更为少见但潜伏期后可出现典型症状的病毒，如西尼罗病毒、登革热、狂犬病等，通过增加观察期，可以增加检出率，或降低其通过亲属活体供肝传播的风险。

供体来源感染的基本原则：

（1）亲属活体肝移植在一些常见病毒的防控方面与公民逝世后捐献肝移植相似：HCV 病毒血症供者、HBsAg 阳性供者，可导致受者出现感染，虽然通过积极抗病毒治疗受者健康情况通常能够恢复稳定，但该医疗行为受到《中华人民共和国传染病防治法》限制无法实施；HBsAg 阴性且 HBcAb 阳性供者、抗病毒治疗后 HCV 抗体阳性供者，存在病毒复发的风险，需要在移植后进行监测并应用抗病毒药物。

（2）巨细胞病毒、EB 病毒血清学阳性供者，受者相应血清学检测阴性时，术后患者出现相应疾病的风险增加，需要进行监测和药物方案调整。

（3）对于存在特定病毒感染暴露史的供者，如果受者情况可以耐受，可根据疾病潜伏期确定观察时间，对高危病毒指标进行复测。

（4）通过血常规、体温监测可排除多数常见的细菌感染。胸部 CT 有助于除外常见的隐匿感染，如结核、真菌感染。对于存在疫区暴露史的供者，潜在感染可通过血清学检测予以排除。

综上所述，亲属活体肝移植供者评估是控制供肝质量的主要环节。通过规范性的普查可以排除威胁供受者安全的合并问题。然而，很多肝脏病变和潜在感染是隐匿的，需要结合病史、密切接触者患病情况综合判断。对于高危个例，进行肝脏病理检查是非常必要的。此外，遗传疾病更容易被忽视，家族遗传疾病和临床特征的筛查，可以作为是否进行基因检测的依据。全面系统的评估在明确供肝质量的同时，也可以充分保障供者捐献的安全。

（朱志军，张海明，叶少军，王炜煜，叶啟发，王学浩）

第五节　劈离肝获取质量控制指标

劈离式肝移植是扩大供肝来源的重要途径之一，儿童受体获益尤甚。近几年国内多家移植中心大力开展劈离式肝移植，在一定程度上缓解了供肝来源匮乏情况，但在供体评估、供受体匹配、供肝劈离等方面尚无统一标准，本节结合国内外经验，提出符合中国国情的劈离式肝移植质量控制标准。

一、供体一般评估

实施劈离式肝移植必须对供者进行严格筛查，最大化保障两名受者的生命安全。供体基本评估标准同全肝捐献供者，在此基础上，根据劈离类型（左外叶+右三叶、左半肝+右半肝）增加如下标准。

（一）年龄

对于左外叶+右三叶劈离供体，一般要求供者年龄小于55岁，对于左半肝+右半肝劈离供体要求小于40岁，但供体年龄标准并非绝对，可根据供体一般状况进行适当调整，甚至可放宽至60岁。儿童供肝的劈离目前开展较少，国内报道最低年龄为2.7岁，远期预后尚需进一步观察。

（二）供肝质量

活检病理是评估供肝质量的金标准。纤维化供肝无法行劈离式肝移植；脂肪变性一般应低于20%~30%，左半肝+右半肝劈离供体要求小于10%。术前可根据肝脾CT比值、肝脏B超、体质量指数（body mass index，BMI）等对供肝脂肪变性进行粗略评估，从而为劈离决策提供参考。肝脾CT比值：<1，存在脂肪变性；0.7~1之间，为轻度脂肪变；0.5~0.7之间，为中度脂肪变性；<0.5，为重度脂肪变性。重度脂肪变性无法进行劈离，中度脂肪变性需行术中活检，根据病理情况决定，轻度脂肪变性可行劈离。无法行CT检查的供体可行床边B超判断脂肪变性，但B超检查受影响于检查者经验、供体胃肠胀气干扰等，存在较大误差。由于不同年龄、性别、人种的影响，BMI对评估肝脏脂肪变性的可靠程度较低。此外，外科医生术中对肝脏的肉眼观察以及手感质地的经验性判断同样对

供肝质量评估起到决定性作用。

（三）实验室检查

一般要求肝功能正常或者轻度异常（丙氨酸氨基转移酶、天冬氨酸氨基转移酶水平≤3倍正常值或高于3倍但有下降趋势）；血清总胆红素≤2倍正常值；血钠水平低于160mmol/L。

（四）生命体征

脑死亡供体，获取前要求供体生命体征平稳，血管活性药物无需使用或少量维持，从而减少供肝热缺血时间，为在体劈离供肝创造条件。

二、供肝解剖学评估

受限于供体病情的不稳定状态，对供体进行 CT、MRI 等非床边检查风险较大，多数情况下无法进行，因而术前对肝内解剖难以评估，潜在的脉管变异可能会提高劈离手术难度、增加受体术后并发症的发生率，处理不慎，甚至可导致整个供肝的毁损。

（一）门静脉

常见类型为 Ⅰ、Ⅱ、Ⅲ 型，该三种类型不影响左外叶劈离，但Ⅲ型门静脉难以行左半肝+右半肝劈离；Ⅳ型及 Ⅴ 型门静脉变异则无法行供肝劈离，强行劈离，可导致整个供肝毁损。术中 B 超可大致辨别门静脉走行，劈肝过程中如发现门静脉系统结构异常，应及时中止，避免在解剖变异不明的情况下鲁莽切断 Glisson 系统的粗大分支。

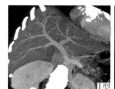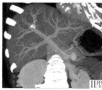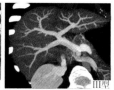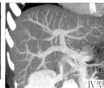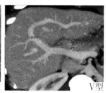

常见门静脉变异类型

（二）肝静脉

左肝静脉变异较多见，目前尚无统一的分类标准，但一般均不影响左外叶供肝的切取。Ⅰ型及Ⅱ型为单支左肝静脉，Ⅲ型及Ⅳ型会出现两支流出道，Ⅲ型可根据左上缘支引流范围决定取舍，Ⅳ型需根据两支静脉的距离行肝静脉整形（补片、架桥等）。左半肝劈离时，应注意中肝静脉的常见分支Ⅴ、Ⅷ 段肝静脉的走行情况，右三叶较粗大的Ⅴ、Ⅷ段肝静脉需行血管架桥处理。术中 B 超对肝静脉系统的辨识度较高，尤其是左半肝+右半肝劈离时，需常规行 B 超检查定位中肝静脉。

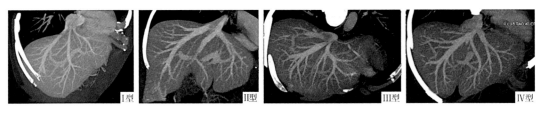

常见左肝静脉变异类型

(三)胆道

肝内胆管常见走行为 Ⅰ 、Ⅱ 、Ⅲ型，Ⅳ型及 Ⅴ 型通常对供肝劈离无明显影响。Ⅱ型及Ⅲ型供肝在离断左肝管时，应注意避免损伤右侧肝管(右前支或右后支)。胆管变异通常伴随 Glisson 系统的变异，应引起注意。术中胆道造影可清晰显示肝内胆管走行情况，是确定左肝管离断位置的可靠方法，通常采用胆囊管插管或胰腺上方肝总管插管进行造影。

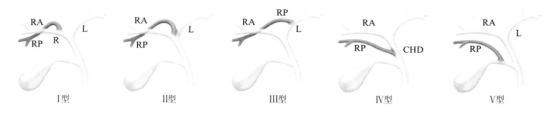

常见胆道变异类型

(四)肝动脉

肝动脉尤其是左肝动脉变异最为常见，因而左外叶或左半肝供肝通常会出现1~3支肝动脉分支，超过3支者较为罕见。若未行增强 CT 检查，术前通常难以明确动脉变异情况；术中需对肝胃韧带进行精细解剖，充分显示肝动脉分支情况，避免损伤右肝动脉。

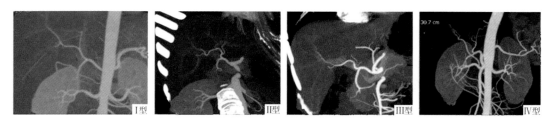

常见动脉变异类型

三、供受体匹配

移植肝与受体匹配是保证劈离式肝移植成功的关键。

(一)供肝体积评估

标准肝体积计算公式较多，计算结果与实际肝体积误差较大，参考意义有限。如术前有影像学检查，采用 CT 三维重建软件计算肝脏体积，可获得相对准确的结果。术中对肝脏各部分体积、重量的评估最为准确。但供受体的系统分配工作往往需要在供肝获取前完成，因此，术前的经验性评估尤为重要。作为参考，一般左外叶体积约 250mL，右三叶1100mL；左半肝 400mL 左右，右半肝 800~1000mL。

(二)受体选择

1. 受体适应证

劈离式肝移植适应证和禁忌证与全肝移植基本相同。但应注意的是，上腹部复杂手术史、再次肝移植等经过术前详细评估后，可谨慎行劈离式肝移植；病情危重的终末期肝病、抢救性肝移植等，应避免行劈离式肝移植。

2. 移植物-受体体重比(GRWR)

由于有效肝体积相对较少，劈离式肝移植的 GRWR 应高于活体肝移植，成人受体应达到 0.8%~1% 以上，儿童受体 1.5%~2% 以上。

四、在体劈离式供肝切取流程

在体劈离是劈离式供肝切取的首选方法，该方法与活体肝移植供肝切取相同，可以最大限度地保证供肝质量，改善预后。在捐献者生命体征稳定的情况下，应首选在体劈离方式。对于心死亡捐献供体，也可在实施体外膜肺氧合(extracorporeal membrane oxygenation，ECMO)转流稳定腹腔器官灌注的条件下进行在体劈离供肝获取。

(一)在体劈离式供肝切取手术流程

(1)供者平卧位，常规心电、血压、中心静脉压(CVP)等生命体征监测，根据供者术中情况调整麻醉方案，维持生命体征平稳。

(2)一般采用上腹部倒 T 切口进腹，切口可适当扩大以充分暴露术区，注意切口止血。

(3)探查腹腔脏器，游离肝周韧带，显露第二肝门，解剖游离肝静脉根部结构。

(4)解剖游离第一肝门，裸化供体侧肝动脉及门静脉分支，定位左右肝管分叉部位。

(5)必要时，行胆管造影进一步明确胆道结构及左右肝管分叉部位。

(6)根据术前规划结合术中超声确定肝实质切线，离断肝脏实质。常用切肝工具有超声吸引刀(CUSA)、超声刀、水刀、单极或双极电刀等，可根据术者经验及手术室条件灵活选择。

（7）胆管切断前，必要时再次胆道造影确定胆管切断位置。

（8）肝实质完全离断后，全身肝素化，依次切断供肝动脉、门静脉、肝静脉，取出供肝至后台修整。肝管、血管残端使用无损伤血管缝线缝合关闭。

（9）仔细检查肝段面无活动性出血及胆漏。

（10）按全肝获取方式获取右三叶供肝。

（二）在体劈离式供肝后台修整、灌注及保存流程

（1）修肝台设置：准备无菌4℃冰水混合物修肝盆以及相关修肝器械、灌注管道、胆道及动脉冲洗套管针，台秤铺无菌巾备用。

（2）灌注液：推荐使用4℃UW液或HTK液进行器官灌注保存。

（3）灌注流程：供肝自供者体内离断取出后，立即置入盛满4℃冰水混合物的修肝盆内降温，即刻测量门静脉直径并插管灌注4℃乳酸林格氏液500mL。随后，将供肝移至器官袋内使用4℃器官保存液继续灌注并保存，灌注液体量约为移植物体积的3倍。

（4）使用4℃器官保存液冲洗胆管及动脉。

（5）测量记录肝静脉、胆管、肝动脉口径，并行移植物称重。

（6）必要时，行移植物血管整形。

（7）灌注完毕后，使用无菌器官袋密封包装供肝，置于4℃冰水混合物内保存待移植。

五、离体劈离式供肝切取流程

对于生命体征难以维持稳定的供者，移植物评估符合条件的可以实施离体式供肝劈离。离体式供肝劈离手术需全程在4℃冰水混合物中进行，应尽量缩短手术操作时间，减少冷缺血以及热缺血导致的移植物损伤。离体劈离式供肝后台修整、灌注及保存流程如下：

（1）修肝台设置：在无菌恒冷修肝台内放置无菌4℃冰水混合物，设置工作温度为0℃并保持制冷运作。准备相关修肝器械、灌注管道、胆道及动脉冲洗套管针，台秤铺无菌巾备用。准备C臂机备造影。

（2）灌注液：推荐使用4℃UW液或HTK液进行器官灌注保存。

（3）修整流程：供肝自供者体内离断取出后，立即置入盛满4℃冰水混合物的修肝盆内，解剖修整下腔静脉及肝裸区膈肌及腰大肌组织，仔细结扎静脉分支。离断右侧肾上腺静脉并结扎。解剖游离胆总管至胰腺上缘，自腹腔干动脉袢游离肝动脉至胃十二指肠动脉分叉部，注意保护动脉分支及动脉变异情况。解剖游离门静脉至左右门静脉分叉部。

（4）对供肝结构进行系统性的评估：①肝静脉：左肝静脉与肝中静脉需分别独立汇入下腔静脉，确定存在一支还是两支静脉，如果存在两支静脉，则需要进行重建；②肝动脉：检查肝动脉至左叶或右叶的分支，明确左肝动脉、右肝动脉和Ⅳ肝段动脉；③门静脉：确定左右门静脉分叉位置；④胆管系统：应避免对胆总管进行解剖。胆管于肝门板处定位分叉，如难以确认分叉部位，可行胆管造影明确。胆管与肝动脉之间应尽可能少地进行解剖游离，以保护胆管的滋养动脉。使用4℃器官保存液冲洗胆管及动脉。

（5）血管结构的分割：取决于供肝的解剖结构和受体的条件。按常见解剖类型，于下腔静脉水平分离左肝静脉并横向离断，随后横向缝合下腔静脉上的切口。游离门静脉至分叉处，而后结扎并离断去往尾状叶的分支。于左右分叉处离断门静脉左支，横向吻合右支门静脉缺口。游离肝动脉至分叉处。如果左右肝动脉之间分配清晰，则在左肝动脉起始处进行离断。如存在多支动脉，动脉的分配应保证血管重建最少化。准确辨别引流左外叶和Ⅰ、Ⅳ段肝脏胆汁的胆管进行离断是避免移植后胆道并发症的关键。离断左肝管并使用Proline缝合线缝合肝门板。

（6）血管和胆道分配离断后，立即按照左外叶或左半肝切线进行切肝。使用止血钳轻柔地夹碎肝实质以暴露脉管结构，进行结扎或夹闭后离断。这一过程需细致地进行，直至肝实质被完全离断。之后，使用保存液从动脉和门静脉灌注肝脏，以检查切面是否存在漏口。仔细缝合肝切面漏口。

（7）测量记录两侧供肝门静脉、肝静脉、胆管、肝动脉口径，并行移植物称重记录，必要时行移植物血管整形。包装及保存同在体劈离。

六、围术期管理

劈离式肝移植围术期管理与活体肝移植基本相同，值得注意的是，由于肝断面较易出血，术中止血应仔细、严密，术后早期应嘱受体静卧，减少不必要的翻身等，对于儿童受体可适当给予约束及镇静，同时密切监测患者凝血功能变化情况，调整抗凝治疗方案。与活体肝移植相比，劈离式肝移植术后肝功能波动幅度较大，因而应密切关注肝功能恢复情况，如有异常，应及早干预。

（夏强，朱建军，杨家印，杨扬，蔡金贞）

第六节　供肾获取质量控制指标

肾移植是治疗各种终末期肾病（end-stage renal disease，ESRD）的最有效选择，然而供肾的缺乏制约了肾移植的发展。目前，公民逝世后器官捐献（donation after citizens' death，DCD）已成为我国器官移植的唯一合法来源，而供体短缺使供肾的应用标准逐渐扩大，供肾质量的差异显著影响肾移植预后。在此，我们通过归纳综合国内外临床经验及相关操作指南，对供肾质量评估及维护、术后肾功能预测指标进行总结，制定了供肾质量控制标准，对临床肾移植提供一定的理论指导。

一、肾移植供者的选择

为了缓解肾移植供受者之间的巨大差异，有效扩展供体池，2002年，相对于常规的理想供体（standard donor），扩大标准供者（extended criteria donors，ECD）肾脏应用逐渐增加，然而，研究表明，ECD供肾移植术后移植物丢失风险比非ECD供肾高出70%以上。

一般来说，ECD 供肾主要分为以下两种：①供者年龄≥60 岁；②供者年龄在 50~59 岁，且同时符合捐献时血肌酐值>1.5mg/dL、脑血管意外死亡及高血压病史中的 2 项以上。2009 年，为了更科学全面地对肾移植预后进行预测，国外学者引入了肾脏供者风险指数（kidney donor risk index，KDRI），对肾移植术后移植物丢失风险进行评估。KDRI 是一项连续风险评分，基于多项与移植物存活率相关的供受者特征提出，包括年龄、身高、体质量、种族、高血压和/或糖尿病史、供者死因、血清肌酐、丙型肝炎病毒（HCV）感染及 DCD 供肾等。符合以下条件的供者其 KDRI＝1，作为参考供者（reference donor）：年龄 40 岁，非非裔，血清肌酐值 1.0mg/dL，无高血压病史，无糖尿病史，非脑血管意外死亡，身高 170cm，体质量≥80kg，脑死亡供者（非心脏死亡），HCV 阴性。目标供者的 KDRI 值根据下表计算，与上述参考供者的数值差异代表其肾移植术后肾脏丢失率的风险。例如：肾脏来源 45 岁，男性，有高血压病史，体质量 65kg，其他指标与参考供者相同，则根据 KDRI 计算规则，其年龄风险因素为 $1.013^{(45-40)}=1.07$，高血压风险因素 1.13，体质量风险因素为 $0.98^{(65-80)/5}=1.06$，其综合 KDRI＝$1.07×1.13×1.06=1.28$，即与参考供者相比，来自该供者的肾脏移植术后肾脏丢失率增加 28%。

肾脏供者风险指数

供者指标	风险指数底数	95% CI	P
年龄-40（所有年龄适用）	1.013	1.011~1.015	<0.0001
年龄-18（仅适用于年龄<18 岁）	0.98	0.97~0.99	0.0033
年龄-50（仅适用于年龄>50 岁）	1.01	1.005~1.016	0.0001
非裔美国人	1.20	1.13~1.27	<0.0001
血清肌酐值-1（适用于所有肌酐值）	1.25	1.17~1.33	<0.0001
血清肌酐值-1.5（仅适用于血清肌酐值>1.5mg/dL）	0.81	0.74~0.89	<0.0001
高血压病史	1.13	1.8~1.19	<0.0001
糖尿病史	1.14	1.04~1.24	0.0040
死因为脑血管意外	1.09	1.04~1.14	0.0002
身高：170cm 以上每增加 10cm	0.96	0.94~0.97	<0.0001
体质量：80kg 以下每增加 5kg	0.98	0.97~0.99	0.0003
DCD 供肾	1.14	1.02~1.28	0.0246
HCV 阳性供者	1.27	1.13~1.43	<0.0001
冷保存时间（与20h 每相差 1h）	1.005	1.003~1.008	<0.0001

与传统的 ECD 和非 ECD 二分法相比，KDRI 作为一项支持性的评估工具，对临床医生的决策可起到一定的辅助作用，有助于增加肾移植手术概率及手术成功率，需要特别指出的是，供受者性别的差异并未纳入 KDRI 评估系统中。比利时的研究团队回顾性总结 2010—2013 年的肾移植手术成功率，并采用 KDRI 对 2014—2016 年的肾移植手术进行前

瞻性分析，发现采用 KDRI 评估系统后肾移植手术成功率上升 26%。

二、供体肾脏功能预测指标

(一)供者年龄

肾脏供者年龄是影响肾移植预后的主要原因之一，有研究发现，50 岁以上供者的肾移植术后移植物丢失率明显升高。一项包含 50322 例死亡供肾移植的研究将肾脏供者按年龄<40 岁、40~54 岁、≥55 岁分为 3 组，发现随着年龄增加肾移植术后受者 10 年生存率明显降低。之后，随着 ECD 供肾应用的增加，有研究人员以 70 岁为节点，将年龄>50 岁的供者分为 50~59 岁，60~69 岁及>70 岁，发现肾移植术后移植肾丢失率仍与年龄的增加存在相关性。以上结果均表明，供者年龄的增加会对肾移植预后产生不利影响，然而并不能作为单一评估标准，是否用于移植，应与受者年龄及原发病的因素综合考虑。

(二)肾脏缺血损伤

根据《中国移植器官保护专家共识(2016 版)》，供肾热缺血时间>20min 肾移植预后较差，而供肾可接受的最长热缺血时间为 60min，体外保存期间的冷缺血损伤不应超过 24h。冷缺血时间的延长对肾移植预后的影响已得到多项研究证实。有研究团队对 4680 例 DCD 肾移植缺血时间进行统计分析，发现热缺血时间为 20~40min 或冷缺血时间超过 24h 甚至 30h 都会使移植肾功能恢复延迟(DGF)发生率大幅升高。一项包含 17 例肾移植的小样本研究发现，2 例 DGF 肾脏的冷缺血时间为 18.6±1.6h，显著长于非 DGF 组肾脏的 10.8±4.1h。一项法国团队的 3839 例肾移植回顾分析显示，冷缺血时间每延长 1h 移植肾丢失率都会成比例增加，经历 30h 冷缺血的肾脏移植后丢失率比 6h 冷缺血高出近 40%。相对于热缺血时间，冷缺血时间相对可控，因此，围手术期应尽可能缩短冷缺血时间，以提高肾移植手术成功率。

(三)肾脏病理

肾移植前的组织学检查是目前应用和研究最广泛的移植物评价方法之一，在美国，超过 85% 的高危肾脏会进行组织学评估，可通过供肾组织形态学表现协助判断供肾是否适合用于移植。随着 ECD 供肾应用的增加，肾移植前病理检查已成为必要步骤。

供肾标本的获取及处理方式均会对病理结果产生影响。标本的获取方式主要有楔形活检及针芯穿刺活检两种，楔形活检即供肾获取时用手术刀在肾脏皮质切取 3~5mm 的楔形组织；针芯穿刺活检即借助专用活检穿刺枪刺入肾脏皮质获取长 1~2cm 的长条形组织。楔形活检获取的组织量明显较多，可观察范围明显较大，肾小球含量丰富而血管数量较少，而穿刺活检虽然组织量少，但对肾小球硬化和动脉血管病变判断更准确。为了获取更准确的病理结果，楔形活检标本应包含至少 25 个肾小球，并带有动脉血管分支；而穿刺活检标本则应含有至少 10 个肾小球，并有 2 支动脉血管分支。

供肾组织的标本处理方式主要有冰冻切片及快速石蜡切片两种，冰冻切片优势在于所需标本量较少，且时间较快，一般只需 30min 左右即可准备完毕，最大程度减少了冷缺血时间延长的风险，然而，组织内冰晶形成或许会对组织及细胞形态产生不利影响。与之相比，快速石蜡切片对肾小球、血管、肾小管及肾间质等结构保存较为完整，但耗时较长，需 2~3h，延长了供肾冷缺血时间。有回顾性研究提出，冰冻切片与石蜡切片之间的病理评估准确性相当，且针芯穿刺活检理论上的术后出血风险更高，因此 Banff 肾脏病理研究小组推荐使用楔形活检及冷冻切片检查技术组合。

为了使组织学评估的结果更加准确客观，病理学家们开发出了几种复合组织学评估标准，包括 Banff 标准、马里兰聚合病理指数评分（Mary-land aggregate pathology index）、慢性肾脏损伤指数（chronic allograft damage index）以及 Remuzzi 评分等。其中，1991 年首次提出的 Banff 标准促进了肾移植病理观点的统一。Banff 评分主要包含肾小球硬化（cg）、肾间质纤维化（ci）、肾小管萎缩（ct）、动脉内膜增厚（cv）、肾小球毛细血管系膜基质增生（mm）5 个方面，分别以 0（ct 为 10%，ci 为 5%）~25%，26%~50%，>50% 计为 0~3 分，通过随访发现，供肾肾小球硬化及肾间质纤维化是预示移植肾功能的独立因素，两者积分越高，移植术后 6、12 个月时移植肾功能明显不良。

（四）机械灌注参数

1. 低温机械灌注

20 世纪 60 年代开始出现临床适用的肾脏机械灌注（machine perfusion，MP）机器，最常用的方式为低温机械灌注（hypothermic machine perfusion，HMP），1968 年进行了第一例机械灌注后肾脏移植，目前已有较多研究证实供肾的机械灌注会提高肾移植后移植物存活率，并降低 DGF 发生率。机械灌注期间涉及 3 个重要参数，即灌注压力、灌注流量及肾血管阻力（renal resistance，RR）。研究表明，高灌注压与血管剪切应力增加、内皮损伤及肾移植不良预后有关。2001 年，《英国移植杂志》发文推荐灌注压力低于 60mmHg。2009 年，《新英格兰医学杂志》发表研究成果推荐灌注压力为 30mmHg。肾脏灌注流量似乎在预测供肾的 DGF 及移植预后方面更有意义，一项纳入 446 个 DCD 肾脏的研究表明，当灌注终末流量达到 100mL/min 时，非 ECD 肾脏的 DGF 比例会明显降低，并据此认为，当灌注流量 >100mL/（min·100g 肾脏）时，表示肾脏灌注良好，而流量 <80mL/（min·100g 肾脏）被认为是低灌注状态，可能与预后不良相关。RR 的计算方式为平均灌注压（mmHg）/肾脏灌注流量（mL/min），有研究表明，当 RR 在肾脏机械灌注 1h 内下降到 1.0 及以下时，肾移植术后功能恢复加快，且 PNF/DGF 比值降低。2008 年，有研究团队统计了 12536 例 ECD 供肾的灌注数据，结果表明，高 RR 与高弃用率有关，其中 RR<0.18 及在 0.18~0.25 之间的肾脏弃用率分别为 12.6% 及 14.0%，而 RR 在 0.26~0.38 及 RR>0.38 的肾脏弃用率大幅上升，分别为 25.7% 及 53.1%。此外，一项包含 58 例 ECD 肾脏的机械灌注研究结果认为，灌注 1h 时 RR = 0.4 可能是预测 DGF 的最佳临界点（敏感性 61.54%，特异性 81.25%），高于 0.4 的肾脏移植术后 1 年内肌酐水平明显高于 RR 低于 0.4 的肾移植患者。除此之外，灌注时间也并非越长越好，Patel 团队（2012）通过对

190 例肾脏灌注参数进行记录总结，发现平均灌注 2h 左右会到达最佳流量参数，而更长时间(4h 或 6h)的机械灌注并未明显降低 DGF 发生率，甚至机械灌注时间的延长虽然会在一定程度上降低供肾弃用率，但会伴随着 DGF 发生率的增加，且供肾术后 1 年生存率并无明显改善。

2. 体外常温灌注

体外常温灌注是机械灌注领域的新兴技术，其主要优势在于，既可用于评估供肾状态，又可用来改善供肾功能。一项来自多伦多的猪肾脏灌注实验表明，与常规冷保存相比，供肾移植前采用常温机械灌注 8h，能显著降低肾移植术后 10d 时的肌酐水平。而灌注期间的 RR、灌注液酸碱水平及乳酸清除率与术后肾功能密切相关，研究者认为，与正常肾内阻力相比，灌注期间，RR 每增加 1 倍，术后肌酐峰值会升高 2.6mg/dL；而灌注液 pH 值每下降 10%，术后肌酐峰值会增加 2.1mg/dL；此外，常温灌注第 1~3 小时的灌注液乳酸水平与移植后血清肌酐峰值呈正相关，乳酸水平每下降 1mmol/L，术后肌酐峰值会降低 0.7mg/dL。2011 年，Nicholson 等实施了第 1 例常温灌注后肾移植，其研究团队根据常温灌注期间肾脏的灌注情况、肾脏灌注流量及总尿量，提出了一个肾脏体外常温灌注参数表(ex vivo normothermic perfusion score，EVNP score)，分值为 1~5，并通过临床结果证实了 EVNP 评分对肾移植效果的预测作用，评分为 3 的肾脏移植术后 DGF 发生率为 38%，而评分为 1 的肾脏仅有 6% 发生 DGF。

肾脏体外常温灌注参数表

观察指标	分　数
灌注情况	
Ⅰ级：灌注良好(整体呈粉色)	1
Ⅱ级：灌注欠佳(局部花斑状)	2
Ⅲ级：灌注不良(全肾花斑状或呈黑紫色/黑色)	3
肾脏灌注流量[mL/(min·100g 肾脏)]	
≥50	0
<50	1
总尿量(mL/h)	
≥43	0
<43	1

三、小结

供肾的短缺使公民逝世后供肾捐献增加，而供肾质量与肾移植预后密切相关。供体肾脏质量的影响因素众多，需在术前通过供受者双方多方面指标进行综合评估。另外，机械灌注的应用可在一定程度上改善供肾质量，但仍需更多临床研究证实。

（钟自彪，兰佳男，王行环，薛武军，叶啟发）

第七节　亲属活体供肾获取质量控制指标

亲属活体肾移植可以部分缓解我国目前供体器官严重不足的现状，但其与公民逝世后器官捐献在供体肾脏质量评估、控制领域大相径庭。前者可在泌尿外科的支持下完善供体评估与质量控制，得以在较为充分完善评估后进行供肾的择期获取，以便为捐献者安全、供肾质量和伦理审核方面准备客观、量化的评判依据。通过规范的术前审查，临床上可对亲属活体间供肾质量进行控制。活体肾移植的术前评估除了需要严谨的评价供肾质量外，还需要确保供肾者的安全与健康。对活体供肾者进行完善全面的术前评估，确保供肾者的心理、生理条件均符合活体肾脏捐献的要求，是保障供肾者长期健康与供肾质量的关键。因此，活体供肾获取术前的检查评估需要全面和细致，予以对症治疗，提高亲属活体肾移植的预后。

一、初步筛查

在进行供肾质量评估前，捐献者需要接受病史询问、家族史、手术史等一系列潜在疾病的初步评估，完善三大常规、肝肾功能、心肺功能等常规检查，排除不适合作为捐献者的严重疾病。此外，受衰老影响，捐献者的生理机能不可逆性减退，肾小球萎缩、硬化概率增加，但上述并不能完全阻碍亲属活体肾脏捐献。在长期临床实践后，综合考虑捐献者安全和供肾质量，年龄不超过 65 岁者的捐献一般能纳入考虑范畴。初步的评估过程中，捐献者与受者的血型是否相符需要特殊关注，而供肾获取后捐献者单侧肾脏的功能也是必须考虑的项目。

初步筛查项目及建议：

（1）亲属间的活体捐肾，年龄限制多数认为是 18~65 岁，由于活体捐献的公民必须有完全民事行为能力，因此，年龄下限必须是 18 岁。年龄较大的供者，应适当增加任意单侧肾脏的功能要求，尽量规避捐献后供受者肾脏功能不良或移植肾延迟恢复的风险。

（2）推荐捐献者体重指数（BMI）<30kg/m^2，对于体型偏胖的捐献者，也可通过完善体脂率、标准臀围等更为精细的体格检查，进一步提高捐献风险的评估质量。当然，严重肥胖是完成捐献的禁忌证。

（3）供者的入院常规检查开始前，在询问病史阶段，应排除捐献者患有严重肝肾疾病、心脑血管疾病、肺功能障碍等人体重要器官慢性病及传染病病史，鉴别捐献者是否存在生理心理状态异常和疾病发作的表现，避免此次捐献存在生理、伦理的潜在风险。因此，捐献者需要接受第三方的心理健康评价，并签署活体供肾捐献的相关知情同意书。

（4）捐献者的常规入院检查应包括：三大常规、肝肾功能电解质、血糖（或糖化血红蛋白、C 肽)、血脂、输血相关传染病(乙型肝炎病毒 HBV、丙型肝炎病毒 HCV、梅毒、人类免疫缺陷病毒 HIV)、EB 病毒(EBV)检测、巨细胞病毒(CMV)检测等检验项目,以及心电图、超声心动图、妇科超声(女)、胸部 X 线(或胸 CT)等检查项目,并行肾脏特殊评估,包含泌尿系成像+肾动静脉成像(CTU)、肾动态显像(ECT)等。

(5)活体肾移植供者评估的首要目的是评估供者捐献肾脏的安全性与适合性。由于器官短缺,部分移植中心已成功开展跨 ABO 血型肾移植,尽管大样本研究表明,跨 ABO 血型肾移植可以取得与血型相容移植一致的临床疗效,但 ABO 血型的相容性仍是活体肾移植的首要评估指标,跨 ABO 血型的亲属活体肾移植仍需谨慎进行。在供-受双方血型相同时,还应完善两方的淋巴毒实验,确保交叉配合试验<10%或为阴性。

(6)肾功能的评估主要是测定肾小球滤过率(glomerular filtration rate,GFR)来实现,一般要求 GFR 超过 80mL/(min·1.73m^2)。同时,GFR 在 40 岁之后逐年下降。因此,随年龄增长,供者 GFR 的安全临界值也逐年下降。值得注意的是,双侧肾功能达标,但单侧肾功能受损的情况时有发生,建议活体供肾者双侧肾脏的 GFR 均应在 40mL/(min·1.73m^2)以上。

二、进一步检查

亲属活体肾移植中,捐献者肾脏功能的评估及肾脏疾病的诊断,是决定是否适合捐献的重要考虑因素。当捐献者存在肾脏疾病,如肾结石、肾积水等,导致肾脏功能受损,或存在肾脏肿瘤时,活体肾移植后,双方均可能因此而受到损伤。因此,存在鹿角形结石、肾细胞癌等肾脏疾病的患者,不能作为捐献者,且有镜下血尿,或糖尿病和糖耐量异常者不建议考虑作为活体肾移植的捐献者。同时,无症状的单个尿路结石排出代谢异常或者是感染所导致的肾脏炎症,可以考虑在治愈后再行捐献。轻度的蛋白尿、肾小球硬化的捐献者,尽管其肾脏功能检测结果在正常范围内,仍需要完善肾脏活检明确组织改变,明确这些症状的组织变化,并评估其可能对活体肾移植供-受双方产生的影响。

三、最终评估

随着目前影像技术的发展,以及肾脏外科和肾移植的大量临床实践,肾脏的移植配型和血管解剖认识已较为完善。目前活体供肾多采用腹腔镜手术获取,尽管腹腔镜手术可减少病人失血、术后疼痛和麻醉需求,还能够缩短住院时间,但腹腔镜术中所呈现的有限视野给外科医生带来了技术上的挑战,尤其是对肾血管解剖结构的显示。因此,术前评估供肾者血管解剖变异情况,对于供肾筛选以及减少移植过程中潜在并发症的风险至关重要。

(1)移植配型评估包含 3 个方面:确定供受双方 HLA 配对情况,检测受者群体反应性抗体位点和供受者淋巴细胞毒试验。受者具有供体特异性抗体(donor specific antibody,DSA)是确定的危险因素,可通过对群体反应抗体进行检测得以发现。在活体移植前,可对 DSA 阳性受者进行降敏处理后,再行评估决定是否移植,但应充分告知患者风险。

(2)肾脏血管的变异率高,活体供肾获取前需准确评估供肾血管的解剖结构及变异情况。完善同位素肾图、血管影像学评估,对于确保供肾获取、移植手术的成功,保障供、受体双方的安全至关重要。在多种肾血管的影像学检查方法中，肾脏 CTA 具有快速、相对无创、敏感性及准确性高等特点，能够准确、直观地即时评价活体供肾血管的正常解剖、变异及走行情况，可作为活体肾移植前了解供肾血管的首选影像学检查方法。

四、法律原则和伦理学

在亲属活体肾移植实践中，其在技术层面有着器官质量良好、排异发生率较低、移植者存活率高、避免长期等待、手术安排便利等若干优势。目前关于活体器官捐献的伦理问题主要集中在：活体器官移植过程中能否做到真正的知情同意；人体器官拒绝商品化，活体器官移植是否会导致器官买卖之风更加盛行；供受体利益如何保障等，这些新问题使得活体器官捐献在实施过程中遇到了伦理与道德上的尴尬境地。

（1）开展活体肾移植仅限于指定医疗机构；捐献者必须遵循自愿、无偿原则，须已成年，且具备完全民事行为能力，与受者关系局限于：配偶（结婚超过 3 年且已育有子女），直系血亲或三代以内旁系血亲，因帮扶等形成亲情关系（仅限于养父母和养子女之间的关系、继父母与继子女之间的关系）。

（2）在供肾获取前，应向所在医疗机构的人体器官移植伦理委员会提出进行活体肾移植的伦理审查申请。伦理委员会收到申请后，应当进行审查，并出具同意或者不同意的书面意见。

（夏志平，夏浩洋，薛承彪，顾民）

第八节　供小肠质量评估指标

肠衰竭（IF）在临床上被定义为任何原因导致的胃肠道（GI）功能障碍，需要暂时或无限期地依赖肠外营养（PN），但其伴随着与导管相关性感染、静脉血栓形成和 IF 相关性肝病（IFALD）相关的风险。因此，肠移植（IT）是 PN 无效时治疗肠衰竭最有效的方法。然而，在腹部器官中，肠移植物最容易受到保存损伤，建议的最长冷缺血时间为 6~9h。黏膜是肠移植物最脆弱的部分，在保存的前 6h 内，组织学显示多灶性基底膜分离和黏膜下水肿。因此，患者肠移植术前进行全面的评估是至关重要的。

一、移植前供小肠的选择

（一）DCD/DBD 供体的选择

临床上将大脑和脑干的不可逆损害作为诊断脑死亡的依据。脑死亡的判定应由与器官移植领域无关的专科医师进行，确定脑死亡后，需进行一系列的循环和呼吸维持治疗，尽量减轻对供移植器官的损害，直到开始器官获取手术。心脏死亡器官捐献来源于循环停止导致死亡的供体。通常，包括小肠在内的供者移植器官的热缺血时间不应超过 10min。

肠移植通常从血液动力学稳定的 ABO 血型相合的脑死亡器官捐赠者那里获得。排除标准包括腹部脏器严重缺血的证据，可能表现为血清肝功能升高（ALT/AST>500），血清乳酸升高，或需要大剂量血管升压剂支持。

（二）DCD/DBD 供肠质量评估

（1）ABO 血型与受者一致；

（2）在大多数情况下，供者的腹膜大小通常是受者的 50%~75%；

（3）捐赠者应无明显肠道病史。获取肠道时，需观察腹水有无浑浊，肠道的颜色红润度，肠道表面有无肿块及结节，肠系膜有无肿块及结节；

（4）捐赠者不应有明显的血流动力学不稳定、败血症、恶性肿瘤或慢性感染史、严重缺氧或严重酸中毒；

（5）必须排除 EBV、CMV、HIV、乙肝和丙型肝炎感染；

（6）年龄<50 岁，在能保证供肠冷/热缺血时间较短的情况下，可适当放宽年龄限制；

（7）热缺血时间不超过 10min，冷缺血时间不超过 6h；

（8）使用有非消化道肿瘤病史的 DCD/DBD 供者仍需谨慎，此类供肠评估需依赖于具体患者、特定情况下移植团队的决策分析。

（三）DCD/DBD 供体的筛选指标

（1）全身无重大器质性疾病和传染病；

（2）全身主要脏器功能良好，肝功能、肾功能及血气分析无明显异常；

（3）捐献者既往无消化系统疾病病史；

（4）供者为 DBD；

（5）供体 BMI<30kg/m^2 或（且）体重小于 100kg。

二、移植前受者评估

对于所有考虑行肠移植的患者，术前都应由一个多学科的肠道衰竭小组进行检查和评估。该评估小组包括移植手术、胃肠病学、营养服务、精神病学等领域的专家。在某些情况下，需要进一步咨询其他专科（如心脏科、血液科、感染科等）。具体检查项目包括：

（1）病人一般情况：身高、体重、营养状况等；

（2）常规实验室检查：血型、血常规、尿常规、C 反应蛋白（CRP）、血肝、肾功能、血电解质、凝血功能、血降钙素原、大便常规及隐血等；

（3）免疫学项目：人类白细胞抗原状态和群体反应性抗体状态；

（4）血清病毒学指标：抗巨细胞病毒（CMV）抗体（IgG 及 IgM）、抗 EB 病毒（EBV）抗体（IgG 及 IgM）、乙型肝炎病毒（HBV）表面抗原、HBV-DNA、丙型肝炎病毒（HCV）表面抗原、抗 HCV 抗体、抗人类免疫缺陷病毒（HIV）抗体；

（5）影像学检查：胃肠道应该进行影像学和内窥镜评估，以准确地确定剩余肠道的长度和状况；

（6）若怀疑有晚期肝病，肝活检有助于确定是否存在严重的肝硬变。使用多普勒超声或磁共振静脉成像，可确定哪些大静脉可用于血管通路；

（7）如果有潜在的活体亲属供者，可以讨论将活体亲属移植作为一种选择。

三、供小肠的保存

肠道移植已成为肠外营养（PN）失败时肠衰竭（IF）的既定治疗方法。然而，与其他移植类型相比，移植结果仍然较差，器官移植物的质量是移植后预后的最重要因素。肠道对缺血极其敏感。不幸的是，相对较长的缺血保存期是不可避免的。移植前的移植物活力是影响器官移植后预后的关键因素。与供体脑死亡、手术操作和缺血再灌注损伤（IRI）一样，保存损伤是影响肠移植物质量及其屏障功能的许多重要因素之一。

静态冷保存（SCS）是小肠保存最常用的方法，一般小肠冷保存时间不应超过 6~9h。目前机械灌注仍未被广泛使用，处于临床前研究阶段。对于肠道，CS 被认为优于 HMP，理由是担心可能的压力引起的血管损伤。

CS 前进行低温灌洗是小肠保存环节的重要手段，目的是快速清除供体器官的血液和降低供体器官的温度。与大多数实体器官相比，肠腔内含有大量的细菌、毒素以及各种消化酶，因此需行血管和肠管双重灌洗。CS 后，第二次血管灌洗被认为是有害的。肠的充分保存应通过两种方式进行：使用血管内和腔内保存。有研究表明，当省略第二次血管灌洗并使用 37℃ 的盐水在腹腔内冲洗复温时，生存率最高。因此，CS 前的血管灌洗是至关重要的，CS 后的血管灌洗应省略，再灌注期间局部腹部复温值得进一步评估。

在 20 世纪 80 年代，Belzer 和 Southard 引入了威斯康星大学（UW）的解决方案。UW 液是一种细胞内保存液，使用 UW 液进行血管灌洗和 CS 目前被认为是保存腹部器官的金标准，其应用最广泛。组氨酸色氨酸酮戊二酸（HTK）液是一种更独特的细胞外型，低黏度溶液。HTK 液被认为比 UW 液具有临床优势（例如，在冲洗过程中更容易扩散和更快冷却）。然而，HTK 液优于 UW 液的临床结果存在争议。Mangus 等（2008）比较了 HTK 液和 UW 液保存后肠道移植的临床结果。虽然 HTK 液在取肠过程中有更好的血液灌洗效果，但在初始移植物功能、内镜下外观和排斥反应发作方面没有发现差异。

小肠保存修复推荐意见

序号	建 议	证据级别	强 度
1	冷保存前应常规进行血管和肠管（低压）灌洗	Ⅱ	强
2	SCS 是小肠保存最常用的方法，小肠冷保存时间一般不超过 6~9h	Ⅱ	强
3	UW 液是灌洗及 SCS 应用最广泛的保存液，近来也有使用 HTK 液及 IGL-1 液进行保存	Ⅱ	强
4	机械灌注在小肠移植领域目前仍处于临床前阶段，有待进一步临床验证	Ⅲ	弱

四、供小肠质量优化

由于移植物质量的高低在很大程度决定了肠道移植患者的预后，因此，如何优化肠道保存条件是目前研究的热点。改善肠道移植患者预后不仅仅依赖于一个因素，而是不同重要因素协同作用的结果。

除了免疫抑制干预外，可以探寻新的保存策略以优化器官质量。目前的优选方案是使用 UW 液进行冷保存，但对于肠道保存来说可能不是最理想的。目前关于保存条件优化以及新型保存液的研究较多，但是不同物种、实验设置和结果参数的广泛异质性，导致研究结果大多是不可比较的。大多数研究是在动物身上进行的，而对人类的研究却很少。此外，不同研究的解决方案往往有许多不同之处，因此任何有益的结果都不容易解释。

目前现有的研究并没有揭示最有效的肠道保存技术和解决方案，保存液的优化和改进可以改善肠道移植的移植物质量和预后。有研究表明，不能省略 CS 前的血管灌洗，与 UW 液相比，不含羟乙基淀粉（HES）的低钾/低黏度溶液可以更好地灌洗出血液。保存液中氨基酸的补充可为肠道组织生存提供优势。在保存过程中，腔内冲洗和/或黏膜与溶液之间的接触是有好处的，尽管用于人体肠道腔液的最佳成分和实用的、临床适用的最佳技术尚不清楚。

（王志梁，吴国生，梁廷波）

第九节　胰肾联合移植获取质量控制指标

国际糖尿病联盟（international diabetes federation，IDF）2019 年公布的数据显示，全球 80 岁以下的成年人中约有 4.63 亿人罹患糖尿病，发病率约为 9.3%；而我国糖尿病患者超过 1 亿，是全球糖尿病发病的第一大国。据统计，我国约 21.3% 的糖尿病患者伴有慢性肾脏病。面对数量庞大的糖尿病合并终末期肾病的患病人群，目前得到广泛认可的最佳治疗方式是胰肾联合移植。供体评估时，需要十分谨慎，避免将已经罹患糖尿病或相关疾病的患者纳入供者名单。

在评估时，需要把握的根本原则是：针对不同的受者，移植一个高风险的器官的获益是否大于继续等待和以后移植一个低风险的器官，以保证受体的最大获益。

本标准中涉及的胰肾联合移植供者均指尸体供者，其评估包括两个部分：首先是供者本身的评估，其次是供胰腺和十二指肠、血管以及肾脏的评估。供肾具体的评估标准参考单纯肾移植供体。

一、胰肾联合移植供者的选择

供者的评估只能用来推测移植后早期的疗效。糖尿病、糖尿病前期或糖耐量异常的供者不宜作为胰腺供者。糖尿病发病与遗传、年龄、肥胖等因素有关。因此，胰肾联合移植供者的选择比其他器官供者更为严格。

（一）胰肾联合移植供者应符合的条件

（1）供者身份明确，无民事、刑事及与医疗纠纷等，符合器官捐献的基本条件。

（2）无难以控制的高血压，无糖尿病、糖尿病前期或糖耐量异常，包括妊娠期糖尿病。

（3）年龄：年龄为最重要的预后影响因素，供者年龄一般不超过 50 岁。

（4）体质量指数（BMI）<25kg/m² 为最佳范围，低于 30kg/m² 可以结合其他评估结果有条件地接受。

（5）无胰腺外伤史。

（6）糖化血红蛋白（HbA1c）正常（4.27%~6.07%）。潜在器官供者可能出现应激性血糖升高，获取前，供体胰岛素的使用量不能用于决策其胰腺的可用性，而 HbA1c 测试通常可以稳定可靠地反映出检测前 3 个月内的平均血糖水平，且不受抽血时间、是否空腹、是否使用胰岛素等因素干扰。因此，HbA1c 升高提示供者患有糖尿病或糖耐量异常，不宜捐献胰腺。

（7）血淀粉酶、脂肪酶正常，或轻度升高但无持续升高趋势。

（8）血流动力学和氧合状态相对稳定，实质器官功能评估符合肾脏供者要求。

（9）供者通常处于持续静脉营养或鼻饲状态，随机 C 肽水平和胰岛素水平亦有助于评估胰腺内分泌功能。

（10）无药物滥用史。

（11）由于手术后恢复期相对较长，为尽量避免移植肾出现移植肾功能延迟恢复（DGF）后引起其他并发症，在未进行连续性肾脏替代治疗（CRRT）的情况下，拟行胰肾联合移植的供者获取前供体肌酐应≤220μmol/L。

胰肾联合移植尸体供者需符合的条件

序号	条　　件	是／否
1	身份明确，无民事、刑事及与医疗纠纷等，符合器官捐献的基本条件	□　□
2	无难以控制的高血压，无糖尿病、糖尿病前期或糖耐量异常，包括妊娠期糖尿病	□　□
3	年龄一般不超过 50 岁	□　□
4	BMI<25kg/m² 为最佳范围，低于 30kg/m² 可以结合其他评估结果有条件的接受	□　□
5	无胰腺外伤史	□　□
6	糖化血红蛋白正常	□　□
7	血淀粉酶、脂肪酶正常或轻度升高但无持续升高趋势	□　□

序号	条　　　件	是／否
8	血流动力学和氧合状态相对稳定，实质器官功能评估符合肾脏供者要求	☐　☐
9	随机 C 肽水平和胰岛素水平过低	☐　☐
10	无药物滥用史	☐　☐
11	获取前供体肌酐 ≤220μmol/L	☐　☐

（二）胰肾联合移植供者的绝对禁忌证

（1）有明确糖尿病史。

（2）既往胰腺手术史。

（3）胰腺中、重度外伤。

（4）广泛腹腔感染及腹腔脓肿。

（5）恶性黑色素瘤、转移性恶性肿瘤，或不可治愈的恶性肿瘤。一些早期阶段的恶性肿瘤在经过成功的治疗后可以捐献，未转移的皮肤基底细胞癌、脑胶质瘤者除外。

（6）未治愈的严重全身性细菌、病毒或者真菌感染。

（7）HIV 阳性。

（8）影像学检查提示急性及慢性胰腺炎。

胰肾联合移植尸体供者绝对禁忌证

序号	绝对禁忌证	是／否
1	有明确糖尿病史	☐　☐
2	既往胰腺手术史	☐　☐
3	胰腺中、重度外伤	☐　☐
4	广泛腹腔感染及腹腔脓肿	☐　☐
5	恶性黑色素瘤、转移性恶性肿瘤，或不可治愈的恶性肿瘤	☐　☐
6	未治愈的严重全身性细菌、病毒或者真菌感染	☐　☐
7	HIV 阳性	☐　☐
8	影像学检查提示急性及慢性胰腺炎	☐　☐

（三）胰肾联合移植供者的相对禁忌证

（1）糖尿病家族史。

（2）动脉粥样硬化。

（3）影像学检查提示胰腺水肿。

（4）局部腹腔脓肿。

（5）轻度或疑似轻度胰腺损伤，轻微的胰腺损伤不影响移植物远期存活率。

（6）较长时间的心肺复苏对器官功能有明显损害。因此，对于发生过心肺复苏的供者应进行客观、全面、动态地评估。心肺复苏时间在10～30min之间，需全面评估供者的血压、每小时尿量、血清肌酐、淀粉酶、脂肪酶等，进而决定供肾和供胰是否可以利用；若恢复自主循环时间>30min，器官缺血缺氧损伤严重，一般予以弃用。

（7）脑死亡患者常存在神经体液调节失常等病理生理改变，表现为血流动力学不稳定、全身器官组织灌注不足，以及水、电解质、酸碱失衡，机体常处于低血压和缺氧状态，对器官功能损害较大。结合肾移植供体评估有关经验，一般心肺复苏后持续低血压的供者在下述情况下不建议使用：①收缩压<100mmHg（10mmHg=1.33kPa）超过4h；②收缩压<80mmHg超过2h；③收缩压<50mmHg超过30min。

（8）十二指肠既往有手术史或严重溃疡、穿孔病史。

胰肾联合移植尸体供者相对禁忌证

序号	相对禁忌证	是 / 否
1	糖尿病家族史	☐ ☐
2	动脉粥样硬化	☐ ☐
3	影像学检查提示胰腺水肿	☐ ☐
4	局部腹腔脓肿	☐ ☐
5	轻度或疑似轻度胰腺损伤	☐ ☐
6	心肺复苏时间在10～30min之间，需全面评估供者的血压、每小时尿量、血清肌酐、淀粉酶、脂肪酶等，进而决定供肾和供胰是否可以利用；若恢复自主循环时间>30min，器官缺血缺氧损伤严重，一般予以弃用	☐ ☐
7	结合肾移植供体评估有关经验，一般心肺复苏后持续低血压的供者在下述情况下不建议使用：①收缩压<100mmHg（10mmHg=1.33kPa）超过4h；②收缩压<80mmHg超过2h；③收缩压<50mmHg超过30min	☐ ☐
8	十二指肠既往有手术史或严重溃疡、穿孔病史	☐ ☐

（四）感染性供者的供胰和供肾应用问题

随着越来越多的供者来源性感染（DDI）相关报道，对其认识更加深刻，在胰肾联合移植中，由于涉及肠道吻合，本身就有较高的感染风险，如果出现DDI，则会进一步增加受者的风险。因此，要非常重视感染性供者的评估，具体内容参照单纯肾移植供体中相关内容。

禁止行器官捐献的感染性疾病包括：①多重耐药菌感染(特别是耐碳青霉烯肠杆菌菌血症)；②活动性结核；③未经治疗的细菌或真菌脓毒症(如假丝酵母菌血症)；④地方流行性真菌病的活动性感染(如芽生菌、孢子菌、组织孢浆菌)；⑤未经治疗的梅毒；⑥潜在的中枢性感染，包括不明原因的中枢神经系统的感染(脑炎、脑膜炎)、单纯疱疹病毒(HSV)性脑炎或其他脑炎、曾有多瘤病毒(JC病毒)感染史、西尼罗病毒(West Nile virus，WNV)感染、狂犬病、克雅氏病、未经治疗的隐球菌感染、其他真菌或病毒性脑炎；⑦活动性病毒血症，包括疱疹病毒(HSV)、巨细胞病毒(CMV)、水痘-带状疱疹病毒(VZV)、急性 EB 病毒感染(单核细胞增多症)；⑧活动性肝炎(甲型肝炎必须排除，使用乙型肝炎、丙型肝炎供者的器官必须获得受者或其家属的知情同意)；⑨人类嗜 T 细胞病毒(human T lymphotropic virus，HTLV)-1/2 感染(血清学或分子学诊断)；⑩HIV 感染和狂犬病毒感染(血清学或分子学诊断)；⑪未经治疗的寄生虫感染(枯氏锥虫、利什曼原虫、圆线虫)。

(五)供者免疫学选择

符合上述捐献条件的候选供者，进一步行免疫学检测，以确定供者与候选受者匹配关系。

(1)ABO 血型与受者相同或相容，有 ABO 血型不相容肾移植经验的单位，在一定条件下可尝试开展 ABO 血型不相容胰肾联合移植。

(2)淋巴细胞毒试验阴性。

(3)与候选受者匹配的 HLA 位点尽可能多，尤其是 HLA-Ⅱ类位点。

胰肾联合移植尸体供者免疫学评估表

序号	绝对禁忌证	是 / 否
1	ABO 血型与受者相同或相容，有 ABO 血型不相容肾移植经验的单位，在一定条件下可尝试开展 ABO 血型不相容胰肾联合移植	□　□
2	淋巴细胞毒试验阴性	□　□
3	与候选受者匹配的 HLA 位点尽可能多≥3 个	□　□

二、供胰和十二指肠质量评估

供胰评估包括胰腺、血管和十二指肠的评估。目前还没有统一的供胰评估标准。不少评估标准带有移植医生和移植医院的主观性。正常胰腺呈淡黄色，质地软。获取胰腺后，需仔细观察胰腺形态、颜色和质地，灌注是否充分，有无淤血或外伤及血管情况。需考虑以下因素：

(1)胰腺局部或弥漫性肿大、胰周脂肪变性或包裹性积液，提示急性胰腺炎。胰腺周围粘连，胰腺被膜增厚或见斑片状钙化灶，胰腺质地坚硬或呈结节状，触及结石或囊肿，均提示慢性胰腺炎。如有以上征象，胰腺不宜用于移植。

（2）胰腺中重度损伤、纤维化、脂肪浸润时，不可用于移植。

（3）供胰血管有不可修复的损伤，不可用于移植；由于胰腺血管血栓形成是常见并发症之一，胰腺动脉中重度粥样硬化或溃疡时，不建议使用。

（4）供胰热缺血时间<10min，冷缺血时间<12h。

（5）供体十二指肠获取后修整重建期间需仔细检查，如发现降部和球部有损伤、溃疡、瘢痕化等情况，影响胰液排出或者手术吻合，建议弃用胰腺。

（6）十二指肠出血须明确出血原因，活动性出血禁用。

胰肾联合移植尸体供者相对禁忌证

序号	绝对禁忌证	是／否
1	胰腺局部或弥漫性肿大、胰周脂肪变性或包裹性积液提示急性胰腺炎；胰腺周围粘连，胰腺被膜增厚或见斑片状钙化灶，胰腺质地坚硬或呈结节状，触及结石或囊肿	☐　☐
2	胰腺中重度损伤、纤维化、脂肪浸润	☐　☐
3	供胰血管不可修复的损伤；胰腺动脉中重度粥样硬化或溃疡时	☐　☐
4	供胰热缺血时间<10min，冷缺血时间<12h	☐　☐
5	供体十二指肠存在降部和球部有损伤、溃疡、瘢痕化等情况，可能影响胰液排出或者手术吻合	☐　☐

三、供胰零点穿刺

肉眼如果难以判断胰腺是否可用，胰腺零点活检不失为一种有效的补充判断手段。可行 2 点以上穿刺，或者在胰体尾部取小块胰腺组织，行快速冰冻切片，协助判定是否适合用于移植。

正常情况下，胰腺外分泌部由腺泡和导管组成，腺泡由腺泡细胞组成，胰腺小叶有多个腺泡组成，小叶间及腺泡间可见动脉、静脉及导管系统和少许间质纤维组织，导管上皮细胞可是单层立方上皮或是单层柱状上皮。内分泌部胰岛是分布于胰外分泌部腺泡间的内

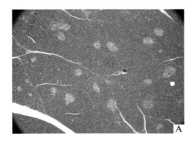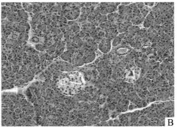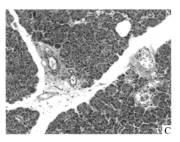

供体胰腺组织病理学照片

（A、B、C　分别为低、中、高倍镜下胰腺组织病理学照片，显示胰腺中重度损伤、纤维化、脂肪浸润）

分泌细胞团，胰岛内有丰富的有孔毛细血管。

　　目前缺乏移植胰腺零点活检的大样本资料，建议主要观察胰腺有无间质纤维化、腺泡萎缩、动脉内膜增厚、动脉玻璃样变、炎症浸润、出血（或血栓）、腺泡细胞水肿、胰腺细胞坏死、胰岛细胞急性损伤等。

（陈正，张磊）

第十节　胰腺、胰岛质量控制指标

　　糖尿病已成为日益严重的世界公共卫生问题，每年全球的发病人数高达 2000 万人。糖尿病分为 1 型糖尿病（type 1 diabetes mellitus，T1DM）和 2 型糖尿病（type 2 diabetes mellitus，T2DM），其中，1 型糖尿病患者占糖尿病总数的 1/10 左右。1 型糖尿病是一种自身免疫性疾病，患者机体的免疫系统选择性地破坏分泌胰岛素的胰岛 β 细胞，导致胰岛素的绝对缺乏，从而产生一系列代谢障碍。大量循证医学研究显示，糖尿病患者重建胰岛内源性分泌系统对延缓糖尿病并发症的发生及发展至关重要，寻求更有效的治疗方法成为临床亟待解决的问题。

　　成功的细胞替代疗法和胰岛素的发现，被称为糖尿病治疗史上的里程碑事件，包括全胰腺移植和胰岛细胞移植。通过注射胰岛素以控制过高的血糖，是目前糖尿病最常见的治疗方法。然而，长年累月注射胰岛素不但耗时费力，且可因为用药剂量不恰当而导致潜在的、致命的低血糖危机或血糖控制不够。缺乏胰岛素且常年高血糖将导致相应的器官损伤，如肾脏等靶器官损伤。探索更安全、高效的糖尿病新治疗策略，一直是该学科领域研究的热点。1966 年，全球首例临床胰腺移植由 Kelly 和 Lillehe 等在美国 Minnesota 州立大学完成。随着移植外科技术进步和多靶点免疫抑制剂的联合应用，胰腺移植已成为治疗 1 型糖尿病（T1DM）、1 型糖尿病合并终末期肾病肾功能不全（ESRD）及部分 2 型糖尿病（T2DM）最为有效方法。胰腺移植能解除患者对外源性胰岛素需求，较好地维持正常血糖水平，改善糖尿病生化代谢状况及患者生存质量，降低糖尿病并发病风险。

　　胰腺移植主要包括单独胰腺移植（pancreas transplantation alone，PTA）、肾移植后胰腺移植（pancreas after kidney transplantation，PAK）和胰肾联合移植（stimultaneous pancreas-kidney transplantation，SPK）。SPK 是目前全世界采用最多的术式（超过 80%），能够同时纠正糖代谢紊乱和尿毒症，移植成功率高。胰腺移植可分为节段性胰腺移植和全胰腺移植，根据供胰来源不同，又分为同种异体胰腺移植和自体胰腺移植。胰腺移植由于其内、外分泌处理上的复杂性和手术并发症的严重性，宜在设备技术精良、临床经验丰富的移植中心进行。

　　糖尿病患者可以选择不同的治疗方案，需根据医疗环境（基层医疗、专科治疗和移植中心）和患者病情与经济状况等综合因素进行选择。2004 年，美国糖尿病协会（ADA）制定糖尿病患者接受胰腺移植的标准为：①进行过或计划进行肾脏移植的终末期肾病患者；②无实质性肾脏疾病史患者出现以下情况之一，频繁发生急性、严重的代谢并发症（低血糖、高血糖、酮症酸中毒），对使用外源性胰岛素治疗有临床禁忌及对抗情绪，使用胰岛素控制血糖仍然不能预防急性代谢并发症发生。

胰岛移植由于精确的血糖水平反应性胰岛素分泌而获得了良好的治疗效果，这是目前药物治疗无法替代的。虽然并不是所有接受胰岛移植的 T1DM 患者都是胰岛素依赖的，但对于低血糖意识受损（impaired awareness of hypoglycemia，IAH）和严重低血糖事件（severe hypoglycemic events，SHE）患者，胰岛移植被仍然被认为是一种安全高效的治疗方法。胰岛移植被认为是外源性胰岛素难以控制症状的患者的治疗金标准。由于胰岛移植供体严重不足，寻找更有效的替代移植部位以提高单位胰岛的治疗效率、开发替代细胞来源等，成为胰岛移植需要进一步解决的问题。理论上成功的胰岛移植应能够达到或接近胰腺移植的效果，成为细胞替代疗法治疗胰岛素缺乏型糖尿病的理想方法，且具有侵袭性小的优点。因为诸多影响因素及各移植中心水平参差不齐，实际效果相差较大。胰岛移植目前已在动物实验和临床试验中显示出良好的效果，可大大改善糖尿病患者的生活质量。胰岛移植的技术包括：胰岛分离、胰岛培养和胰岛移植受者的移植物管理等，新技术的研发使得患者代谢和安全性获得显著改善。20 世纪 70 年代胰岛分离和纯化技术的出现，使胰岛移植从基础研究进展到临床阶段，并使 1 型糖尿病的细胞治疗成为现实。目前，胰岛移植仍面临许多困境：①胰腺供体来源不足，1 个 1 型糖尿病患者需要接受 2~3 个供体提供的胰岛细胞才可达到正常血糖水平；②移植后胰岛死亡，移植早期，由于缺氧和炎症反应可导致高达 60% 的胰岛细胞坏死和凋亡；③免疫排斥反应，针对胰岛移植后的免疫排斥反应，使用免疫抑制药物只能发挥局部抑制作用。因此，需要对胰岛移植的标准进行规范，以提高其成功率和治疗效果，减少术后并发症的发生。

一、胰腺接收质量控制

（一）胰腺接收标准

胰腺送入实验室后，检查胰腺包装的完整性。若发现胰腺包装破损，则该胰腺不可用于临床移植，仅可用于基础研究。接收人员必须对该胰腺做出明确判断，是否符合接收标准（详见下表）。

基本信息表

胰岛细胞供体基本信息表			
1	器官提供机构名称、地址是否完整	是	否
2	是否附有器官捐献者编号、捐献同意书	是	否
3	是否记录有捐献者生日、性别、血型、身重、体质量	是	否
4	捐献者是否有巨细胞病毒感染情况	是	否

续表

胰腺供体入选信息表							
1	特定入选标准评估	是否完成		是否签字		判定是否适用	
		是	否	是	否	是	否
2	特定排除标准评估	是否完成		是否签字		判定是否适用	
		是	否	是	否	是	否
3	一般排除标准评估	是否完成		是否签字		判定是否适用	
		是	否	是	否	是	否
4	历史行为排除标准	是否完成		是否签字		判定是否适用	
		是	否	是	否	是	否
5	实验室和其他的医学排除标准	是否完成		是否签字		判定是否适用	
		是	否	是	否	是	否

胰腺样本信息审查表			
1	供体胰腺包装是否完整？	是	否
2	供体胰腺包装是否干净？	是	否
3	供体胰腺包装上是否注明阻断胰腺血供时间？	是	否
综合以上项目，判定供体胰腺是否可被接收		是	否
接受者签字：	日期：		时间：

(二)胰腺供体的评价

特定入选标准、特定排除标准、历史行为排除标准、一般排除标准、绝对排除标准、实验室和其他的医学排除标准见下列各表。根据标准综合评价。

特定入选标准

序号	项 目	判 定	
		是	否
1	脑死亡供体多器官捐献获取的胰腺		
2	用 UW 液进行了充分的原位低温灌注		
3	灌注液和冷保存保存液是 UW 液		
4	最长 12 h 的冷缺血		
5	15~60 岁的供体		

续表

序号	项　　目	判　　定	
		是	否
6	死亡原因：颅脑损伤 　　　　　自发性颅内出血 　　　　　脑梗死 　　　　　原发性脑肿瘤 　　　　　急性梗阻性脑积水		
7	住院时间<96h		

特定排除标准

序号	项　　目	判　　定	
		是	否
1	热缺血时间超过 10min		
2	患有疾病：1 型糖尿病 　　　　　2 型糖尿病不是排除标准 　　　　　恶性肿瘤(原发性脑肿瘤除外) 　　　　　败血症		
3	过长时间的低血压		
4	心脏停搏未建立稳定的循环		
5	使用多巴胺、去甲肾上腺素和多巴酚丁胺		
6	原发性脑肿瘤		

历史行为排除标准

序号	项　　目	判　　定	
		是	否
1	过去 5 年内，和同性有过性行为的男性		
2	过去 5 年内，非医学目的的静脉内注射、肌肉注射或皮下注射毒品使用者		
3	患有血友病或类似的凝血功能异常疾病，并使用过人类凝血因子衍生物的患者		
4	在过去 5 年内，从事过性交易的男性和女性		
5	性伴侣属于以上任一类型者		

续表

序号	项　目	判　定	
		是	否
6	过去 12 个月内暴露于已知或疑似 HIV 感染者血液的患者		
7	在组织捐献前 12 个月内有过纹身、耳朵或身体穿刺、或有针刺治疗史的患者		
8	原发性脑肿瘤		

一般排除标准

序号	项　目	判　定	
		是	否
1	活动期的肝炎病毒感染		
2	AIDS 病人		
3	HIV 血清学阳性		
4	HTLV- Ⅰ／Ⅱ		
5	梅毒		
6	活动期的病毒性脑炎，或病因不明确的脑炎		
7	古兹菲德-雅各氏症		
8	狂犬病		
9	治疗中的或活动期的结核病		
10	败血症		
11	痴呆症		
12	使用过 pit-hGH（垂体生长激素）的患者		
13	恶性肿瘤患者（原发性脑肿瘤除外）		
14	不明病因的严重疾病		

实验室和其他的医学排除标准

序号	项　目	判　定	
		是	否
1	拒绝或不合适的血液样本导致无法检测 HIV 者，或者任何其他的原因所致		
2	反复做 HIV-Ⅰ或 HIV-Ⅱ抗体活性筛选试验者		
3	病史、体格检查、医学记录或尸检发现 HIV 感染或高风险行为的其他证据者		

综合评价(根据上述标准综合评价)

日　期	胰腺是否可用		评价者	审核者
____年___月___日	是	否		
____年___月___日	是	否		

(三)是否接收

如果根据上述条件判定胰腺可接收,接收人员须填写下表;如果不能接收,请简要描述其原因。

是否接收表

日　期	请填胰腺接收	胰腺不接收,描述原因	评价者	审核者
____年___月___日	接收	原因		
____年___月___日	不接收	原因		

胰腺标本切取前 PASS 评分

项　目	1分	2分	3分
年龄(岁)	<30	30~40	≥40
BMI(kg/m²)	<20	20~25	≥25
ICU 时间(d)	<3	3~7	≥7
心跳停止(min)	无	<5	≥5
血钠(mmol/L)	<155	155~160	≥160
淀粉酶(U/L)	<130	130~390	≥390
或脂肪酶(U/L)	<160	160~480	≥480
肾上腺素/去甲肾上腺素	无	<0.05	≥0.05
或多巴酚丁胺/多巴胺	无	<10	≥10

二、胰岛移植的质量控制

根据 2022 年国际胰岛移植注册中心(collaborative islet transplant registry，CITR)报道的数据显示，截至 2020 年，全球实施的胰岛移植术超过 4000 例；然而，在移植早期，这种手术与显著的死亡率和发病率有关。胰岛移植的优势是不需要复杂手术，其至植入过程仅仅是一个插管加上胰岛混悬液的注入过程，简单而安全。由于其精确的血糖水平反应性胰岛素分泌而体现出良好的治疗效果。同种异体胰岛细胞移植通过直接增加 T1DM 患者体内 β 细胞数量，达到减少对外源性胰岛素的依赖、稳定血糖水平、缓解低血糖发作及防治糖尿病长期并发症的目的，其至根治糖尿病，是 T1DM 理想的治疗手段。胰岛移植由于受到供体短缺、分离纯化胰岛细胞技术难度较大、移植后移植物功能丧失、免疫排斥反应等诸多方面因素的影响，国际国内也只在少数条件较好的移植中心开展，疗效也不尽一致。迄今为止，国际上有接近 1700 例患者(包括 1011 例同种异体胰岛移植和 660 例自体胰岛移植)接受胰岛移植并登记在册。2016 年发表在 *Diabetes Care* 上的一项多中心单臂 Ⅲ 期胰岛移植治疗 T1DM 的研究结果显示，胰岛移植可恢复机体对血糖的控制，重建对低血糖的感知，移植后 1 年 87.5% 的移植受者无严重低血糖发作，且恢复血糖的正常水平，移植后 2 年仍有 71% 的受者保持此血糖水平。

胰岛移植的适应证包括：

(1)胰岛自体移植术：反复发作的急性和慢性胰腺炎，外伤和胰腺良性肿瘤。

(2)胰岛异体移植术：1 型糖尿病，胰岛移植可用于治疗伴有低血糖意识缺失的 1 型糖尿病，严重的低血糖事件和/或过度的血糖不稳定，或高血糖伴有功能稳定的肾移植。除了 1 型糖尿病，囊性纤维变性相关糖尿病等任何原因胰岛依赖型糖尿病或其他胰源性的糖尿病(例如，慢性胰腺炎或胰腺切除术后)时可能会考虑胰岛移植，β 细胞衰竭会导致血糖不稳定和有问题的低血糖或高血糖等。

胰岛移植的优势如下：

(1)可明显降低患者的痛苦，提高患者的生存质量，并改善患者的预后；

(2)能很好地实现胰岛素独立和血糖控制，甚至有研究认为，胰岛移植相较于胰腺移植，能实现更好的远期疗效。

但是，胰岛移植目前仍然存在一定的手术风险和并发症，包括胰切除术门静脉血栓形成、手术部位出血、病原体污染胰岛等。通过纯化胰岛制备最小化组织体积，监测胰岛注射过程中的门静脉压力，若在遇到门静脉压力升高时可将一部分胰岛置入腹腔，均可降低门静脉血栓形成的风险。此外，胰岛纯化水平对胰岛移植的风险有直接的相关性，移植足够数量的活的胰岛是实现更好的胰岛移植物存活率的必要条件。目前，胰岛分离的标准化方面已经取得了很大的进展，但仍需要改进。提高胰岛纯度，对整个胰岛移植的顺利执行起着决定性的作用。

(一)胰岛纯度

胰岛纯度是指采用双硫腙(DTZ)染色法，计算胰岛占总纯化产物的百分率。其计算公式为：

$$胰岛纯度 = \frac{胰岛数}{纯化产物} \times 100\%$$

胰岛纯化产物纯度可反映胰岛纯化效果，体现胰岛提取技术水平的指标。

（二）胰岛当量

胰岛当量是指一种计算胰岛数量的方法，直径 150μm 的胰岛定义为 1 胰岛当量（Islet equivalent quantity，IEQ）。其计算公式为：

$$IEQ = \frac{胰岛总当量}{50} \times 样本体积（mL） \times 1000$$

胰岛当量主要用于计算获取胰岛数量，体现胰岛提取技术水平的指标。

（三）胰岛活率

胰岛活率是指采用活细胞染色技术，计算活胰岛细胞数占总细胞数的百分数。其计算公式为：

$$活细胞率（\%） = \frac{活细胞数}{总细胞数} \times 100\%$$

胰岛活率主要用于评价获取胰岛中活细胞的比例，体现胰岛提取技术水平的指标。

（四）胰岛产物

微生物培养阳性率胰岛产物微生物培养阳性率定义：胰岛产物微生物（细菌、真菌、支原体）培养阳性检出率。其计算公式为：

$$阳性率（\%） = \frac{阳性结果检出数}{总检验数} \times 100\%。$$

胰岛产物微生物培养阳性率主要用于评价获取胰岛产物的生物安全性。

（五）胰岛产物内毒素超标率

胰岛产物内毒素超标率是指胰岛产物内毒素超标检出率。其计算公式为：

$$超标率（\%） = \frac{超标结果检出数}{总检验数} \times 100\%$$

胰岛产物内毒素超标率主要用于评价获取胰岛产物的生物安全性。

（六）胰岛移植治疗并发症发生率

胰岛移植治疗并发症发生率是指与胰岛移植手术直接相关的并发症发生率，包括出血、感染、门静脉血栓形成等。其计算公式为：

$$发生率（\%） = \frac{发生并发症次数}{总移植例次数} \times 100\%$$

胰岛移植治疗并发症发生率主要用于评价胰岛移植治疗技术的安全性。

（七）死亡率

死亡率是指与胰岛移植直接相关的患者死亡率。其计算公式为：

$$死亡率(\%) = \frac{死亡例数}{总移植例数} \times 100\%$$

死亡率主要用于评价胰岛移植治疗安全性。

（八）移植后有效率

移植后有效率是指采用以下指标综合评价移植胰岛的有效性：血糖控制情况（空腹与餐后血糖、糖基化血红蛋白）、严重低血糖发生率、胰岛功能（血清C-肽水平）、胰岛素用量、糖尿病慢性并发症改善情况等。统计移植术后1年、3年、5年的有效率。其计算公式为：

$$有效率(\%) = \frac{有效例数}{总移植例数} \times 100\%$$

移植后有效率主要用于评价胰岛移植疗效。

三、临床胰岛移植的展望

（一）猪胰岛

由于胰腺供体来源的缺乏，建立一个无限来源的胰岛组织移植，是移植医生长期追求的目标。临床试验中最常用的异种移植是分离的猪胰岛。猪胰岛素与人胰岛素非常相似，仅相差一个氨基酸，这使得猪胰岛成为替代的胰岛供体来源。

（二）胰岛干细胞

最近通过诱导人类干细胞生成功能性胰岛细胞的成功，为建立另一种用于移植的无限胰岛组织来源带来了希望。目前有两种方法实现体外分化后能够在动物实验中逆转糖尿病，一种方法是将人胚胎干细胞（hESCs）在体外分化为胰腺祖细胞，在体内进一步分化为功能性胰岛，能够逆转免疫缺陷小鼠模型中链脲佐菌素诱导的糖尿病；另一种干细胞衍生胰岛的方法包括在体外将hESCs分化为胰岛阶段，这一阶段在移植前具有分泌葡萄糖依赖性胰岛素的能力，并能逆转或改善免疫缺陷小鼠模型中的糖尿病。

（三）对抗移植物限制性炎症和凝固的新方法

由于移植胰岛暴露于门脉循环中的血液中，会导致非特异性炎症和血栓形成机制被激活，特别是即刻血红素反应（IBMRI），这影响胰岛早期的存活和胰岛移植在肝脏中的效率。胰岛培养、用五托昔芬林和TNF-抑制因子进行移植物周围抗炎治疗（如依那西普），用肝素产品进行移植物周围抗凝治疗，已被证实与改善肝内胰岛移植效率有关。最新研究表明，α1-抗胰蛋白酶可通过诱导IL-1受体拮抗剂的产生，能够部分增加移植胰岛的存活。IL-1 受体拮抗剂阿纳金拉也可促进移植胰岛的存活，包括与依那西普类似的附加作用。利用阿纳金拉抑制 IL-1 的细胞凋亡信号可以直接保护胰岛细胞，间接保护胰岛细胞免受淀粉样蛋白形成的增强作用。

(四)免疫抑制的新方法

胰岛移植依赖于钙调磷酸酶抑制剂为基础的免疫抑制方案，因为其具有肾毒性和随之而来的肾功能损害的风险，限制了目前应用于 1 型糖尿病患者。目前有两种利用抑制 T 淋巴细胞黏附和共刺激的新方法，已经作为胰岛移植免疫抑制方案的一部分进行了评估。抗白细胞功能抗原-1 抗体法利珠单抗通过阻断白细胞功能抗原-1 的 CD11a 亚基与细胞间黏附分子-1 的共刺激附着，从而抑制 T 淋巴细胞的活化和转移。

(五)胰岛备选移植部位

肝脏可能不是胰岛移植的"理想位置"，因为早期立即经血液介导的炎症反应(immediately blood mediated inflammatory reaction，IBMIR)可导致移植物丢失，不能进行活检，也不可能切除移植物。研究应集中在确保胰岛移植，仍然是一种更安全、耐受性好和微创的治疗方法，又能提高胰岛移植物存活率的替代部位。大网膜由于覆盖腹部器官，血管高度蒂化，易于进入，并可流入门脉系统，因此被认为是一个有效的移植部位。另外，皮下空间被认为是胰岛移植的一个有前景的位置，提供更好的可接受性、可能的移植物切除和更好的安全性。但是，由于血管化差、氧合低，在皮下空间移植胰岛是困难的。此外，结合高分子生物材料协同胰岛移植，也取得了一定的进展。

总之，近 10 年来，同种胰岛移植已发展成为治疗 T1DM 并发急性胰岛综合征和急性胰岛综合征的一种成熟的治疗方法。随着胰岛分离技术的发展，胰岛移植方法的改进和免疫抑制治疗的完善，胰岛移植的疗效有望在不久的将来得到进一步的改善。随着替代移植位点和新的细胞来源的发展，包括猪胰岛细胞和胚胎干细胞(ES)/诱导多能性细胞(iPS)来源的细胞，糖尿病的"按需"和"无限制"细胞治疗将建立起来。在未来，我们将进一步研究胰岛移植的策略，该技术将用于儿童，以及 T1DM 以外的严重单细胞衰竭(例如 2 型糖尿病、囊性纤维化、胰腺切除术后)。为了达到目标扩展，胰岛细胞移植部位的探索改进和替代细胞来源的拓展将是实现这一目标的关键。

(王志梁，宫念樵，程颖，叶啟发)

◎ 参考文献

［1］Kilic A，Emani S，Sai-Sudhakar C B，et al. Donor selection in heart transplantation［J］. J Thorac Dis，2014，6(8)：1097-1104.

［2］Monteagudo Vela M，García Sáez D，Simon A R. Current approaches in retrieval and heart preservation［J］. Ann Cardiothorac Surg，2018，7(1)：67.

［3］Messer S，Axell R，Colah S，et al. Functional assessment of the donor heart following circulatory death and clinical transplantation［J］. J Heart Lung Transplant，2016，35(4)：S79-S80.

［4］中国医师协会器官移植医师分会，中华医学会外科学分会移植学组，中国肝移植注册中心科学委员会. 中国移植器官保护专家共识(2016 版)［J］. 中华移植杂志（电子版），2016，10(3)：98-106.

［5］Dhital K K，Chew H C，Macdonald P S. Donation after circulatory death heart transplantation［J］. Curr Opin Organ Transplant，2017，22：189.

［6］Bruinsma B G，Uygun K. Subzero organ preservation：The dawn of a new ice age?［J］. Curr Opin Organ Transplant，2017，22：281.

［7］董念国，廖崇先. 心肺移植学［M］. 北京：科学出版社，2019：150-158.

［8］夏穗生，陈孝平. 现代器官移植学［M］. 北京：人民卫生出版社，2011：263-264.

［9］Mehra M R，Canter C E，Hannan M M，et al. The 2016 International Society for Heart Lung Transplantation listing criteria for heart transplantation：A 10-year update［J］. J Heart Lung Transplant，2016，35(1)：1-23.

［10］中华医学会器官移植学分会. 中国心脏移植供心获取与保护技术规范(2019 版)［J］. 中华器官移植杂志，2019，13(1)：8-10.

［11］Kmnsdorf E P，Stehlik J. Donor evaluation in hean transplantation：The end of the beginning［J］. J Heart Lung Trasplant，2014，33(11)：1103-1105.

［12］Dhital K K，Iyer A，Connellan M，et al. Adult heart transplantation with distant procurement and ex vivo preservation of donor hearts after circulatory death，a case series［J］. Lancet，2015，385：2585-2591.

［13］Mancini D，Goldstein D，Taylor S，et al. Maximizing donor allocation：A review of UNOS region 9 donor heart turn-downs［J］. Am J Transplant，2017，17(12)：3193-3198.

［14］Forni A，Luciani G B，Chiominto B，et al. Impact of donor quality on outcome of heart transplantation［J］. Eur J Cardiothorac Surg，2010，38(6)：788-794.

［15］Smith S，Trivedi J R，Fox M，et al. Donor lung utilization for transplantation in the United States［J］. J Heart Lung Transplant，2020，39(4S)：S374.

［16］Kurosaki T，Miyoshi K，Otani S，et al. Lowrisk donor lungs optimize the post-lung transplant outcome for high lung allocation score patients［J］. Surg Today，2018，48(10)：928-935.

［17］Hecker M，Hecker A，Kramm T，et al. Use of very old donors for lung transplantation：A dual-centre retrospective analysis ［J］. Eur J Cardiothorac Surg，2017，52（6）：1049-1054.

［18］Whited W M，Trivedi J R，van Berkel V H，et al. Objective donor scoring system for lung transplantation ［J］. Ann Thorac Surg，2019，107（2）：425-429.

［19］Baldwin M R，Peterson E R，Easthausen I，et al. Donor age and early graft failure after lung transplantation：A cohort study［J］. Am J Transplant，2013，13（10）：2685-2695.

［20］Mulvihill M S，Gulack B C，Ganapathi A M，et al. The association of donor age and survival is independent of ischemic time following deceased donor lung transplantation ［J］. Clin Transplant，2017，31（7）：10. 1111/ctr. 12993.

［21］Schultz H H，Moller C H，Zemtsovski M，et al. Donor smoking and older age increases morbidity and mortality after lung transplantation ［J］. Transplant Proc，2017，49（9）：2161-2168.

［22］Auraen H，Durheim M T，Dellgren G，et al. Effect of donor age on outcome of lung transplantation stratified by recipient diagnosis：A Nordic multicenter study ［J］. Transplantation，2019，103（4）：807-814.

［23］Katsnelson J，Whitson B A，Tumin D，et al. Lung transplantation with lungs from older donors：An analysis of survival in elderly recipients ［J］. J Surg Res，2017，214：109-116.

［24］Bonser R S，Taylor R，Collett D，et al. Effect of donor smoking on survival after lung transplantation：A cohort study of a prospective registry［J］. Lancet，2012，380（9843）：747-755.

［25］Chaney J，Suzuki Y，Cantu E，et al. Lung donor selection criteria［J］. J Thorac Dis，2014，6（8）：1032-1038.

［26］Jung W S，Haam S，Shin J M，et al. The feasibility of CT lung volume as a surrogate marker of donor recipient size matching in lung transplantation ［J］. Medicine（Baltimore），2016，95（27）：e3957.

［27］Hirano Y，Sugimoto S，Yamamoto S，et al. Prolonged warm ischemia exacerbated acute rejection after lung transplantation from donation after cardiac death in a mouse ［J］. Gen Thorac Cardiovasc Surg，2020，68（1）：57-62.

［28］Wang X，O'Brien M E，Yu J，et al. Prolonged cold ischemia induces necroptotic cell death in ischemia reperfusion injury and contributes to primary graft dysfunction after lung transplantation ［J］. Am J Respir Cell Mol Biol，2019，61（2）：244-256.

［29］王振兴，陈静瑜，郑明峰，等. 肺移植供肺获取 100 例：冷缺血时间≥6h 及肺减容对预后的影响［J］. 中国组织工程研究，2012，16（5）：835-838.

［30］Chambers D C，Yusen R D，Cherikh W S，et al. The Registry of the International Society for Heart and Lung Transplantation：Thirty-fourth Adult Lung and Heart-Lung

Transplantation Report—2017；focus theme：Allograft ischemic time［J］. J Heart Lung Transplant，2017，36(10)：1047-1059.

［31］Hayes D Jr, Hartwig M G, Tobias J D, et al. Lung transplant center volume ameliorates adverse influence of prolonged ischemic time on mortality［J］. Am J Transplant，2017，17 (1)：218-226.

［32］Mardock A L, Ragalie W S, Rudasill S E, et al. Impact of donor diabetes on outcomes of lung transplantation in the United States［J］. J Surg Res，2019，244：146-152.

［33］Smits J M, Gottlieb J, Verschuuren E, et al. Impact of donor lung quality on post-transplant recipient outcome in the lung allocation score era in Eurotransplant—A historical prospective study［J］. Transpl Int，2020，33(5)：544-554.

［34］Neizer H, Singh G B, Gupta S, et al. Addressing donor organ shortages using extended criteria in lung transplantation［J］. Ann Cardiothorac Surg，2020，9(1)：49-50.

［35］Oude Lansink-Hartgring A, Hessels L, de Vries A J, et al. Donor hypernatremia is not related with the duration of postoperative mechanical ventilation，primary graft dysfunction，or long-term outcome following lung transplantation［J］. Ann Transplant，2018，23：500-506.

［36］Zhang S, Yuan J, Li W, et al. Organ transplantation from donors (cadaveric or living) with a history of malignancy：Review of the literature［J］. Transplant Rev (Orlando)，2014，28(4)：169-175.

［37］黄洁夫，王海波，郑树森，等. 依法治国，推进中国器官移植事业改革［J］. 中华医学杂志，2014，94(48)：3793-3795.

［38］李晓璟，叶啟发，明英姿，等. 心脏死亡供肝肝移植疗效进展［J］. 中华医学杂志，2016，96(8)：666-668.

［39］Croome K P, Le D D, Keaveny A P. Noneligible donors as a strategy to decrease the organ shortage［J］. Am J Transplant，2017，17(6)：1649-1655.

［40］Chedid M F, Rosen C B, Nyberg S L, et al. Excelent long-term patient and graft survival are posible with appropriate use of livers from deceased septuagenarian and octogenarian donors［J］. HPB (Oxford)，2014，16：852-858.

［41］Zheng J, Xiang J, Zhou J, et al. Liver grafts for trans-plantation from donors with diabetes：an analysis of the Scientific Registry of Transplant Recipients database［J］. PLoS One，2014，9：e98104.

［42］Veran D, Kusyk T, Painter D, et al. Clinical experience gained from the use of 120 steatotic donor livers for orthotopic liver transplantation［J］. Liver Transpl，2003，9：500-505.

［43］Hong J C, Yersiz H, Kositamongkol P, et al. Liver transplantation using organ donation after cardiac death：a clinical predictive index for graft failure-free survival［J］. Arch Surg，2011，146(9)：1017-1023.

［44］Jay C，Ladner D，Wang E，et al. A comprehensive risk asesment of mortality folowing donation after cardiac death liver transplant-an analysis of the national registry［J］. J Hepatol，2011，55（4）：808-813.

［45］Ceruti E，Strata C，Romagnoli R，et al. Bacterialand fungal-positive cultures in organ donors：Clinical impact in liver transplantation［J］. Liver Transpl，2006，12：1253-1259.

［46］Moris M I，Daly J S，Blumberg E，et al. Diagnosis and management of tuberculosis in transplant donors：A donor-derived infections consensus conference report［J］. Am J Transplant，2012，12：2288-2300.

［47］Ison M G，Grosi P. Donor-derived infections in solid organ transplantation［J］. Am J Transplant，2013，13：22-30.

［48］Watson C J，Roberts R，Wright K A，et al. How safe is it to transplant organs from deceased donors with primary intracranial malignancy？An analysis of UK Registry data［J］. Am J Transplant，2010，10：1437-1444.

［49］Feng S，Buel J F，Chari R S，et al. Tumors and transplantation：The 2003 Third Annual ASTS State-of-the-Art Winter Symposium［J］. Am J Transplant，2003，3：1481-1487.

［50］Sab S，Chang A J，Comulada S，et al. Outcomes of hepatitis C-and hepatitis B core antibody-positive grafts in orthotopic liver transplantation［J］. Liver Transpl，2003，9：1053-1061.

［51］Fishman J A，Forns X. HCV-positive donor organs in solid organ transplantation："Mind the Gap!"［J］. Am J Transplant，2017.［Epub ahead of print］.

［52］Kling C E，Perkins J D，Landis C S，et al. Utilization of organs from donors acording to hepatitis C antibody and nucleic acid testing status：Time for change［J］. Am J Transplant，2017.［Epub ahead of print］.

［53］Malinoski D J，Daly M C，Patel M S，et al. Achieving donor management goals before deceased donor procurement is asociated with more organs transplanted per donor［J］. J Trauma，2011，71（4）：990-995.

［54］中华医学会器官移植学分会. 中国心脏死亡器官捐献工作指南（第2版）［J］. 中华器官移植杂志，2011，32（12）：756-758.

［55］中华医学会器官移植学分会，中华医学会外科学分会移植学组，中国医师协会器官移植医师分会，等. 中国心脏死亡捐献器官评估与应用专家共识（2014版）［J］. 中华消化外科杂志，2015，14（1）：6-12.

［56］Pokorny H，Rasoul-Rockenschaub S，Langer F，et al. Histidine-tryptophan-ketoglutarate solution for organ preservation in human liver transplantation-aprospec-tive multicentre observation study［J］. Transpl Int，2004，17（5）：256-260.

［57］Stewart Z A，Cameron A M，Singer A L，et al. Histidine-tryptophan-ketoglutarate（HTK）is asociated with reduced graft survival in deceased donor livers，especialy those donated after cardiac death［J］. Am J Transplant，2009，9（2）：286-293.

［58］Nardo B, Catena F, Cavalari G, et al. Randomized clinical study comparing UW and Celsior solution in liver preservation for transplantation：Preliminary results［J］. Transplant Proc, 2001, 33(1-2)：870-872.

［59］Lama C, Rafecas A, Figueras J, et al. Comparative study of Celsior and Belzer solutions for hepatic graft preservation：Preliminary results［J］. Transplant Proc, 2002, 34(1)：54-55.

［60］Cavalari A, Cilo U, Nardo B, et al. A multicenter pilot prospective study comparing Celsior and University of Wisconsin preserving solutions for use in liver trans-plantation［J］. Liver Transpl, 2003, 9(8)：814-821.

［61］Pedoti P, Cardilo M, Rigoti P, et al. A comparative prospective study of two available solutions for kidney and liver preservation［J］. Transplantation, 2004, 77(10)：1540-1545.

［62］Lopez-Andujar R, Deusa S, MontalváE, et al. Comparative prospective study of two liver graft preservation solutions：University of Wisconsin and Celsior［J］. Liver Transpl, 2009, 15(12)：1709-1717.

［63］Nardo B, Berteli R, Montalti R, et al. Preliminary results of a clinical randomized study comparing Celsior and HTK solutions in liver preservation for transplantation［J］. Transplant Proc, 2005, 37(1)：320-322.

［64］Dutkowski P, Schlegel A, de Oliveira M, et al. HOPE for human liver grafts obtained from donors after cardiac death［J］. J Hepatol, 2014, 60(4)：765-772.

［65］Dutkowski P, Polak W G, Muiesan P, et al. First comparison of hypothermic oxygenated perfusion versus static cold storage of human donation after cardiac death liver transplants：An international-matched case analysis［J］. Ann Surg, 2015, 262(5)：764-70；discusion 770-771.

［66］Fuler B J, Le C Y. Hypothermic perfusion preservation：The future of organ preservation revisited［J］. Cryobiology, 2007, 54(2)：129-145.

［67］Schlegel A, de Rougemont O, Graf R, et al. Protective mechanisms of end-ischemic cold machine perfusion in DCD liver grafts［J］. J Hepatol, 2013, 58(2)：278-286.

［68］Angelico R, Perera M T, Ravikumar R, et al. Normo-thermic machine perfusion of deceased donor liver grafts is asociated with improved postreperfusion hemodynamics［J］. Transplant Direct, 2016, 2(9)：e97.

［69］Niemann C U, Feiner J, Swain S, et al. Therapeutic hypothermia in deceased organ donors and kidney-graft function［J］. N Engl J Med, 2015, 373(5)：405-414.

［70］Xiao Q, Ye QF, Wang W, et al. Mild hypothermia pretreatment protects hepatocytes against ischemia reperfusion injury via down-regulating miR-122 and IGF-1R/AKT pathway［J］. Cryobiology, 2017, 75：100-105.

［71］Ravikumar R, Jasem W, Friend P J, et al. Liver transplantation after ex vivo normothermic machine preservation: A Phase 1 (first-in-man) clinical trial [J]. Am J Transplant, 2016, 16(6): 1779-1787.

[72] Op den Dries S, Karimian N, Suton M E, et al. Ex vivo normothermic machine perfusion and viability testing of discarded human donor livers[J]. Am J Transplant, 2013, 13(5): 1327-1335.

[73] Boehnert M U, Yeung J C, Bazerbachi F, et al. Normo-thermic acelularex vivoliver perfusion reduces liver and bile duct injury of pig livers retrieved after cardiac death[J]. Am J Transplant, 2013, 13(6): 1441-1449.

[74] Guarera J V, Henry S D, Samstein B, et al. Hypothermic machine preservation in human liver transplantation: The first clinical series[J]. Am J Transplant, 2010, 10(2): 372-381.

[75] Minor T, Eferz P, Fox M, et al. Controled oxygenated rewarming of cold stored liver grafts by thermaly graduated machine perfusion prior to reperfusion[J]. Am J Transplant, 2013, 13(6): 1450-1460.

[76] Kamike W, Burdelski M, Steinhof G, et al. Adenine nucleotide metabolism and its relation to organ viability in human liver transplantation[J]. Transplantation, 1988, 45(1): 138-143.

[77] Bronsther O L, Rao P N, Pinna A, et al. Efluent levels of hyaluronic acid can predict ultimate graft outcome after clinical liver transplantation: A prospective series [J]. Transplant Proc, 1993, 25(1Pt 2): 1538-1540.

[78] Rao P N, Bronsther O L, Pinna A D, et al. Hyaluronate levels in donor organ washout efluents: A simple and predictive parameter of graft viability[J]. Liver, 1996, 16(1): 48-54.

[79] Henry S D, Nachber E, Tulipan J, et al. Hypothermic machine preservation reduces molecular markers of ischemia/reperfusion injury in human liver transplanta-tion[J]. Am J Transplant, 2012, 12(9): 2477-2486.

[80] Berberat P O, Fries H, Schmied B, et al. Diferentially expresed genes in postperfusion biopsies predict early graft dysfunction after liver transplantation [J]. Transplantation, 2006, 82(5): 699-704.

[81] Akamatsu N, Kokudo N. Living liver donor selection and resection at the University of Tokyo Hospital [J]. Transplant Proc, 2016, 48(4): 998-1002.

[82] Moore S B. Is HLA matching beneficial in liver transplantation? [J]. Liver Transpl, 2001, 7(9): 774-776.

[83] Dorwal P, Gautam D, Sharma D, et al. Donor biopsy in living donor liver transplantation: Is it still relevant in a developing country? [J]. Malays J Pathol, 2015, 37(1): 39-43.

[84] Cuomo O, Perrella A, Pisaniello D, et al. Evidence of liver histological alterations in apparently healthy individuals evaluated for living donor liver transplantation [J]. Transplant

Proc, 2008, 40(6): 1823-1826.

[85]Savas N, Coskun M, Bilezikci B, et al. Value of an individual liver biopsy in the preoperative evaluation of apparently healthy potential liver donors [J]. Liver Transpl, 2008, 14(4): 541-546.

[86]Pham T A, Enns G M, Esquivel C O. Living donor liver transplantation for inborn errors of metabolism—An underutilized resource in the United States [J]. Pediatr Transplant, 2016, 20(6): 770-773.

[87]Schielke A, Conti F, Goumard C, et al. Liver transplantation using grafts with rare metabolic disorders [J]. Dig Liver Dis, 2015, 47(4): 261-270.

[88]Morioka D, Takada Y, Kasahara M, et al. Living donor liver transplantation for noncirrhotic inheritable metabolic liver diseases: Impact of the use of heterozygous donors [J]. Transplantation, 2005, 80(5): 623-628.

[89]Camargo J F, Simkins J, Schain DC, et al. A cluster of donor-derived Cryptococcus neoformans infection affecting lung, liver, and kidney transplant recipients: Case report and review of literature [J]. Transpl Infect Dis, 2018, 20(2): e12836.

[90]Abad C L R, Razonable R R. Donor derived Mycobacterium tuberculosis infection after solidorgan transplantation: A comprehensive review [J]. Transpl Infect Dis, 2018, 20 (5): e12971.

[91]Kwong A J, Wall A, Melcher M, et al. Liver transplantation for hepatitis C virus (HCV) non-viremic recipients with HCV viremic donors [J]. Am J Transplant, 2019, 19(5): 1380-1387.

[92]Nam H, Nilles K M, Levitsky J, et al. Donor-derived viral infections in liver trans-plantation [J]. Transplantation, 2018, 102(11): 1824-1836.

[93]Lué A, Solanas E, Baptista P, et al. How important is donor age in liver transp-lantation? [J]. World J Gastro-enterol, 2016, 22(21): 4966-4976.

[94]Gao W, Song Z L, Ma N, et al. Application of pediatric donors in split liver transplan-tation: Is there an age limit? [J]. Am J Transplant, 2020, 20(3): 817-824.

[95]Iqbal S, Iqbal R, Iqbal F. Surgical implications of portal vein variations and liver segmentations: A recent update [J]. J Clin Diagn Res, 2017, 11(2): AE01-AE05.

[96]Huang T L, Cheng Y F, Chen C L, et al. Variants of the bile ducts: Clinical application in the potential donor of living-related hepatic transplantation [J]. Transplant Proc, 1996, 28(3): 1669-1670.

[97]Lee SG. Living-donor liver transplantation in adults [J]. Br Med Bull, 2010, 94: 33-48.

[98]Gasteiger S, Berchtold V, Bösmüller C, et al. A retrospective propensity score matched analysis reveals superiority of hypothermic machine perfusion over static cold storage in deceased donor kidney transplantation[J]. J Clin Med, 2020, 9: E2311.

[99]Gill J, Dong J, Eng M, et al. Pulsatile perfusion reduces the risk of delayed graft function

in deceased donor kidney transplants, irrespective of donor type and cold ischemic time[J]. Transplantation, 2014, 97: 668-674.

[100]Patel S K, Pankewycz O G, Nader N D, et al. Prognostic utility of hypothermic machine perfusion in deceased donor renal transplantation[J]. Transplant Proc, 2012, 44: 2207-2212.

[101]Jochmans I, Brat A, Davies L, et al. Oxygenated versus standard cold perfusion preservation in kidney transplantation (COMPARE): A randomised, double-blind, paired, phase 3 trial[J]. Lancet Lond Engl, 2020, 396: 1653-1662.

[102]Husen P, Boffa C, Jochmans I, et al. Oxygenated end-hypothermic machine perfusion in expanded criteria donor kidney transplant: A randomized clinical trial[J]. JAMA Surg, 2021, 156: 517-525.

[103]Hosgood S A, Brown R J, Nicholson M L. Advances in kidney preservation techniques and their application in clinical practice[J]. Transplantation, 2021.

[104]中国医师协会器官移植医师分会, 中华医学会外科学分会移植学组, 中国肝移植注册中心科学委员会. 中国移植器官保护专家共识(2016版)[J]. 实用器官移植电子杂志, 2017, 5(3): 161-171.

[105]Brennan C, Sandoval P R, Husain S A, et al. Impact of warm ischemia time on outcomes for kidneys donated after cardiac death Post-KAS [J]. Clin Transplant, 2020, 34(9): e14040.

[106]Sucher R, Wagner T, Köhler H, et al. Hyperspectral Imaging (HSI) of human kidney allografts [J]. Ann Surg[2020-11-13]. DOI: 10. 1097/SLA. 0000000000004429.

[107]Debout A, Foucher Y, Trébern-Launay K, et al. Each additional hour of cold ischemia time significantly increases the risk of graft failure and mortality following renal transplantation [J]. Kidney Int, 2015, 87(2): 343-349.

[108]Hopfer H, Kemény É. Assessment of donor biopsies [J]. Curr Opin Organ Transplant, 2013, 18(3): 306-312.

[109]Papadimitriou J C, Coale R, Farney A, et al. Biopsy of the marginal kidney donor: Correlation of histology with outcome [J]. Transplant Proc, 2004, 36(3): 742-744.

[110]Randhawa P. Role of donor kidney biopsies in renal transplantation [J]. Transplantation, 2001, 71(10): 1361-1365.

[111]郭晖, 陈知水, 陈实. 公民逝世后器官捐献供肾的病理学评估[J]. 器官移植, 2018, 9(1): 1-8.

[112]Sagasta A, Sánchez-Escuredo A, Oppenheimer F, et al. Preimplantation analysis of kidney biopsies from expanded criteria donors: testing the accuracy of frozen section technique and the adequacy of their assessment by oncall pathologists [J]. Transpl Int, 2016, 29(2): 234-240.

[113]Liapis H, Gaut J P, Klein C, et al. Banff histopathological consensus criteria for

preimplantation kidney biopsies [J]. Am J Transplant, 2017, 17(1): 140-150.

[114] Solez K, Axelsen R A, Benediktsson H, et al. International standardization of criteria for the histologic diagnosis of renal allograft rejection: The Banff working classification of kidney transplant pathology [J]. Kidney Int, 1993, 44(2): 411-422.

[115] Belzer F O, Ashby B S, Dunphy J E. 24-hour and 72-hour preservation of canine kidneys [J]. Lancet, 1967, 2(7 515): 536-538.

[116] Moers C, Smits J M, Maathuis M H J, et al. Machine perfusion or cold storage in deceased donor kidney transplantation [J]. N Engl J Med, 2009, 360(1): 7-19.

[117] Tai Q, Xue W, Ding X, et al. Perfusion parameters of donation after cardiac death kidneys predict early transplant outcomes based on expanded criteria donor designation [J]. Transplant Proc, 2018, 50: 79-84.

[118] Balfoussia D, Yerrakalva D, Hamaoui K, et al. Advances in machine perfusion graft viability assessment in kidney, liver, pancreas, lung, and heart transplant [J]. Exp Clin Transplant, 2012, 10(2): 87-100.

[119] Bissolati M, Gazzetta P G, Caldara R, et al. Renal resistance trend during hypothermic machine perfusion is more predictive of postoperative outcome than biopsy score: Preliminary experience in 35 consecutive kidney transplantations [J]. Artif Organs, 2018, 42(7): 714-722.

[120] Sung R S, Christensen L L, Leichtman A B, et al. Determinants of discard of expanded criteria donor kidneys: Impact of biopsy and machine perfusion [J]. Am J Transplant, 2008, 8(4): 783-792.

[121] Chen G, Wang C, Zhao Y, et al. Evaluation of quality of kidneys from donation after circulatory death/expanded criteria donors by parameters of machine perfusion [J]. Nephrology (Carlton), 2018, 23(2): 103-106.

[122] Patel S K, Pankewycz O G, Nader N D, et al. Prognostic utility of hypothermic machine perfusion in deceased donor renal transplantation [J]. Transplant Proc, 2012, 44(7): 2207-2212.

[123] Kaths J M, Echeverri J, Goldaracena N, et al. Eight-hour continuous normothermic ex vivo kidney perfusion is a safe preservation technique for kidney transplantation: A new opportunity for the storage, assessment, and repair of kidney grafts [J]. Transplantation, 2016, 100(9): 1862-1870.

[124] Kaths J M, Hamar M, Echeverri J, et al. Normothermic ex vivo kidney perfusion for graft quality assessment prior to transplantation [J]. Am J Transplant, 2018, 18(3): 580-589.

[125] Hosgood S A, Barlow A D, Yates P J, et al. A pilot study assessing the feasibility of a short period of normothermic preservation in an experimental model of non heart beating donor kidneys [J]. J Surg Res, 2011, 171(1): 283-290.

［126］Hosgood S A， Barlow A D， Hunter J P， et al. Ex vivonormothermic perfusion for quality assessment of marginal donor kidney transplants ［J］. Br J Surg， 2015， 102(11)： 1433-1440.

［127］Purnell T S， Luo X， Cooper L A， et al. Association of race and ethnicity with live donor kidney transplantation in the united states from 1995 to 2014 ［J］. JAMA. 2018， 319(1)： 49-61.

［128］Abukhalil M， Mehjez O， Aladdam M， et al. The radiological evaluation process of the potential live kidney donor assessment programme at al-Shifa Hospital： Study and clinical audit ［J］. Lancet， 2018， 391(Suppl 2)： S31.

［129］Claisse G， Gaillard F， Mariat C. Living kidney donor evaluation［J］. Transplantation， 2020， 104(12)： 2487-2496.

［130］Locke J E， Reed R D， Massie A B， et al. Obesity and long-term mortality risk among living kidney donors ［J］. Surgery， 2019， 166(2)： 205-208.

［131］Iacoviello B M， Shenoy A， Braoude J， et al. The live donor assessment tool： A psychosocial assessment tool for live organ donors ［J］. Psychosomatics， 2015， 56(3)： 254-261.

［132］Lange D， Helck A， Rominger A， et al. Renal volume assessed by magnetic resonance imaging volumetry correlates with renal function in living kidney donors pre-and postdonation： A retrospective cohort study ［J］. Transpl Int， 2018， 31(7)： 773-780.

［133］Mustian M N， Cannon R M， MacLennan P A， et al. Landscape of ABO-incompatible live donor kidney transplantation in the US ［J］. J Am Coll Surg， 2018， 226(4)： 615-621.

［134］Fananapazir G， Benzl R， Corwin M T， et al. Predonation volume of future remnant cortical kidney helps predict postdonation renal function in live kidney donors ［J］. Radiology， 2018， 288(1)： 153-157.

［135］Chen C C， Pouliquen E， Broisat A， et al. Endothelial chimerism and vascular sequestration protect pancreatic islet grafts from antibody-mediated rejection ［J］. J Clin Invest， 2018， 128(1)： 219-232.

［136］Niemann M，Strehler Y， Lachmann N， et al. Snowflake epitope matching correlates with child-specific antibodies during pregnancy and donor-specific antibodies after kidney transplantation ［J］. Front Immunol， 2022， 13： 1005601.

［137］Hua L， Sebben R， Olakkengil S， et al. Correlation between computed tomography volumetry and nuclear medicine split renal function in live kidney donation： A single-centre experience ［J］. ANZ J Surg， 2020， 90(7-8)： 1347-1351.

［138］Slaats D， Lennerling A， Pronk M C， et al. Donor and recipient perspectives on anonymity in kidney donation from live donors： A multicenter survey study ［J］. Am J Kidney Dis， 2018， 71(1)： 52-64.

［139］Billiauws L, Maggiori L, Joly F, et al. Medical and surgical management of short bowel syndrome［J］. J Visc Surg, 2018, 155：283-291.

［140］李建辉, 徐骁, 谢海洋, 等. 中国移植器官保护专家共识(2022 版)［J］. 器官移植, 2022, 13(02)：144-160.

［141］Kesseli S, Sudan D. Small bowel transplantation［J］. Surg Clin North Am, 2019, 99：103-116.

［142］姚丹华, 李幼生, 石炳毅. 中国成人小肠移植临床诊疗指南(2016 版)［J］. 中华器官移植杂志, 2017, 38(01)：45-50.

［143］Starzl T E, Rowe M I, Todo S, et al. Transplantation of multiple abdominal viscera［J］. JAMA, 1989, 261：1449-1457.

［144］Abu-Elmagd K, Fung J, Bueno J, et al. Logistics and technique for procurement of intestinal, pancreatic, and hepatic grafts from the same donor［J］. Ann Surg, 2000, 232：680-687.

［145］Kahn A B, Tulla K A, Tzvetanov I G. Indications of intestinal transplantation［J］. Gastroenterol Clin North Am, 2019, 48：575-583.

［146］Kawai M, Kitade H, Koshiba T, et al. Intestinal ischemia reperfusion and lipopoly-saccharide transform a tolerogenic signal into a sensitizing signal and trigger rejection［J］. Transplantation, 2009, 87：1464-1467.

［147］Deng F, Lin Z-B, Sun Q-S, et al. The role of intestinal microbiota and its metabolites in intestinal and extraintestinal organ injury induced by intestinal ischemia reperfusion injury［J］. Int J Biol Sci, 2022, 18：3981-3992.

［148］Ramisch D, Rumbo C, Echevarria C, et al. Long-term outcomes of intestinal and multivisceral transplantation at a single center in argentina［J］. Transplant Proc, 2016, 48：457-462.

［149］Bharadwaj S, Tandon P, Rivas J M, et al. Update on the management of intestinal failure［J］. Cleve Clin J Med, 2016, 83：841-848.

［150］Müller A R, Nalesnik M, Platz K P, et al. Evaluation of preservation conditions and various solutions for small bowel preservation［J］. Transplantation, 1994, 57：649-655.

［151］Klein A S, Messersmith E E, Ratner L E, et al. Organ donation and utilization in the United States, 1999—2008［J］. Am J Transplant, 2010, 10：973-986.

［152］Mangus R S, Tector A J, Fridell J A, et al. Comparison of histidine-tryptophan-ketoglutarate and University of Wisconsin solution in intestinal and multivisceral transplantation［J］. Transplantation, 2008, 86(2)：298-302.

［153］Roskott A M C, Nieuwenhuijs V B, Dijkstra G, et al. Small bowel preservation for intestinal transplantation：A review［J］. Transpl Int, 2011, 24：107-131.

［154］糖尿病肾病多学科诊治与管理共识专家组. 糖尿病肾病多学科诊治与管理专家共识［J］. 中国临床医生杂志, 2020, 48(5)：522-527.

[155]陈玉强，汪年松. 糖尿病肾病的诊治现状[J]. 中国临床医生杂志，2020，48(5)：508-511.

[156]Dean P G, Kukla A, Stegall M D, et al. Pancreas transplantation [J]. BMJ, 2017, 357：j1321.

[157]项和立，薛武军. 肾移植尸体供者的选择和评估操作规范(2019 版)[J]. 器官移植，2019，10(5)：478-482.

[158]中华医学会器官移植学分会. 中国胰腺移植诊疗指南(2016 版)[J]. 中华器官移植杂志，2016，37：627-634.

[159]陈实，石炳毅. 临床技术操作规范：器官移植学分册[M]. 北京：人民卫生出版社，2010：139-165.

[160]Proneth A, Schnitzbauer A A, Zeman F, et al. Extended pancreas donor program—The expand study rationale and study protocol [J]. Transplant Res, 2013, 2(1)：12.

[161]Abramowicz D, Cochat P, Claas F H, et al. European Renal Best Practice Guideline on kidney donor and recipient evaluation and perioperative care [J]. Nephrol Dial Transplant, 2015, 30：1790-1797.

[162]Andrews P A, Burnapp L, Manas D. Summary of the British Transplantation Society Guidelines for transplantation from donors after deceased circulatory death [J]. Transplantation, 2014, 97：265-270.

[163]Hamilton A, Mittal S, Barnardo M C, et al. Genetic variation in caveolin-1 correlates with long-term pancreas transplant function [J]. Am J Transplant, 2015, 15：1392-1399.

[164]Chen J, Mikhail D M, Sharma H, et al. Donor age is the most important predictor of long term graft function in donation after cardiac death simultaneous pancreas-kidney transplantation：A retrospective study [J]. Am J Surg, 2019, 218(5)：978-987.

[165]Mensink J W, de Vries K M, Huurman V A L, et al. Risk analysis of extended pancreas donor selection criteria [J]. Pancreatology, 2019, 19(7)：994-999.

[166]Zhang L, Chen Z, Lai X, et al. The homolateral simultaneous pancreas-kidney transplantation：A single center experience in China [J]. Ann Transl Med, 2019, 7(22)：629.

[167]Vinkers M T, Rahmel A O, Slot M C, et al. How to recognize a suitable pancreas donor：A Eurotransplant study of preprocurement factors [J]. Transplant Proc, 2008, 40(5)：1275-1278.

[168]Axelrod D A, Sung R S, Meyer K H, et al. Systematic evaluation of pancreas allograft quality：Outcomes and geographic variation in utilization [J]. Am J Transplant, 2010, 10(4)：837-845.

[169]Friedell J A, Rogers J, Stratta R J. The pancreas allograft donor：Current status, controversies, and challenges for the future [J]. Clin Transplant, 2010, 24(4)：433-449.

［170］Advisory Committee on the Safety of Blood Tissues and Organs. Transplantation of organs from deceased donors with cancer or a history of cancer(April, 2014)［EB/OL］.［2020-11-09］. https：//www.gov.uk/govern-ment/uploads/system/uploads/attachment_data/file/304261/Transplantation_of_organs_from_deceased_donors_with_cancer_or_a_history_of_cancer.pdf.

［171］The CSTCNTRP increased risk donor working group. Guidance on the use of increased infectious risk donors for organ transplantation［J］. Transplantation, 2014, 98(4)：365-369.

［172］宿英英, 张艳, 叶红, 等. 脑死亡判定标准与技术规范(成人质控版)［J］. 中国现代神经疾病杂志, 2015, 46（12）：13-16.

［173］王泽惠, 王永进, 侯云生, 等. 心肺复苏后多器官功能障碍综合征临床分析［J］. 中国急救医学, 2005, 25(8)：609-610.

［174］项和立, 薛武军, 田普训, 等. 心脏死亡器官捐献供体器官功能的评估和维护［J］. 中华泌尿外科杂志, 2014, 35(1)：20-23.

［175］Pabisiak K. Brain death criteria formulated for transplantation purposes：Fact or myth?［J］. Anaesthesiol Intensive Ther, 2016, 48(2)：142-145.

［176］Dalle Ave A L, Bernat J L. Donation after brain circulation determination of death［J］. BMC Med Ethics, 2017, 18(1)：15.

［177］Summers D M, Watson C J, Pettigrew G J, et al. Kidney donation after circulatory death (DCD)：State of the art［J］. Kidney Int, 2015, 88(2)：241-249.

［178］中华医学会器官移植学分会, 中华预防医学会医院感染控制学分会, 复旦大学华山医院抗生素研究所. 中国实体器官移植供者来源感染防控专家共识(2018 版)［J］. 中华器官移植杂志, 2018, 39(1)：41-52.

［179］Roberts J P, Wolfe R A, Bragg-Gresham J L, et al. Effect of changing the priority for HLA matching on the rates and outcomes of kidney transplantation inminority groups［J］. N Engl J Med, 2004, 350(6)：545-551.

［180］Süsal C, Opelz G. Impact of HLA matching and HLA antibodies in organ transplantation：A collaborative transplant study view［J］. Methods Mol Biol, 2012, 882：267-277.

［181］Ausania F, Drage M, Manas D, et al. A registry analysis of damage to the deceased donor pancreas during procurement［J］. Am J Transplant, 2015, 15(11)：2955-2962.

［182］Lam V W, Pleass H C, Hawthorne W, et al. Evolution of pancreas transplant surgery［J］. ANZ J Surg, 2010, 80(6)：411-418.

［183］Berg N, Gehl J, Vande Haar M, et al. The efficacy of onsite evaluation for identification of transplant pancreas［J］. Acta Cytol, 2013, 57(5)：443-446.

［184］White A M, Shamul J G, Xu J S, et al. Engineering strategies to improve islet transplantation for type 1 diabetes therapy［J］. Acs Biomaterials Science & Engineering, 2020, 6(5)：2543-2562.

［185］Eisenbarth G S. Type I diabetes mellitus. A chronic autoimmune disease ［J］. N Engl J Med, 1986, 314(21): 1360-1368.

［186］Bottino R, Knoll M F, Knoll C A, et al. The future of islet transplantation is now ［J］. Front Med (Lausanne), 2018, 5: 202.

［187］Kelly W D, Lillehei R C, Merkel F K, et al. Allotransplantation of the pancreas and duodenum along with the kidney in diabetic nephropathy ［J］. Surgery, 1967, 61(6): 827-837.

［188］Drognitz O, Benz S, Pfeffer F, et al. Long-term follow-up of 78 simultaneous pancreas-kidney transplants at a single-center institution in Europe ［J］. Transplantation, 2004, 78 (12): 1802-1808.

［189］Sutherland D E, Gruessner R W, Gruessner A C. Pancreas transplantation for treatment of diabetes mellitus ［J］. World J Surg, 2001, 25(4): 487-496.

［190］Giannarelli R, Coppelli A, Sartini M S, et al. Pancreas transplant alone has beneficial effects on retinopathy in type 1 diabetic patients ［J］. Diabetologia, 2006, 49 (12): 2977-2982.

［191］Sucher R, Rademacher S, Jahn N, et al. Effects of simultaneous pancreas-kidney transplantation and kidney transplantation alone on the outcome of peripheral vascular diseases ［J］. BMC Nephrol, 2019, 20(1): 453.

［192］Rickels M R, Robertson R P. Pancreatic islet transplantation in humans: Recent progress and future directions ［J］. Endocrine Reviews, 2019, 40(2): 631-668.

［193］Barton F B, Rickels M R, Alejandro R, et al. Improvement in outcomes of clinical islet transplantation: 1999-2010 ［J］. Diabetes Care, 2012, 35(7): 1436-1445.

［194］Stegall M D, Dean P G, Sung R, et al. The rationale for the new deceased donor pancreas allocation schema ［J］. Transplantation, 2007, 83(9): 1156-1161.

［195］Eich T, Eriksson O, Sundin A, et al. Positron emission tomography: A real-time tool to quantify early islet engraftment in a preclinical large animal model ［J］. Transplantation, 2007, 84(7): 893-898.

［196］Emamaullee J A, Shapiro A M. Factors influencing the loss of beta-cell mass in islet transplantation ［J］. Cell Transplant, 2007, 16(1): 1-8.

［197］Alejandro R, Barton F B, Hering B J, et al. 2008 Update from the collaborative islet transplant registry ［J］. Transplantation, 2008, 86(12): 1783-1788.

［198］Collaborative Islet Transplant Registry. Eleventh Allograft Annual Report ［R］. CITR www. citregistry. org, 2022.

［199］Hering B J, Clarke W R, Bridges N D, et al. Phase 3 trial of transplantation of human islets in type 1 diabetes complicated by severe hypoglycemia ［J］. Diabetes Care, 2016, 39(7): 1230-1240.

［200］Rickels M R, Stock P G, de Koning E J P, et al. Defining outcomes for β-cell replacement therapy in the treatment of diabetes: A consensus report on the igls criteria from the IPITA/EPITA Opinion Leaders Workshop [J]. Transplantation, 2018, 102(9): 1479-1486.

[201] Witkowski P, Savari O, Matthews J B. Islet autotransplantation and total pancreatectomy [J]. Adv Surg, 2014, 48: 223-233.

[202] Johnston P C, Lin Y K, Walsh R M, et al. Factors associated with islet yield and insulin independence after total pancreatectomy and islet cell autotransplantation in patients with chronic pancreatitis utilizing off-site islet isolation: Cleveland Clinic experience [J]. J Clin Endocrinol Metab, 2015, 100(5): 1765-1770.

[203] McEachron K R, Bellin M D. Total pancreatectomy and islet autotransplantion for chronic and recurrent acute pancreatitis [J]. Curr Opin Gastroenterol, 2018, 34(5): 367-373.

[204] Matsumoto S, Takita M, Shimoda M, et al. Impact of tissue volume and purification on clinical autologous islet transplantation for the treatment of chronic pancreatitis [J]. Cell Transplant, 2012, 21(4): 625-632.

[205] Emamaullee J A, Merani S, Toso C, et al. Porcine marginal mass islet autografts resist metabolic failure over time and are enhanced by early treatment with liraglutide [J]. Endocrinology, 2009, 150(5): 2145-2152.

[206] Rezania A, Bruin J E, Riedel M J, et al. Maturation of human embryonic stem cell-derived pancreatic progenitors into functional islets capable of treating preexisting diabetes in mice [J]. Diabetes, 2012, 61(8): 2016-2129.

[207] Rezania A, Bruin J E, Arora P, et al. Reversal of diabetes with insulin-producing cells derived in vitro from human pluripotent stem cells [J]. Nat Biotechnol, 2014, 32(11): 1121-1133.

[208] Rickels M R, Liu C, Shlansky-Goldberg R D, et al. Improvement in β-cell secretory capacity after human islet transplantation according to the CIT07 protocol [J]. Diabetes, 2013, 62(8): 2890-2897.

[209] Abecassis A, Schuster R, Shahaf G, et al. α1-antitryp-sin increases interleukin-1 receptor antagonist production during pancreatic islet graft transplantation [J]. Cell Mol Immunol, 2014, 11(4): 377-386.

[210] McCall M, Pawlick R, Kin T, et al. Anakinra potentiates the protective effects of etanercept in transplantation of marginal mass human islets in immunodeficient mice [J]. Am J Transplant, 2012, 12(2): 322-329.

[211] Park Y J, Warnock G L, Ao Z, et al. Dual role of inter-leukin-1β in islet amyloid formation and its β-cell toxicity: Implications for type 2 diabetes and islet transplantation [J]. Diabetes Obes Metab, 2017, 19(5): 682-694.

[212] Naesens M, Kuypers D R, Sarwal M. Calcineurin inhibitor nephrotoxicity[J]. Clin J Am Soc Nephrol, 2009, 4(2): 481-508.

［213］Kaufman D B, Baker M S, Chen X, et al. Sequential kidney/islet transplantation using prednisone-free immunosuppression[J]. Am J Transplant, 2002, 2(7): 674-677.

［214］Drachenberg C B, Klassen D K, Weir M R, et al. Islet cell damage associated with tacrolimus and cyclosporine: Morphological features in pancreas allograft biopsies and clinical correlation. Transplantation, 1999, 68(3): 396-402.

［215］Posselt A M, Bellin M D, Tavakol M, et al. Islet transplantation in type 1 diabetics using an immunosuppressive protocol based on the anti-LFA-1 antibody efalizumab [J]. Am J Transplant, 2010, 10(8): 1870-1880.

［216］Teramura Y, Iwata H. Bioartificial pancreas microencapsulation and conformal coating of islet of Langerhans [J]. Adv Drug Deliv Rev, 2010, 62(7-8): 827-840.

附录　中国人体捐献器官获取政策法规

《人体器官移植条例》

（国务院令第 491 号）

第一章　总　则

第一条　为了规范人体器官移植，保证医疗质量，保障人体健康，维护公民的合法权益，制定本条例。

第二条　在中华人民共和国境内从事人体器官移植，适用本条例；从事人体细胞和角膜、骨髓等人体组织移植，不适用本条例。

本条例所称人体器官移植，是指摘取人体器官捐献人具有特定功能的心脏、肺脏、肝脏、肾脏或者胰腺等器官的全部或者部分，将其植入接受人身体以代替其病损器官的过程。

第三条　任何组织或者个人不得以任何形式买卖人体器官，不得从事与买卖人体器官有关的活动。

第四条　国务院卫生主管部门负责全国人体器官移植的监督管理工作。县级以上地方人民政府卫生主管部门负责本行政区域人体器官移植的监督管理工作。

各级红十字会依法参与人体器官捐献的宣传等工作。

第五条　任何组织或者个人对违反本条例规定的行为，有权向卫生主管部门和其他有关部门举报；对卫生主管部门和其他有关部门未依法履行监督管理职责的行为，有权向本级人民政府、上级人民政府有关部门举报。接到举报的人民政府、卫生主管部门和其他有关部门对举报应当及时核实、处理，并将处理结果向举报人通报。

第六条　国家通过建立人体器官移植工作体系，开展人体器官捐献的宣传、推动工作，确定人体器官移植预约者名单，组织协调人体器官的使用。

第二章　人体器官的捐献

第七条　人体器官捐献应当遵循自愿、无偿的原则。

公民享有捐献或者不捐献其人体器官的权利；任何组织或者个人不得强迫、欺骗或者利诱他人捐献人体器官。

第八条　捐献人体器官的公民应当具有完全民事行为能力。公民捐献其人体器官应当有书面形式的捐献意愿；对已经表示捐献其人体器官的意愿，有权予以撤销。

公民生前表示不同意捐献其人体器官的，任何组织或者个人不得捐献、摘取该公民的人体器官；公民生前未表示不同意捐献其人体器官的，该公民死亡后，其配偶、成年子女、父母可以以书面形式共同表示同意捐献该公民人体器官的意愿。

第九条　任何组织或者个人不得摘取未满 18 周岁公民的活体器官用于移植。

第十条　活体器官的接受人限于活体器官捐献人的配偶、直系血亲或者三代以内旁系血亲，或者有证据证明与活体器官捐献人存在因帮扶等形成亲情关系的人员。

第三章　人体器官的移植

第十一条　医疗机构从事人体器官移植，应当依照《医疗机构管理条例》的规定，向所在地省、自治区、直辖市人民政府卫生主管部门申请办理人体器官移植诊疗科目登记。

医疗机构从事人体器官移植，应当具备下列条件：

（一）有与从事人体器官移植相适应的执业医师和其他医务人员；

（二）有满足人体器官移植所需要的设备、设施；

（三）有由医学、法学、伦理学等方面专家组成的人体器官移植技术临床应用与伦理委员会，该委员会中从事人体器官移植的医学专家不超过委员人数的 1/4；

（四）有完善的人体器官移植质量监控等管理制度。

第十二条　省、自治区、直辖市人民政府卫生主管部门进行人体器官移植诊疗科目登记，除依据本条例第十一条规定的条件外，还应当考虑本行政区域人体器官移植的医疗需求和合法的人体器官来源情况。

省、自治区、直辖市人民政府卫生主管部门应当及时公布已经办理人体器官移植诊疗科目登记的医疗机构名单。

第十三条　已经办理人体器官移植诊疗科目登记的医疗机构不再具备本条例第十一条规定条件的，应当停止从事人体器官移植，并向原登记部门报告。原登记部门应当自收到报告之日起 2 日内注销该医疗机构的人体器官移植诊疗科目登记，并予以公布。

第十四条　省级以上人民政府卫生主管部门应当定期组织专家根据人体器官移植手术成功率、植入的人体器官和术后患者的长期存活率，对医疗机构的人体器官移植临床应用能力进行评估，并及时公布评估结果；对评估不合格的，由原登记部门撤销人体器官移植诊疗科目登记。具体办法由国务院卫生主管部门制定。

第十五条　医疗机构及其医务人员从事人体器官移植，应当遵守伦理原则和人体器官移植技术管理规范。

第十六条　实施人体器官移植手术的医疗机构及其医务人员应当对人体器官捐献人进行医学检查，对接受人因人体器官移植感染疾病的风险进行评估，并采取措施，降低风险。

第十七条　在摘取活体器官前或者尸体器官捐献人死亡前，负责人体器官移植的执业医师应当向所在医疗机构的人体器官移植技术临床应用与伦理委员会提出摘取人体器官审查申请。

人体器官移植技术临床应用与伦理委员会不同意摘取人体器官的，医疗机构不得做出摘取人体器官的决定，医务人员不得摘取人体器官。

第十八条　人体器官移植技术临床应用与伦理委员会收到摘取人体器官审查申请后，应当对下列事项进行审查，并出具同意或者不同意的书面意见：

（一）人体器官捐献人的捐献意愿是否真实；

（二）有无买卖或者变相买卖人体器官的情形；

（三）人体器官的配型和接受人的适应证是否符合伦理原则和人体器官移植技术管理规范。

经 2/3 以上委员同意，人体器官移植技术临床应用与伦理委员会方可出具同意摘取人体器官的书面意见。

第十九条　从事人体器官移植的医疗机构及其医务人员摘取活体器官前，应当履行下列义务：

（一）向活体器官捐献人说明器官摘取手术的风险、术后注意事项、可能发生的并发症及其预防措施等，并与活体器官捐献人签署知情同意书；

（二）查验活体器官捐献人同意捐献其器官的书面意愿、活体器官捐献人与接受人存在本条例第十条规定关系的证明材料；

（三）确认除摘取器官产生的直接后果外不会损害活体器官捐献人其他正常的生理功能。

从事人体器官移植的医疗机构应当保存活体器官捐献人的医学资料，并进行随访。

第二十条　摘取尸体器官，应当在依法判定尸体器官捐献人死亡后进行。从事人体器官移植的医务人员不得参与捐献人的死亡判定。

从事人体器官移植的医疗机构及其医务人员应当尊重死者的尊严；对摘取器官完毕的尸体，应当进行符合伦理原则的医学处理，除用于移植的器官以外，应当恢复尸体原貌。

第二十一条　从事人体器官移植的医疗机构实施人体器官移植手术，除向接受人收取下列费用外，不得收取或者变相收取所移植人体器官的费用：

（一）摘取和植入人体器官的手术费；

（二）保存和运送人体器官的费用；

（三）摘取、植入人体器官所发生的药费、检验费、医用耗材费。

前款规定费用的收取标准，依照有关法律、行政法规的规定确定并予以公布。

第二十二条　申请人体器官移植手术患者的排序，应当符合医疗需要，遵循公平、公正和公开的原则。具体办法由国务院卫生主管部门制定。

第二十三条　从事人体器官移植的医务人员应当对人体器官捐献人、接受人和申请人体器官移植手术的患者的个人资料保密。

第二十四条　从事人体器官移植的医疗机构应当定期将实施人体器官移植的情况向所

在地省、自治区、直辖市人民政府卫生主管部门报告。具体办法由国务院卫生主管部门制定。

第四章 法律责任

第二十五条 违反本条例规定，有下列情形之一，构成犯罪的，依法追究刑事责任：

（一）未经公民本人同意摘取其活体器官的；

（二）公民生前表示不同意捐献其人体器官而摘取其尸体器官的；

（三）摘取未满 18 周岁公民的活体器官的。

第二十六条 违反本条例规定，买卖人体器官或者从事与买卖人体器官有关活动的，由设区的市级以上地方人民政府卫生主管部门依照职责分工没收违法所得，并处交易额 8 倍以上 10 倍以下的罚款；医疗机构参与上述活动的，还应当对负有责任的主管人员和其他直接责任人员依法给予处分，并由原登记部门撤销该医疗机构人体器官移植诊疗科目登记，该医疗机构 3 年内不得再申请人体器官移植诊疗科目登记；医务人员参与上述活动的，由原发证部门吊销其执业证书。

国家工作人员参与买卖人体器官或者从事与买卖人体器官有关活动的，由有关国家机关依据职权依法给予撤职、开除的处分。

第二十七条 医疗机构未办理人体器官移植诊疗科目登记，擅自从事人体器官移植的，依照《医疗机构管理条例》的规定予以处罚。

实施人体器官移植手术的医疗机构及其医务人员违反本条例规定，未对人体器官捐献人进行医学检查或者未采取措施，导致接受人因人体器官移植手术感染疾病的，依照《医疗事故处理条例》的规定予以处罚。

从事人体器官移植的医务人员违反本条例规定，泄露人体器官捐献人、接受人或者申请人体器官移植手术患者个人资料的，依照《执业医师法》或者国家有关护士管理的规定予以处罚。

违反本条例规定，给他人造成损害的，应当依法承担民事责任。

违反本条例第二十一条规定收取费用的，依照价格管理的法律、行政法规的规定予以处罚。

第二十八条 医务人员有下列情形之一的，依法给予处分；情节严重的，由县级以上地方人民政府卫生主管部门依照职责分工暂停其 6 个月以上 1 年以下执业活动；情节特别严重的，由原发证部门吊销其执业证书：

（一）未经人体器官移植技术临床应用与伦理委员会审查同意摘取人体器官的；

（二）摘取活体器官前未依照本条例第十九条的规定履行说明、查验、确认义务的；

（三）对摘取器官完毕的尸体未进行符合伦理原则的医学处理，恢复尸体原貌的。

第二十九条 医疗机构有下列情形之一的，对负有责任的主管人员和其他直接责任人员依法给予处分；情节严重的，由原登记部门撤销该医疗机构人体器官移植诊疗科目登记，该医疗机构 3 年内不得再申请人体器官移植诊疗科目登记：

（一）不再具备本条例第十一条规定条件，仍从事人体器官移植的；

（二）未经人体器官移植技术临床应用与伦理委员会审查同意，做出摘取人体器官的决定，或者胁迫医务人员违反本条例规定摘取人体器官的；

（三）有本条例第二十八条第（二）项、第（三）项列举的情形的。

医疗机构未定期将实施人体器官移植的情况向所在地省、自治区、直辖市人民政府卫生主管部门报告的，由所在地省、自治区、直辖市人民政府卫生主管部门责令限期改正；逾期不改正的，对负有责任的主管人员和其他直接责任人员依法给予处分。

第三十条　从事人体器官移植的医务人员参与尸体器官捐献人的死亡判定的，由县级以上地方人民政府卫生主管部门依照职责分工暂停其 6 个月以上 1 年以下执业活动；情节严重的，由原发证部门吊销其执业证书。

第三十一条　国家机关工作人员在人体器官移植监督管理工作中滥用职权、玩忽职守、徇私舞弊，构成犯罪的，依法追究刑事责任；尚不构成犯罪的，依法给予处分。

<h2 style="text-align:center">第五章　附　则</h2>

第三十二条　本条例自 2007 年 5 月 1 日起施行。

《人体捐献器官获取与分配管理规定》

(国卫医发〔2019〕2号)

第一章　总　则

第一条　为积极推进人体器官捐献与移植工作，进一步规范人体器官获取，完善人体器官获取与分配体系，推动人体器官捐献与移植事业健康、可持续发展，依据《人体器官移植条例》等法规政策，结合工作实际，制定本规定。

第二条　本规定适用于公民逝世后捐献器官(以下简称捐献器官，包括器官段)的获取与分配。

第三条　本规定中人体器官获取组织(以下简称OPO)是指依托符合条件的医疗机构，由外科医师、神经内外科医师、重症医学科医师及护士、人体器官捐献协调员等组成的从事公民逝世后人体器官获取、修复、维护、保存和转运的医学专门组织或机构。

第四条　国家卫生健康委负责全国人体捐献器官获取与分配的监督管理工作。

县级以上卫生健康行政部门负责辖区内人体捐献器官获取与分配的监督管理工作。

第五条　医疗机构应当加强对所设OPO的日常管理，保障其规范运行。

第二章　捐献器官的获取

第六条　OPO获取捐献器官，应当在捐献者死亡后按照人体器官获取标准流程和技术规范实施。获取捐献器官种类和数量，应当与人体器官捐献知情同意书一致。

第七条　OPO应当履行以下职责：

(一)对其服务范围内的潜在捐献者进行相关医学评估。

(二)获取器官前，核查人体器官捐献知情同意书等合法性文件。

(三)维护捐献器官功能。捐献者死亡后，依据捐献者生前意愿或其配偶、成年子女、父母共同书面意愿获取相应捐献器官。

(四)将潜在捐献者、捐献者及其捐献器官的临床数据和合法性文件上传至中国人体器官分配与共享计算机系统(以下简称器官分配系统，网址：www.cot.org.cn)。

(五)使用器官分配系统启动捐献器官的自动分配。

(六)获取、保存、运送捐献器官，并按照器官分配系统的分配结果与获得该器官的人体器官移植等待者(以下简称等待者)所在的具备人体器官移植资质的医院(以下简称移植医院)进行捐献器官的交接确认。

(七)对捐献者遗体进行符合伦理原则的医学处理，并参与缅怀和慰问工作。

（八）保护捐献者、接受者和等待者的个人隐私，并保障其合法权益。

（九）组织开展其服务范围内医疗机构相关医务人员的专业培训，培训内容涉及潜在捐献者的甄别、抢救、器官功能维护等。开展学术交流和科学研究。

（十）配合本省份各级红十字会人体器官捐献管理机构做好人体器官捐献的宣传动员、协调见证、缅怀纪念等工作。

第八条 OPO 应当组建具备专门技术和能力要求的人体捐献器官获取团队，制定潜在捐献者识别与筛选医学标准，建立标准的人体捐献器官获取技术规范，配备专业人员和设备，以确保获取器官的质量。

第九条 医疗机构成立 OPO，应当符合省级卫生健康行政部门规划，并符合 OPO 基本条件和管理要求。

第十条 OPO 应当独立于人体器官移植科室。

第十一条 省级卫生健康行政部门应当根据覆盖全省、满足需要、唯一、就近的原则做好辖区内 OPO 设置规划，合理划分 OPO 服务区域，不得重叠。

第十二条 省级卫生健康行政部门应当根据 OPO 设置规划，在满足需要的前提下减少 OPO 设置数量，逐渐成立全省统一的 OPO。

第十三条 省级卫生健康行政部门应当将 OPO 名单及其服务区域及时报国家卫生健康委备案。变更 OPO 名单或服务区域，应当在变更后 5 个工作日内报国家卫生健康委备案。

第十四条 OPO 应当在省级卫生健康行政部门划定的服务区域内实施捐献器官的获取，严禁跨范围转运潜在捐献者、获取器官。

第十五条 OPO 进行潜在捐献者评估时，应当在器官分配系统中登记潜在捐献者信息及相关评估情况，保障潜在捐献者可溯源。

第十六条 OPO 应当建立捐献者病历并存档备查。捐献者病历至少包括：捐献者个人基本信息、捐献者评估记录、人体器官捐献知情同意书、死亡判定记录、OPO 所在医疗机构人体器官移植技术临床应用与伦理委员会审批材料、人体器官获取同意书、器官获取记录、获取器官质量评估记录、器官接收确认书等。转院的患者需提供首诊医院的出院记录。

第十七条 OPO 应当在红十字会人体器官捐献协调员现场见证下获取捐献器官，不得在医疗机构以外实施捐献器官获取手术。捐献者所在医疗机构应当积极协助和配合 OPO，为实施捐献器官获取手术提供手术室、器械药品、人员等保障。

第十八条 各级各类医疗机构及其医务人员应当积极支持人体器官捐献与移植工作，并参加相关培训。发现潜在捐献者时，应当主动向划定的 OPO 以及省级红十字会报告，禁止向其他机构、组织和个人转介潜在捐献者。

第十九条 省级卫生健康行政部门应当在 OPO 的配合下，依照《人体器官移植条例》的有关规定，积极与当地医疗服务价格管理部门沟通，核算人体器官捐献、获取、保存、分配、检验、运输、信息系统维护等成本，确定其收费标准。

第二十条 人体器官获取经费收支应当纳入 OPO 所在医疗机构统一管理。医疗机构应当根据人体器官获取工作特点，建立健全人体器官获取财务管理制度，规范人体器官获取有关经费收支管理。

第二十一条 OPO 所在医疗机构应当向其服务区域内的捐献者所在医疗机构支付维护、获取捐献器官所消耗的医疗与人力等成本。移植医院接受捐献器官，应当向 OPO 所在医疗机构支付人体器官获取的相关费用。

第三章　人体捐献器官获取质量管理与控制

第二十二条 国家卫生健康委建立人体捐献器官获取质量管理与控制体系，发布人体捐献器官获取质量管理与控制标准，收集、分析全国人体捐献器官获取相关质量数据，开展 OPO 绩效评估、质量管理与控制等工作。

第二十三条 省级卫生健康行政部门应当收集、分析辖区内人体捐献器官获取相关质量数据，开展辖区内 OPO 绩效评估、质量管理与控制等工作。

第二十四条 OPO 组织或其所在医疗机构应当按照要求建立本单位人体器官获取质量管理与控制体系，对 OPO 工作过程进行全流程质量控制，包括建立标准流程、制定本单位人体器官获取技术要求，以及记录分析评估相关数据等。

第四章　捐献器官的分配

第二十五条 捐献器官的分配应当符合医疗需要，遵循公平、公正和公开的原则。

第二十六条 捐献器官必须通过器官分配系统进行分配，保证捐献器官可溯源。任何机构、组织和个人不得在器官分配系统外擅自分配捐献器官，不得干扰、阻碍器官分配。

第二十七条 移植医院应当将本院等待者的相关信息全部录入器官分配系统，建立等待名单，并按照要求及时更新。

第二十八条 捐献器官按照人体器官分配与共享基本原则和核心政策的规定，逐级进行分配和共享。有条件的省份可以向国家卫生健康委提出实施辖区内统一等待名单的捐献器官分配。

第二十九条 OPO 应当按照要求填写捐献者及捐献器官有关信息，禁止伪造篡改捐献者数据。

第三十条 OPO 获取捐献器官后，经评估不可用于移植的，应当在分配系统中登记弃用器官病理检查报告结果，说明弃用原因及弃用后处理情况。

第三十一条 OPO 应当及时启动器官分配系统自动分配捐献器官。器官分配系统按照人体器官分配与共享基本原则和核心政策生成匹配名单，并向移植医院发送分配通知后，OPO 应当及时联系移植医院，确认其接收分配通知。

第三十二条 移植医院接到器官分配通知后，应当在 30 分钟内登录器官分配系统查看捐献者和捐献器官的相关医学信息，并依据医学判断和等待者意愿，在 60 分钟内做出接受或拒绝人体器官分配的决定并回复。拒绝接受人体器官分配的，应当在器官分配系统中说明理由。

第三十三条　OPO 应当按照器官分配结果将捐献器官转运至接受者所在移植医院，转运过程中应当携带器官接收确认书。到达移植医院后，应当与移植医院确认并交接捐献器官的来源、类型、数量及接受者身份。

第三十四条　移植器官交接后，特殊原因致接受者无法进行移植手术的，移植医院应当立即通知 OPO，由 OPO 使用分配系统进行再分配。

第三十五条　移植医院应当严格执行分配结果，并在人体器官移植手术完成后，立即将接受者信息从等待者名单中移除。

第三十六条　为避免器官浪费，对于符合以下情形的捐献器官开辟特殊通道，OPO 可通过器官分配系统按照人体器官分配与共享基本原则和核心政策选择适宜的器官接受者，并按程序在器官分配系统中按照特殊情况进行登记；省级卫生健康行政部门应当加强对特殊通道的监督管理：

（一）因不可抗力导致捐献器官无法转运至分配目的地的；

（二）捐献器官已转运至分配目的地，但接受者无法进行移植手术，再分配转运耗时将超过器官保存时限的；

（三）器官分配耗时已接近器官保存时限的。

第三十七条　国家卫生健康委定期组织专家或委托专业机构对人体器官分配与共享基本原则和核心政策进行评估，必要时根据工作需要修订。

第五章　监督管理

第三十八条　省级卫生健康行政部门应当及时公布辖区内已经办理人体器官移植诊疗科目登记的医疗机构名单、OPO 名单及其相应的服务范围。

第三十九条　省级卫生健康行政部门应当按年度对全省各 OPO 工作进行评估，形成省级人体器官获取质量管理与控制报告。省级卫生健康行政部门应当根据 OPO 评估及质控结果对辖区内 OPO 服务区域进行动态调整。

第四十条　省级卫生健康行政部门应当加强器官分配管理，指导辖区内移植医院规范使用器官分配系统分配捐献器官，做好移植医院人体器官移植临床应用能力评估，将移植医院器官分配系统规范使用情况作为其人体器官移植临床应用能力评估的重要内容。

第四十一条　移植医院分配系统规范使用评估主要包括以下内容：

（一）等待者录入分配系统情况；

（二）接到器官分配通知后应答情况；

（三）有无伪造等待者医学数据的情形；

（四）器官分配结果执行情况；

（五）特殊通道使用是否规范；

（六）移植后将接受者信息从等待者名单中移除情况。

移植医院分配系统规范使用评估不合格的，应当进行整改，整改期间暂停器官分配。

第四十二条　医疗机构违反本规定的,视情节轻重,依照《刑法》《人体器官移植条例》《医疗机构管理条例》等法律法规,由县级以上卫生健康行政部门给予警告、整改、暂停直至撤销人体器官移植诊疗科目登记的处罚。

医务人员违反本规定的,视情节轻重,依照《刑法》《执业医师法》《人体器官移植条例》等法律法规,由县级以上卫生健康行政部门依法给予处分、暂停执业活动直至吊销医师执业证书的处罚;涉嫌犯罪的,移交司法机关追究刑事责任。

第六章　附　则

第四十三条　本规定自 2019 年 3 月 1 日起施行,《人体捐献器官获取与分配管理规定(试行)》(国卫医发〔2013〕11 号)同时废止。

《人体器官获取组织基本要求和质量控制指标》

（国卫办医函〔2019〕197 号）

人体器官获取组织基本要求

医疗机构成立人体器官获取组织（以下简称 OPO），应当符合以下基本要求：

一、医疗机构基本要求

（一）设施和场地。医疗机构应当为 OPO 配备至少 4 个潜在捐献者维护单元，并达到 Ⅲ 级洁净辅助用房标准。每病床净使用面积不少于 15 平方米，能够满足潜在捐献者维护需求。有固定的 OPO 工作人员办公室、捐献者家属接待室、值班室。

（二）器械设备。医疗机构应当为 OPO 配备呼吸机、心电监护仪等重症监护设备，脑电图、体感诱发电位等神经电生理检查设备，便携式和床旁彩色多普勒超声，多功能心电监护仪，血流监测、中心供氧和中心吸引器，体外膜肺氧合（ECMO）设备，体外器官机械灌注设备，器官保存箱。器官获取器械、灌注液、保存液、药品、耗材，器官捐献者转运专用车辆，以及信息报送和传输功能的计算机等设备。

（三）人体器官获取手术室。医疗机构应当为 OPO 配备洁净手术部，其建筑布局、基本配备、净化标准和用房分级等应当符合国家和行业强制性标准。设置有达到 I 级洁净手术室标准的手术室。能够进行心、肺、脑抢救复苏，有氧气通道、麻醉机、除颤仪、吸引器等必要的急救设备和药品。

（四）其他科室技术能力。医疗机构应当具备以下部门及技术能力：

1. 重症医学部门具备器官维护所需技术能力；

2. 临床检验部门能够配合开展潜在捐献者器官质量评估，进行相关血液检查；

3. 医学影像部门配备磁共振（MRI）、计算机 X 线断层摄影（CT）、超声设备和医学影像图像管理系统，具备评估潜在捐献者脏器及血管情况的能力；

4. 病理部门具备进行移植器官组织活检诊断和术中快速病理检查能力，能够满足随时进行病理检查工作的需要；

5. 临床科室具备配合开展器官捐献与获取工作的能力：神经内科、神经外科、重症医学科和急诊科具备心、脑死亡判定所需技术能力。

二、人员基本要求

（一）人员配备。医疗机构应当为 OPO 配备专职医师、护士、专业协调员、数据报送员。其中，中、高级专业技术任职资格的医师不少于 3 人；取得重症监护专业岗位培训证书的执业护士不少于 3 人；人体器官捐献协调员不少于 3 人，经中国人体器官捐献管理中心培训并取得证书开展相关工作；专职从事数据报送的人员不少于 1 人。

（二）从事人体器官获取的主刀医师应当具备以下条件：

1. 取得《医师执业证书》，执业类别为临床，执业范围为外科或儿科（小儿外科方向）。

2. 近 3 年未发生二级以上负完全责任或主要责任的医疗事故，无违反医疗卫生相关法律、法规、规章、伦理原则的行为。

3. 具有主治医师以上专业技术职务任职资格。

（三）脑死亡判定人员。医疗机构应当具备脑死亡判定能力的有关技术人员。其中，经培训合格的脑死亡判定临床评估医师不少于 5 人；脑电图评估、诱发电位评估和经颅多普勒评估医师或卫生技术人员均不少于 1 名。

（四）病理医师。医疗机构应当具备进行移植器官组织活检诊断和术中快速病理检查能力的病理医师，人员配备能够满足随时进行病理检查工作的需要。

三、技术管理基本要求

（一）伦理委员会。医疗机构设置有规范管理的人体器官移植技术临床应用与伦理委员会。

（二）管理制度。医疗机构成立的 OPO 应当独立于器官移植科室，同时有专门部门负责 OPO 管理，有健全的人体器官获取管理制度，按照人体器官捐献与获取基本流程进行标准操作，具备完整的质量管理记录。

（三）质量管理与控制。制定本单位获取器官质量控制标准，并拥有与其配套的检测设备和检测方法。

（四）生物安全检测。按照器官获取质量控制标准对获取的器官进行严格的生物安全检测，包括肿瘤、病毒、细菌、真菌、支原体和内毒素等。

（五）数据报送。建立病例信息数据库，并配备人员进行严格管理，完成每例潜在捐献者评估后以及每例人体器官获取后，按规定及时保存病例数据信息。

四、其他

单独成立的具备独立法人的 OPO，可通过与其他医疗机构合作的方式，提供"医疗机构基本要求"中"其他科室技术能力"和"人员基本要求"中"脑死亡判定人员""病理医师"有关服务。

人体器官获取组织质量控制指标

一、器官捐献转化率

定义：在人体器官获取组织（OPO）服务区域内，年度完成器官获取的器官捐献者数量占潜在捐献者总数的比例。

计算公式：

$$器官捐献转化率（\%）=\frac{年度获取捐献者数量}{同期潜在捐献者总数}×100\%$$

意义：体现器官捐献和 OPO 器官获取工作能力。

二、平均器官产出率

定义：在 OPO 服务区域内，年度获取并完成移植的器官数量与器官捐献者总数的比例。

计算公式：

$$平均器官产出率=\frac{年度移植器官数量}{同期器官捐献者总数}$$

意义：体现器官捐献和 OPO 器官获取工作能力。

三、器官捐献分类占比

定义：脑死亡来源器官捐献者（DBD）、心脏死亡来源器官捐献者（DCD）、脑-心双死亡来源器官捐献者（DBCD）数量分别占同期器官捐献者总数的比例。

计算公式：

$$（DBD/DCD/DBCD）占比（\%）=\frac{年度（DBD/DCD/DBCD）数量}{同期器官捐献者总数}×100\%$$

意义：反映获取器官来源占比情况。

四、获取器官利用率

定义：器官获取后用于移植的器官数量占同期获取器官总数的比例。

计算公式：

$$获取器官利用率（\%）=\frac{用于移植的器官数量}{同期获取器官总数}×100\%$$

意义：评价 OPO 对器官捐献供者维护、器官质量评估及转化为合适移植器官的能力。

五、器官病理检查率

（一）捐献器官获取前活检率。

定义：捐献器官获取前对捐献器官进行活体组织病理检查的数量占同期获取器官的比例。

计算公式：

$$捐献器官获取前活检率（\%）=\frac{获取前活检器官数量}{同期获取器官总数}×100\%$$

意义：反映捐献器官获取前器官质量评估情况。

（二）捐献器官获取后活检率。

定义：捐献器官获取后，在移植前对捐献器官进行活体组织病理检查的数量占同期获取器官的比例。

计算公式：

$$捐献器官获取后活检率(\%) = \frac{获取后移植前活检器官数量}{同期获取器官总数} \times 100\%$$

意义：反映捐献器官获取后器官质量评估情况。

六、边缘供器官比率

定义：边缘供器官（定义和标准见备注）数量占同期获取器官总数的比例。

计算公式：

$$边缘供器官比率(\%) = \frac{边缘供器官数量}{同期获取器官总数} \times 100\%$$

意义：评估 OPO 产出器官质量。

七、器官保存液病原菌培养阳性率

定义：OPO 获取的器官其保存液中病原菌培养阳性者器官数占器官获取总例数的比例。

计算公式：

$$器官保存液病原菌阳性率(\%) = \frac{病原菌培养阳性者例数}{同期获取器官总例数} \times 100\%$$

意义：反映获取器官的安全性。

八、移植器官原发性无功能发生率(PNF 发生率)

定义：同年度捐献器官移植术后 PNF 并发症发生比例，包括总 PNF 发生率、DBD 来源器官 PNF 发生率、DCD 来源器官 PNF 发生率、DBCD 来源器官 PNF 发生率。

计算公式：

$$总 PNF 发生率(\%) = \frac{年度 PNF 病例数}{同期移植病例总数} \times 100\%$$

$$(DBD/DCD/DBCD)PNF 发生率(\%) = \frac{年度(DBD/DCD/DBCD)PNF 病例数}{同期(DBD/DCD/DBCD)移植病例总数} \times 100\%$$

意义：反映 OPO 器官维护、质量评估能力。

九、移植器官术后功能延迟性恢复发生率(DGF 发生率)

定义：同年度捐献器官移植术后 DGF 并发症发生比例，包括总 DGF 发生率、DBD 来源器官 DGF 发生率、DCD 来源器官 DGF 发生率、DBCD 来源器官 DGF 发生率。

计算公式：

$$总\ DGF\ 发生率(\%)=\frac{年度\ DGF\ 病例数}{同期移植病例总数}\times100\%$$

$$(DBD/DCD/DBCD)\ DGF\ 发生率(\%)=\frac{年度(DBD/DCD/DBCD)DGF\ 病例数}{同期(DBD/DCD/DBCD)移植病例总数}\times100\%$$

意义：反映 OPO 器官维护、质量评估能力。

备注：边缘供器官定义及标准

边缘供器官是指移植后存在较高原发性移植物无功能或功能低下以及迟发性移植物失活风险的捐献器官。

(一)边缘供肝标准。具有下列特征之一的属于边缘供肝：

1. 年龄>65 岁的捐献者肝脏；

2. 供肝大泡性脂肪变>30%或捐献者身体质量指数(BMI)>30kg/m^2；

3. 心脏死亡捐献者肝脏或脑-心双死亡捐献者肝脏(功能性热缺血时间>20 分钟)，或供肝冷缺血时间>12 小时；

4. 脑死亡供体中在重症监护病房所待时间>7 天，且获取时有多器官功能不全，血清总胆红素、血清转氨酶持续高于正常 3 倍以上；

5. 血流动力学的危险因素，包括：长期的低血压(舒张压<60mmHg，>2 小时)，应用多巴胺10μg/(kg·min)，超过 6 小时以维持血压；或需要 2 种缩血管药物维持血压达 6 小时以上；

6. 血钠浓度始终高于 155mmol/L。

此外，ABO 血型不相容供肝、劈裂式供肝以及血清病毒学阳性、不能解释病死原因、患有肝外恶性疾病、活动性的细菌感染、高风险的生活方式等捐献肝脏也被纳入边缘供肝的范畴。

(二)边缘供肾标准。具有下列特征之一的属于边缘供肾：

1. 年龄>60 岁，或年龄 50~60 岁且符合以下情况中的 2 项：(1)捐献前血清肌酐(Scr)水平>1.5mg/dL；(2)有高血压病史，死于高血压脑卒中；

2. 年龄≤3 岁捐献肾脏，用于成人移植；

3. BMI>30kg/m^2；

4. 高血压蛋白尿>+；

5. 糖尿病肾病Ⅱ期以内；

6. 捐献肾脏热缺血时间 15~30 分钟、冷缺血时间 24 小时以上。

(三)边缘供心标准。具有下列特征之一的属于边缘供心：

1. 捐献者年龄大≥50 岁；

2. 捐献心脏冷缺血时间>6 小时；

3. 器官捐献者与接受者体重比值<0.8；

4. 器官捐献者与接受者血型相容但不一致；

5. 捐献者存在感染，但已经控制，血培养结果均为阴性，心脏直视检查无感染性心内膜炎；

6. 捐献心脏结构轻度异常，如左室壁轻度肥厚（<14mm）、轻度瓣膜反流、易于矫治的先天性心脏病（如卵圆孔未闭）、冠状动脉粥样硬化但无明显狭窄等；

7. 捐献心脏功能异常：经充分调整，左心室射血分数<60%但>40%，存在室壁运动异常等；

8. 其他可能导致移植物衰竭的因素，如心肌酶异常升高、捐献者正性肌力药物剂量大、心肺复苏时间长等。

（四）边缘供肺标准。具有下列特征之一的属于边缘供肺：

1. ABO 血型不同但相容；

2. 60 岁<年龄<70 岁；

3. 250mmHg<PaO_2<300mmHg（$FiO_2 = 1.0$，$PEEP = 5cmH_2O$）；

4. 胸片肺野内有少量到中等量的渗出影；

5. 器官捐献者与接受者匹配度较差，但可以根据具体情况进行供肺减容或肺叶移植；

6. 胸部外伤，但肺氧合满意；

7. 存在轻微的误吸或者脓毒症，经治疗维护后改善；

8. 气道内存在脓性分泌物，经治疗维护后改善；

9. 有痰标本细菌培养阳性，但排除泛耐药或者全耐药的细菌；

10. 多次维护评估后不合格的捐献肺脏获取后，经离体肺灌注修复后达标；

11. 捐献肺脏冷缺血时间>9 小时，原则上不超过 12 小时。

《人体器官移植技术临床应用管理规范》

（国卫办医函〔2020〕705号）

为规范人体器官移植技术临床应用，保障医疗质量与患者安全，根据《人体器官移植条例》制定本规范。本规范是医疗机构及其医务人员开展人体器官移植技术的基本要求。

本规范所称人体器官移植技术，是指将人体器官捐献人具有特定功能的心脏、肺脏、肝脏、肾脏、胰腺、小肠等器官的全部或者部分植入接受人身体以代替其病损器官的技术。

一、医疗机构基本要求

（一）根据有关法律、法规、规章及规范性文件要求，规范开展人体器官捐献与移植工作。

（二）具有与开展人体器官移植技术相适应的诊疗科目。

（三）具有符合规定的人体器官移植临床应用与伦理委员会。

（四）具有完善的人体器官移植技术临床应用管理制度、质量控制制度、数据报送管理制度，能够贯彻落实各项规章制度、人员岗位职责、医疗护理技术操作规程和相关技术规范等。

（五）具有人体器官移植技术工作相适应的场地和设备设施。

1. 移植病区。需设置相对独立的病区，普通区和保护区设置符合要求；保护区应当有明确的分区标识和管理细则；肝脏、肾脏移植病区床位不少于20张，心脏、肺脏移植病区床位不少于5张，胰腺、小肠移植病区床位不少于2张；移植病区设备设施配置齐全，病房床单元设置能够满足移植患者管理需要。

2. 重症医学科。设置符合《重症医学科建设与管理指南（试行）》要求，科室建筑布局、功能流程合理，达到Ⅲ级洁净辅助用房标准。移植重症监护病床数量原则上不少于移植病区床单元数量的20%，其中开展肝脏、心脏、肺脏、胰腺、小肠移植技术至少设置1张重症监护单间病床。配备多功能心电监护仪、血流监测等必要的设备设施，能够满足人体器官移植技术专业需求。

3. 手术室。设置符合《医院手术部（室）管理规范（试行）》和《医院洁净手术部建筑技术规范》（GB50333—2013）等要求，建筑布局、功能流程合理，移植手术间净使用面积不少于40平方米，达到Ⅰ级洁净手术室标准。辅助设备能够满足人体器官移植手术需要，麻醉恢复室等设置符合要求。介入手术室符合放射防护及无菌操作条件，有应急抢救设施与药品器材，能够开展冠状动脉造影、右心导管检查等心导管检查项目。其中，开展心脏、肺脏移植技术的，还应当分别具备心内膜心肌活检、肺组织活检技术能力等。

4. 检验科。能够开展免疫抑制剂血药浓度检测、血型抗体效价检测等检验项目。其中，开展肾脏、心脏、肺脏、胰腺及小肠移植技术的，还应当具备 HLA 抗体、HLA 组织配型等检测能力。相关检验项目应当参加省级以上室间质评并合格。

5. 病理科。能够运用免疫组织化学、分子生物学、特殊染色以及电子显微镜等技术进行分析，满足人体器官活体组织病理学诊断需求。

6. 血液透析室。有独立的血液透析室，设置 10 台以上血液透析设备，具备常规透析、床旁透析、血浆置换、单纯超滤等血液透析技术能力。其中，开展肾脏移植技术还应当具有 2 台以上连续性肾脏替代治疗机(CRRT 机)。

7. 其他科室。能够开展医学影像诊断、介入诊疗技术、术后免疫排斥反应诊断和监测，并具备处理相关并发症的科室和技术能力。

8. 器械、设备与设施。具备人体器官移植手术专用器械；呼吸机、心电监护仪等重症监护必需设备；便携式脑电图、体感诱发电位等神经电生理检查设备；便携式床旁彩超、床边 X 光机、体外膜肺氧合设备(ECMO)、计算机辅助 X 线断层扫描、彩色多普勒超声诊断设备、磁共振、数字化减影血管造影、纤维支气管镜、纤维胃镜、纤维结肠镜、酶谱检测仪、快速冰冻切片设备和医学影像图像管理系统，以及人体器官移植数据网络直报专用计算机等。

9. 在具备上述要求外，相关人体器官移植技术临床应用还应当分别满足以下条件：

(1)肝脏移植技术：普通外科(肝胆专业)床位不少于 80 张，每年完成肝、胆、胰外科手术不少于 500 例，其中独立完成的半肝切除术、胰头癌根治术等四级手术占 20% 以上；消化内科有独立的病区，床位不少于 50 张，技术能力能够满足肝脏移植需要。

(2)肾脏移植技术：泌尿外科床位不少于 40 张，每年完成泌尿外科手术不少于 800 例，其中肾脏手术 150 例以上，能够独立完成前列腺癌、膀胱癌、肾癌根治术；肾病科床位不少于 40 张，能够进行肾脏活体组织病理检查，技术能力能够满足肾脏移植需要。

(3)心脏移植技术：心脏大血管外科床位不少于 40 张，每年开展心脏外科手术不少于 500 例，能够开展终末期心脏病的外科治疗，具备主动脉内球囊反搏、体外膜肺氧合(ECMO)技术能力；心血管内科有独立的病区，床位不少于 80 张，技术能力能够满足心脏移植需要；医学影像科等科室具备开展经食管心脏超声检查、无创性心血管成像与血液动力学检查、弥散与灌注成像等技术能力。

(4)肺脏移植技术：胸外科床位不少于 40 张，每年完成胸外科手术不少于 1000 例，具备开展气管及支气管成形术、肺动脉袖状成形术等常规手术能力，能够开展胸腔镜下肺癌根治术、复杂肺切除手术及纵隔肿瘤手术等；呼吸内科有独立的病区，床位不少于 40 张，技术能力能够满足肺脏移植需要；医学影像科等科室能够开展无创性肺部成像、肺血流和灌注成像，以及肺通气、弥散功能、残气量测定和气道高反应性测定等肺功能检查项目。

(5)胰腺、小肠移植技术：普通外科床位不少于 80 张，每年完成肝、胆、胰外科手术不少于 500 例，其中独立完成的半肝切除术、胰头癌根治术等四级手术占 20% 以上；营养科能够为胰腺、小肠移植患者术前生存和术后消化系统功能恢复提供营养支持。其中，开展小肠移植技术还应当具备开展移植肠内窥镜监测及移植肠黏膜活体组织病理学检查的技术能力。

二、人员基本要求

（一）人体器官移植医师。开展肝脏、肾脏、心脏、肺脏移植技术临床应用，应当至少有 3 名经省级卫生健康行政部门或军队卫生部门认定的本机构在职人体器官移植医师，其中，至少 1 名应当具有主任医师专业技术任职资格。开展胰腺、小肠移植技术临床应用，应当至少有 1 名经省级卫生健康行政部门或军队卫生部门认定的本机构在职人体器官移植医师。

（二）脑死亡判定技术人员。经培训合格，具备脑电图评估、诱发电位评估和经颅多普勒超声评估能力的医师或卫生技术人员不少于 1 人；具备脑死亡临床评估能力的医师不少于 2 人。

（三）其他人员。具备开展相应器官移植技术所需的麻醉、重症、护理等相关卫生技术人员，以及专门的移植数据网络直报人员。

三、技术管理基本要求

（一）严格遵守人体器官移植技术操作规范和诊疗指南，严格掌握器官移植技术适应证和禁忌证。规范使用中国人体器官分配与共享计算机系统（COTRS），移植器官来源合法、可溯源。

（二）人体器官移植技术临床应用应当严格履行伦理审查程序，遵守知情同意、隐私保护等伦理学要求。

（三）医疗机构应当按照手术分级管理的有关规定，对人体器官移植医师进行评估，具备人体器官移植技术临床应用能力的，准予其作为术者开展相关人体器官移植手术，并建立人体器官移植技术临床应用管理档案，纳入个人技术档案管理。

（四）术者应当由本机构相应人体器官移植医师担任，成立相关人体器官移植的多学科诊疗组，制定个体化的治疗与管理方案。

（五）肾脏、心脏、肺脏、胰腺、小肠移植手术前必须进行交叉配型、组织配型和群体反应抗体（PRA）检测。

（六）在完成肝脏、肾脏、心脏、肺脏移植手术后，应当按照要求于 72 小时内将相关病例数据信息报送至相应移植质控中心，并接受数据质量核查。

（七）建立健全器官移植手术后随访制度，并按规定进行随访、记录。

（八）医疗机构和医师按照规定定期接受器官移植技术临床应用能力评价，包括中国人体器官分配与共享计算机系统（COTRS）规范使用情况、手术适应证、手术成功率、严重并发症、医疗事故发生情况、术后患者管理、患者术后生存质量、随访情况、病历质量和数据报送质量等。

四、培训管理要求

人体器官移植医师的培训与人体器官移植医师培训基地的建设应当严格按照国家及省级卫生健康行政部门有关规定执行。

《人体捐献器官获取收费和财务管理办法(试行)》

(国卫医发〔2021〕18 号)

第一章　总　则

第一条　为推进人体器官捐献与移植工作，进一步规范人体捐献器官获取收费管理和财务管理，持续提升人体器官移植服务可及性，维护人体器官捐献公益性，促进人体器官捐献与移植事业高质量发展，根据《价格法》《人体器官移植条例》《人体捐献器官获取与分配管理规定》等法律法规和规范性文件，结合工作实际，制定本办法。

第二条　本办法适用于公民逝世后捐献器官(以下简称捐献器官，包括器官段)的获取收费管理和财务管理。角膜等人体组织获取收费管理和财务管理参照此办法执行。

第三条　本办法中捐献器官获取是指由人体器官获取组织(以下简称 OPO)按照人体器官捐献、获取法定程序，根据人体器官获取标准流程和技术规范，进行器官评估、维护、获取、保存、修整、分配和转运等移植前相关工作的全过程。本办法中捐献器官获取收费管理，是指明确捐献器官获取成本的构成，合理测算捐献器官获取成本，规范收费标准形成机制并进行管理的过程。

第四条　OPO 运行应当坚持公益性，以非营利为原则，收费标准制定应当以成本补偿为基础，统筹考虑获取过程中的资源消耗、技术劳务价值和群众可承受程度。

第五条　捐献器官获取过程中发生的服务和资源消耗，由 OPO 向服务主体付费，列入 OPO 获取捐献器官的成本。

第二章　获取成本

第六条　捐献器官获取的直接成本主要包括：器官捐献者相关的成本、器官获取相关的成本、器官捐献者家属相关的成本等。

第七条　器官捐献者相关的成本主要包括：

(一)捐献者医学支持成本。包括捐献者及潜在捐献者评估、器官功能维护、检验、检查、转运、死亡判定等成本。

(二)样本留存成本。主要为因医学需要，留存捐献者血液、尿液、淋巴结及其他组织标本等成本。

(三)遗体修复及善后成本。包括遗容修整、遗体转运、丧葬、尸检等成本。

(四)器官捐献管理成本。主要为完成器官捐献法定流程所付出的管理成本。

第八条　器官获取相关的成本主要包括：

（一）器官获取手术成本。包括捐献器官获取、器官劈离、手术室使用，以及与手术相关的医学检查检验等辅助性医疗服务成本。

（二）器官医学支持成本。包括器官质量评估、器官保存、器官修整、器官灌注、病理评估、检查检验等成本。

（三）器官转运成本。包括将获取后的器官转运至移植医院的人力、设备、交通及食宿等成本。

第九条 器官捐献者家属相关的成本主要包括：器官捐献者家属在依法办理器官捐献事宜期间的交通、食宿、误工补贴等成本。

第十条 在测算捐献器官获取的直接成本时，应当涵盖捐献器官损失成本。器官损失率超过最近三年全省（自治区、直辖市）年平均水平的，超出部分不纳入捐献器官获取成本。

第十一条 捐献器官获取的间接成本是指 OPO 运行和管理成本。

第三章 获取收费

第十二条 省级卫生健康行政部门会同相关部门公布捐献器官获取收费目录，制定全省（自治区、直辖市）统一的捐献器官获取收费标准，及时向国家卫生健康委及相关部门备案，并向社会公开。省级卫生健康行政部门应当及时将各省份公布的捐献器官获取收费项目及标准提供给相关移植医院。

第十三条 捐献器官获取收费标准按照捐献器官类型分别制定，用于弥补 OPO 获取捐献器官的成本。捐献器官获取收费应当涵盖本办法第二章捐献器官获取的直接和间接成本。不同类型捐献器官获取收费，应当按照器官获取的资源消耗程度保持合理的比价关系。同一类型捐献器官获取收费，标准供器官与器官段之间的收费标准应当保持合理的比价关系。

第十四条 省级卫生健康行政部门应当会同相关部门组织辖区内 OPO 定期测算捐献器官获取成本，测算周期不超过 2 年。本省份 OPO 捐献器官获取成本平均增幅或降幅超过 5% 时，应当动态调整捐献器官获取收费标准。

第四章 财务管理

第十五条 OPO 应当设立单独的 OPO 银行账户或在依托单位银行账户下进行独立核算，对捐献器官获取相关资金进行独立管理。

第十六条 移植医院代收捐献器官获取费用。移植医院代收费的标准即提供器官的 OPO 所在省份执行的捐献器官获取收费标准，不得加价，不得在捐献器官获取收费目录外擅自向患者收取其他任何费用。移植医院应当将代收的捐献器官获取费用全部纳入本院财务管理，禁止账外流转。在收取费用后，公立医院和非营利性医疗机构向患者开具医疗收费票据，营利性医疗机构开具符合规定的发票，填写项目为"代收捐献器官获取费用"。

第十七条　移植医院应当及时向分配捐献器官的 OPO 支付代收的捐献器官获取费用，OPO 收到费用后，应当向移植医院提供符合财务入账要求的凭据，填写项目为"捐献器官获取费用"，移植医院所在省份应当允许移植医院据以入账。

第十八条　OPO 在收到捐献器官获取费用后，应当按照以下规则向捐献医院、红十字会等相关服务主体和捐献者家属等支付各类获取相关成本费用：

（一）器官获取手术成本相关项目的费用，可按照服务主体执行的相应医疗服务价格项目和标准支付。

（二）捐献者及器官医学支持成本的相关项目的费用，可据实结算或与器官捐献医院等服务主体协商支付，结算标准报省级卫生健康行政部门备案。

（三）OPO 采购药品、医用耗材的费用，按照其采购价格据实与供应商结算。

（四）器官转运、遗体修复及善后、捐献者家属相关的非医学等费用，当地相关部门规定了项目收费标准或补偿标准的，从其规定；未规定收费标准的，可与服务提供方协商支付。

第十九条　OPO 支付本办法第十八条相关成本费用时，应当根据费用性质取得相应结算票据或费用证明。

第二十条　省级卫生健康行政部门会同财政部门出台捐献器官获取费用收支财务管理规定，建立符合捐献器官获取工作特点的财务管理制度。

第二十一条　OPO、OPO 所在医疗机构、捐献医院以及移植医院应当严格规范捐献器官获取和移植收付费管理，建立完善捐献器官获取和移植收付费相关管理制度和工作机制并落实。

第二十二条　OPO、捐献医院应当制定捐献器官获取工作的绩效管理方案，充分调动器官捐献与获取工作积极性，保障捐献器官获取工作高效、可持续运行。

第二十三条　省级卫生健康行政部门会同财政部门和医疗保障部门依职责对 OPO、OPO 所在医疗机构、捐献医院以及移植医院的捐献器官获取和移植收付费管理制度和工作机制建立落实情况定期进行监督检查。省级卫生健康行政部门会同市场监督管理部门加强对辖区内捐献器官获取收费标准执行情况的监督管理，定期开展监督检查。

第五章　附　则

第二十四条　OPO、OPO 所在医疗机构、捐献医院以及移植医院涉嫌违反《价格法》《人体器官移植条例》及有关价格管理规定的，依法依规予以处理。

第二十五条　OPO 所在医疗机构未设立单独的 OPO 银行账户或未在依托单位银行账户下进行独立核算、未建立器官获取使用费用收支财务管理制度的，应当进行整改，整改期间暂停器官获取和分配工作。

移植医院未将器官获取费用全部纳入医疗机构财务统一管理的，应当进行整改，整改期间暂停器官接收工作。

第二十六条　省级卫生健康行政部门应当会同发展改革部门、财政部门、市场监督部门、医疗保障部门、红十字会，根据本办法制定实施细则。

第二十七条 本办法下列用语的含义：

（一）移植医院：使用捐献器官完成移植手术的医院。

（二）捐献医院：人体器官捐献者或潜在捐献者所在医院。

（三）器官损失：在器官获取过程中，因各种原因未完成器官获取、获取后弃用器官或移植后发生原发性无功能的情况。

（四）器官段：根据移植实际需要，按照器官解剖结构切取的具备相关生理功能的部分器官。

（五）服务主体：包括器官获取过程中，向 OPO 提供或者受 OPO 委托提供捐献者评估、维护、检验、检查、分配、转运、死亡判定、样本留存、尸检、遗体修复及善后，捐献协调、见证与审核，器官获取手术和辅助性医疗服务，器官质量评估、保存、修整、灌注和转运等服务的医疗机构、第三方机构或专家个人。

第二十八条 本办法由国家卫生健康委会同相关部门予以解释。

第二十九条 本办法自 2021 年 9 月 1 日起试行。

《人体器官捐献登记管理办法》

（中红字〔2021〕1 号）

第一章　总　则

第一条　为规范人体器官捐献登记管理工作，促进我国人体器官捐献与移植事业健康有序高质量发展，根据《中华人民共和国民法典》《中华人民共和国红十字会法》《人体器官移植条例》等法律法规，制定本办法。

第二条　本办法所称人体器官捐献登记，是指有完全民事行为能力人表达人体器官捐献意愿和自然人死亡后器官捐献相关信息的采集和报告。

第三条　人体器官捐献遵循自愿、无偿的原则。

完全民事行为能力人有权依法自主决定无偿捐献其人体器官，任何组织或者个人不得强迫、欺骗、利诱其捐献。

完全民事行为能力人依据前款规定同意捐献的，应当采用书面形式，也可以订立遗嘱。

自然人生前未表示不同意捐献的，该自然人死亡后，其配偶、成年子女、父母可以共同决定捐献，决定捐献应当采用书面形式。

第四条　国家卫生健康委负责全国人体器官捐献登记管理工作的监督，中国红十字会总会负责全国人体器官捐献登记工作的管理，中国人体器官捐献管理中心（以下简称国家管理中心）具体负责全国人体器官捐献登记的管理、服务以及登记信息系统建设、运行和维护工作。

第五条　各省级卫生健康行政部门负责本行政区域内人体器官捐献登记管理工作的监督，各省级红十字会负责本行政区域内人体器官捐献登记工作的管理，省级红十字会人体器官捐献管理机构（以下简称省级管理机构）负责本行政区域内人体器官捐献登记的具体管理和服务工作。

第六条　各市、县级红十字会要设立本级人体器官捐献管理机构或登记站，承担本行政区域内人体器官捐献登记的日常管理和服务工作。

第二章　捐献志愿登记

第七条　自愿决定无偿捐献人体器官的完全民事行为能力人可以填写《人体器官捐献志愿登记表》进行志愿登记。

第八条　人体器官捐献志愿登记可以采用书面或网络方式登记，网络登记与现场书面登记具有同等法律效力。

第九条　人体器官捐献志愿登记有以下三种途径：

(一)通过国家管理中心官方网站和微信公众号进行网络登记；

(二)通过居住地的红十字会人体器官捐献管理机构进行现场书面登记；

(三)通过各级红十字会人体器官捐献管理机构授权的其他单位和组织进行登记。授权的其他单位和组织应统一到国家管理中心备案。

第十条　登记信息系统自动生成由 1 位字母和 14 位阿拉伯数字组成的志愿登记编号，字母表示登记的途径，第 1~6 位数字代表登记者所在登记地的县级行政区划代码，第 7、8 位数字为年度后两位数字，后 6 位数字为报名登记序号。

第十一条　中国人体器官捐献志愿登记卡、志愿登记证书是确认人体器官捐献意愿的有效凭证，由国家管理中心统一制作。

第十二条　志愿登记卡和证书可通过下列方式获得：

(一)网上报名登记的，自动生成电子登记卡，也可申请实体登记卡，电子登记卡与实体登记卡具有同等效力；

(二)现场书面登记的，可领取志愿登记证书。

第十三条　志愿登记者可通过登记信息系统查阅或修改本人登记信息，随时有权变更或撤销本人捐献意愿，撤销登记的登记卡和证书随之失效。

第十四条　接收书面志愿登记表的人体器官捐献管理机构或登记站须协助登记者将登记信息完整准确地录入登记信息系统。书面志愿登记表由省级及以下人体器官捐献管理机构建档保存。

第三章　捐献案例登记

第十五条　人体器官获取组织负责潜在捐献者发现，采集《人体器官潜在捐献者登记表》相关信息并收集相关佐证材料，录入登记信息系统，并报告省级管理机构。

第十六条　登记信息系统自动生成由 12 位阿拉伯数字组成的捐献编号，第 1~6 位数字代表潜在捐献者所在地的县级行政区划代码，第 7、8 位数字为年度后两位数字，后 4 位数字为序号。捐献编号是识别捐献者身份的唯一编号，直至捐献完成，均使用此编号。

第十七条　省级管理机构接到人体器官获取组织报告的潜在捐献者信息后，派出人体器官捐献协调员(以下简称协调员)赴现场进行捐献见证。

第十八条　协调员现场见证捐献者亲属和人体器官获取组织负责人在《人体器官捐献亲属确认登记表》上签字，协调员审核相关信息准确无误后签字确认。

第十九条　协调员现场见证捐献器官获取过程及获取手术负责人在《人体器官捐献获取见证登记表》上签字，协调员审核相关信息准确无误后签字确认。

第二十条　获取完成后，人体器官获取组织填写《人体器官捐献完成结果登记表》器官分配去向信息，人体器官获取组织负责人签字，协调员审核相关信息准确无误后签字确认。

第二十一条 捐献完成后，省级管理机构或捐献者所在地红十字会向捐献者亲属颁发由中国红十字会总会和国家卫生健康委监制、国家管理中心统一印制的中国人体器官捐献荣誉证书。

第二十二条 人体器官获取组织和协调员应在捐献完成后 24 小时内将相关表格信息录入登记信息系统，由省级管理机构审核后生效，纸质表格及相关佐证材料由省级管理机构建档保存。

第四章 监督管理

第二十三条 各级卫生健康行政部门应当加强对人体器官捐献登记工作的监督，根据职责权限依法依规处理在人体器官捐献登记工作中违法违规的医疗机构和医务人员。

第二十四条 各级红十字会应当加强对人体器官捐献登记工作的管理，督促各级人体器官捐献管理机构做好人体器官捐献日常登记管理工作。

第二十五条 所有人体器官捐献案例必须按规定登记报告，协调员负责本人见证的捐献案例登记报告工作，确保相关信息完整准确，认真审核并及时报告。

第二十六条 各人体器官获取组织应当按要求及时、完整、准确做好捐献案例相关信息的报告。

第二十七条 省级管理机构负责督促协调员按要求报告捐献案例相关信息，捐献中止或完成后及时审核。

第二十八条 人体器官捐献所涉及的医疗机构、人体器官获取组织应当积极配合协调员做好人体器官捐献案例信息采集工作。

第二十九条 捐献案例报告工作纳入协调员年度考核指标。对未认真履行登记报告职责的协调员，由省级管理机构予以警告并督促改正，拒不改正的，由省级管理机构报省级红十字会注销其工作证件。

第三十条 人体器官捐献登记信息由红十字会人体器官捐献管理机构统一管理并确保数据安全，未经人体器官捐献管理机构同意，任何单位或个人不得擅自披露。信息采集过程所涉单位和协调员不得侵害当事人合法权益。

第五章 附 则

第三十一条 遗体、眼角膜及其他人体组织捐献的志愿登记可参照本办法执行。

第三十二条 本办法由中国红十字会总会、国家卫生健康委负责解释。

第三十三条 本办法自印发之日起施行。中国红十字会总会和原卫生部联合印发的《关于印发〈人体器官捐献登记管理办法（试行）〉的通知》（中红字〔2011〕64 号）同时废止，此前其他相关文件涉及器官捐献登记管理规定与本办法不一致的，按本办法执行。

《人体器官捐献协调员管理办法》

中红字〔2021〕2 号

第一章　总　则

第一条　为规范人体器官捐献协调员队伍管理，促进我国人体器官捐献与移植事业健康有序高质量发展，根据《中华人民共和国民法典》《中华人民共和国红十字会法》《人体器官移植条例》等法律法规，制定本办法。

第二条　本办法所称人体器官捐献协调员（以下简称协调员），是指经红十字会认定的参与人体器官捐献的宣传动员、现场见证、信息采集报告等工作并协助完成人体器官捐献其他相关事务的人员。

第三条　协调员应当坚持践行社会主义核心价值观，发扬人道、博爱、奉献的红十字精神，具备良好的职业道德和业务素养，依法履行相关工作职责，自觉遵守相关行为规范。

第四条　国家卫生健康委负责全国协调员管理工作的监督，中国红十字会总会负责全国协调员工作的管理，中国人体器官捐献管理中心（以下简称国家管理中心）具体负责全国协调员队伍建设和管理工作。

各省级卫生健康行政部门负责本行政区域内协调员管理工作的监督，省级红十字会负责本行政区域内协调员工作的管理，省级人体器官捐献管理机构（以下简称省级管理机构）具体负责本行政区域内协调员队伍建设和管理工作。

协调员工作关系所在单位（以下简称所在单位）为其开展人体器官捐献见证工作提供支持和保障。

第二章　条件和职责

第五条　协调员应符合以下条件：

（一）遵纪守法，品行端正，热爱人体器官捐献事业；

（二）具有医学等相关专业大专以上学历；

（三）具有两年以上相关工作经历；

（四）红十字会工作人员或医疗机构红十字志愿者。

第六条　协调员工作职责：

（一）宣传普及人体器官捐献知识，传播器官捐献理念，参与组织器官捐献宣传活动；

（二）核实潜在捐献者亲属关系，向潜在捐献者亲属讲解器官捐献相关法规政策，见证签署捐献确认文书；

（三）见证器官获取组织获取捐献器官及遗体复原过程，组织现场人员对捐献者进行默哀；

（四）受捐献管理机构委托向捐献者亲属颁发荣誉证书，协助完成捐献者缅怀纪念等善后事宜；

（五）按要求将捐献见证各环节的相关信息录入人体器官捐献案例报告信息管理系统，收集整理归档相关资料；

（六）完成省级管理机构交办的其他相关工作。

第三章　注册和管理

第七条　协调员注册。

（一）经所在单位推荐，拟注册人员填写《人体器官捐献协调员报名表》，由省级红十字会审核通过后报国家管理中心；

（二）参加国家管理中心组织的协调员入职培训，接受综合测评，测评合格者取得培训合格证书；

（三）拟注册人员取得培训合格证书后，由本人填写《人体器官捐献协调员登记注册表》，经所在单位同意，由省级红十字会审核批准，进行登记注册；

（四）国家管理中心统一制作协调员合格证书及工作证件，省级管理机构向登记注册的协调员颁发相关证件，并向国家管理中心报备。

第八条　协调员行为规范。

（一）遵守国家相关法律、法规、制度及政策；

（二）举止文明，着装得体，持证开展器官捐献见证等工作；

（三）接受所在地省级管理机构派遣、调度、管理；

（四）现场捐献见证需由 2 名协调员共同完成，一名为红十字会工作人员，一名为医疗机构红十字志愿者；

（五）在实施人体器官捐献前，应当确认捐献手续齐备有效，对不符合捐献条件的案例不能实施捐献见证，并向省级管理中心报告；

（六）充分尊重人体器官捐献者及其亲属的捐献意愿，严格保护捐献者及其亲属的隐私；

（七）不得以协调员身份在从事人体器官捐献工作中有任何营利或违背公序良俗的行为。

第九条　协调员考核表彰。

（一）省级管理机构每年对协调员进行年度考核，协调员填写《人体器官捐献协调员年度考核表》，由省级管理机构提出考核意见，考核结果分优秀、合格、不合格三个等级；

（二）省级管理机构每年将考核结果报告省级红十字会和国家管理中心；

（三）国家管理中心每年将考核结果报告中国红十字会总会；

（四）国家管理中心每年评选全国优秀人体器官捐献协调员并进行通报表扬，省级管理机构组织评选省级优秀人体器官捐献协调员并进行通报表扬。

第十条　协调员退出。

协调员有下列情形之一的，省级红十字会按照程序予以批准退出，注销其协调员工作证件，并向国家管理中心报告：

（一）本人主动申请退出的；

（二）工作关系变动，不适宜再从事相关工作的。

第四章　保障措施

第十一条　各级红十字会人体器官捐献管理机构要根据当地工作实际，核定本级协调员的数量，确保人体器官捐献工作正常开展。

第十二条　人体器官获取组织以及器官捐献相关医疗机构等应当为协调员开展捐献见证等工作提供支持和协助。

第十三条　省级管理机构应当为协调员开展工作提供必要的通勤、通信等保障，按照相关规定给予补贴补助，为协调员购买人身意外伤害保险，根据需要开展心理疏导，保障其身心健康。

第十四条　国家管理中心、省级管理机构对协调员开展经常性培训，提升协调员的业务素质和能力，逐步建立职业化的协调员队伍。

第五章　监督管理

第十五条　各级卫生健康行政部门应当加强对协调员管理工作的监督，督促各级各类医疗机构和人体器官获取组织协助支持协调员开展职责范围内的工作，根据职责权限依法依规处理在捐献见证工作中违法违规的医疗机构和医务人员。

第十六条　各级红十字会应当加强协调员队伍管理，发现协调员违规违法线索，应当及时进行调查核实和处理。

第十七条　协调员有下列情形之一的，省级红十字会按照程序予以清退，注销其协调员工作证件，并向国家管理中心报告：

（一）年度考核不合格；

（二）未到现场见证而签署相关文件；

（三）在规定的补贴补助以外，收受其他劳务费或谋取其他不正当利益；

（四）存在其他违法违规行为。

第十八条　协调员涉嫌违法或严重违规行为的，省级红十字会应当及时向其所在单位及相关行政主管部门通报。

第六章　附　则

第十九条　本办法由中国红十字会总会、国家卫生健康委负责解释。

第二十条　本办法自印发之日起施行。中国红十字会总会和原卫生部联合印发的《人体器官捐献协调员管理办法(试行)》(中红字〔2011〕65 号)同时废止，此前其他相关文件涉及协调员管理规定与本办法不一致的，按本办法执行。